ullstein

Das Buch

Denn die Realität sah folgendermaßen aus: Arbeiten, Einkaufen, Fressen, Kotzen. Kleine Kotzpausen. Einkaufen, Fressen, Kotzen …

Ist es Zufall, dass Diana nach einer sich übergebenden Prinzessin benannt wurde? Dass ihr Geschichtslehrer von Römern schwärmt, die Fressorgien mit anschließender Brech-Performance zelebrierten? Als Diana ausgerechnet an einem Weihnachtsabend von sündhaften Kalorien und ihrem schicksalhaften Dicksein erfährt, sieht sie im »Römersport« den einzigen Ausweg. Fortan verbringt sie mehr Zeit vor statt auf dem Klo – sie beginnt damit, sich regelmäßig zu übergeben. Und siehe da: Alle staunen über die dauerschlanke Diana. Aus dem kleinen Mauerblümchen wird eine Kunstpuppe, denn Diana kotzt sich nicht nur schlank, sondern macht sich auch künstlich schick mittels Extensions, Schminke und Selbstbräuner. Während sie sich scheinbar normal durchs Leben erbricht, lernt sie die kuriosesten Menschen kennen. Irgendwie sind alle um sie herum gestört, nur sie selbst nicht. Oder …? Endlich sieht Diana ein, dass sie Hilfe braucht, wenn sie nicht viel zu früh den Löffel abgeben will. Doch der Weg vom Übergeben zum Überleben ist steinig. Denn was nützen einem angsteinflößende Therapeuten, tränenreiche Gutmenschen oder Hypnotiseure, denen im entscheidenden Moment das Gebiss herausfällt?

Die rückhaltlose, so schockierende wie schwarzhumorige Geschichte einer Erbrecherin und ihrer späten Erkenntnis, dass erst ein Leben ohne tägliches Übergeben nicht mehr zum Kotzen ist.

Die Autorin

Diana Fey, geboren 1980, arbeitete im hessischen Innenministerium, bei einer Mediaagentur, einer internationalen Investmentgesellschaft sowie einer bayerischen Schulungsakademie. Seit 2011 ist sie als freie Schriftstellerin tätig.

Diana Fey

KOTZT DU
noch oder
LEBST
du schon?

Mein Leben mit Bulimie

Ullstein

Besuchen Sie uns im Internet:
www.ullstein-taschenbuch.de

Zum Schutz von Personen wurden Namen, Biographien und Orte
zum Teil verändert und Handlungen, Ereignisse und Situationen
an manchen Stellen abgewandelt.

Das Zitat auf S. 357 stammt von Anne Morrow Lindbergh, *Muscheln in
meiner Hand*, München, Piper 1990 (1955), S. 92 f.

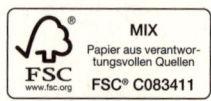

Ungekürzte Ausgabe im Ullstein Taschenbuch
1. Auflage September 2015
2. Auflage 2016
© Ullstein Buchverlage GmbH, Berlin 2013 / ullstein extra
Umschlaggestaltung: ZERO Werbeagentur, München,
nach einer Vorlage von semper smile, München
Titelabbildung: © Andreas Bradler
Satz: Pinkuin Satz und Datentechnik, Berlin
Gesetzt aus der Minion Pro
Druck und Bindearbeiten: CPI books GmbH, Leck
Printed in Germany

ISBN 978-3-548-37571-7

Inhalt

TEIL 3
Wie geht's?
Nach 2004

Teil I

Wie kommt's?

1994 bis 1999

Kotzt euch ruhig aus

Weihnachten 1994. Ich war vierzehn, trug eine zu lang einge-
wirkte Dauerwelle mit grünen Strähnen, die eigentlich blond sein
sollten, und eine buntgemusterte Leggins, deren Anblick schon
genügte, um paranoide Zustände auszulösen. Über der Stirn hatte
ich mir mit dem Föhn und einer halben Flasche Haarspray eine
Art Betonschild gebaut, das eine erstaunliche Höhe von zehn
Zentimetern erreichte. Ich fühlte mich so, wie ich aussah: sehr
merkwürdig. Vielleicht, weil auch eine Achtziger-Jahre-Revival-
Frisur meine kugelrunden Pausbacken nicht kaschieren konnte
und die unansehnliche Glanzhose ebenso wenig davon ablenkte.
Vielleicht aber auch, weil ich generell nicht gerne in den Spiegel
sah.

Meine Aufwachsstätte war eine hessische Kleinstadt mit Dorf-
charakter, die den geschmacklichen Untergang der Achtziger auch
noch in den Neunzigern stolz zur Schau trug: Das Straßenbild
prägten weiblicherseits knallige Karottenhosen, in denen Beine
mindestens dreimal dicker und halb so lang aussahen, neonfarbe-
ne Stirnbänder, die schmerz- und dauerhafte Druckstellen neben
unschönen Hautallergien hinterließen, und Blusen, deren Schul-
terpolster Rambos Oberarmen Konkurrenz machten. Gekrönt
wurden die modischen Missgriffe durch Wattebauschfrisuren, die
aussahen, als würde ihre Trägerin mit Vorliebe in Steckdosen greifen. Ausgerechnet zu dieser Zeit musste ich an diesem Ort groß
werden, es zumindest versuchen. Meine Eltern zählten nämlich

eher zu den Zwergen. Mama war eins sechzig, Papa eins siebzig. Ich war klitzeklein – und so fühlte ich mich auch.

Das Größte an mir waren Minderwertigkeitskomplexe, zum einen, weil ich unter dem Sandwichkind-Syndrom litt, zum anderen, weil ich das einzige Mädchen unter Brüdern war. So etwas wie Selbstbewusstsein besaß ich nicht, seit ich das Wenige davon an meinen zwei Jahre älteren Bruder Horst verhökert hatte, so wie manch einer seine Seele an den Teufel. Was nicht heißt, dass mein großer Bruder der Teufel war – er war vielmehr dessen bester Freund. Horst war mit einem Durchsetzungsvermögen gesegnet, das schon an Größenwahn grenzte. Was er sich in den Kopf setzte, realisierte er, egal, wie und zu wessen Leidwesen. Ob das heimliche Bauen kleiner Bomben aus dem Silvesterknaller-Innenleben, die gescheiterte Aufzucht von Kaulquappen oder das Zusammensetzen eines Miniatur-Modellflugzeugs mit selbstentworfenem Flugmotor aus Papas Bohrmaschine: Für Horst gab es keine Grenzen. Ich stand ihm dabei meist nur blöd und staunend im Weg.

Zum Glück musste ich als Mädchen keine Flugzeuge bauen. Wenn es nach Mama ging, gehörten Flugzeuge ohnehin nur in meinen Bauch, und das am besten auch nur einmal im Leben, so wie im Märchen.

Märchenmäßig ging es bei uns daheim allerdings nicht zu. Fröscheküssen war schon gar nicht drin, denn die starben bereits in ihrer Kinderstube. Horst vergaß, dass Pfützen im Hochsommer zum Austrocknen neigen und man Kaulquappen nicht in der Hand spazieren trägt, zumindest nicht über drei Kilometer. »Ist doch egal«, lautete seine trockene Antwort auf meine Tränen, die ich beim Beerdigen der vertrockneten Kaulquappen vergoss. »Du bist ein liebes, braves Liebdingli«, sagte Mama und kniff mir in die tränenbedeckten Pausbacken, während Papa Horst die Leviten las und die hausgemachten Bomben entschärfte. »Und du siehst sooo süß aus!«

Tat ich nicht. Ich sah aus wie das Titelgesicht der *Mad*-Hefte. Horst sagte zu mir »Monsterbacke«, meine Mitschüler nannten mich »Chowchow«.

Doch zurück zu Weihnachten 1994. Die gesamte Familie hatte sich bei uns eingefunden – nicht etwa, um mein komisches Äußeres zu begutachten, sondern um mit uns das Fest der Liebe zu feiern. »Feiern« stand in meiner Familie für Essen, das in den Mund katapultiert wurde, während gleichzeitig ein stetiger Schwall von Worten aus selbigem sprudelte. Keine Unmöglichkeit.

Der lange Esstisch wurde durch ein Zusatzbrett verlängert und jeder noch so kleinste Winkel mit Schüsselchen und Schälchen bedeckt. Was nicht mehr auf den Tisch passte, fand seinen Platz auf der Fensterbank. Tagelang hatte Mama für diese Berge an Essen in der Küche gestanden, gekocht, gebacken und gebraten. Während dieser Zeit beschwerte sie sich pausenlos über all die fiesen Kalorienbomben, die sie produzieren müsse. Lieb oder brav war das nicht. Mama kochte sehr gut, doch oftmals »kochte« sie dabei auch innerlich. Aber darauf verzichten, die Feier absagen, das wollte sie ebenso wenig. Mama war ein wenig widersprüchlich. Und deshalb war es für mich auch normal, dass sie sich stets zu dick fand und immer wieder vom Abnehmen sprach, beim Essen aber routiniert zuschlug wie ein ausgehungerter Löwe.

Papa meinte, dass Mama in einer »gestörten« Beziehung zum Essen stand und trotz der Massen, die sie tagtäglich verdrückte, eine erstaunlich gute Figur besaß.

Mama meinte, dass Papa in einer »gestörten« Beziehung zum Essen stand, weil er seit jeher Dinge aß, die durch ihre Eigenartigkeit alle Aufmerksamkeit auf ihn zogen. Das war seine Mittelpunkt-Strategie: Papa belegte ein Brötchen Marke »Extrahart vom Vormonat« mit frischen Zwiebelringen, scharfem Senf, rohen Salzheringen und einem Topping aus Marmelade und Honig – nur um es dann vor den angewiderten Augen aller Anwesenden mit breitem Grinsen zu verspeisen. Er war da recht schmerzfrei. Waren nicht genug Blicke auf ihn gerichtet, packte er einfach noch etwas Abscheulicheres obendrauf. Gab es keine Zuschauer, aß Papa überhaupt nichts und nannte das »Diät«.

Mein großer Bruder Horst war in meinen Augen sowieso »gestört«, vor allen Dingen, wenn es ums Essen ging. Mama und Papa mussten ihn immer wieder ans Kauen erinnern, da Horst seine Nahrung üblicherweise einatmete. Zudem war er süchtig nach Zucker, was Mama dazu bewog, eingekauften Naschkram sofort zu verstecken. Leider vergaß sie mit der Zeit die Hälfte ihrer vierundachtzig Verstecke, die sich dann nach einiger Zeit durch intensiven Geruch von allein bemerkbar machten.

Wenn meine Eltern Horst mal wieder auf Süßigkeitenentzug setzten und seine anschließende Hausdurchsuchung erfolglos blieb, wurde er unausstehlich. Heute hätte man ihm dafür wohl ein paar Ritalin-Pillen in den Rachen geworfen.

Als wäre das alles nicht schon genug, gab es neben mir noch jemanden: meinen achtjährigen Minibruder Billy. Mit seiner weltoffenen Art und den dazu passenden Kulleraugen wäre er das ideale Aushängeschild einer jeden humanitären Organisation gewesen. Doch wie wir alle stand auch er in einer gestörten Beziehung zum Brot der Welt. Billy war hypersensibel, sehr empfindlich oder, wie es mein großer Bruder ausdrückte, »hochbescheuert«. Ärgerte sich das Nesthäkchen, was aufgrund der Anwesenheit zweier Geschwister im Allgemeinen und eines Voll-Horsts im Besonderen täglich vorkam, brauchte es kalorienbombigen Trost. Den wiederum fand Billy in unserem Kühlschrank, der ebenfalls essgestört sein musste, da meine Eltern all das in ihn hineinstopften, was das Frustesserherz begehrte. Das Teil war so beladen, dass wir bald ein zweites in den Keller stellen mussten, direkt neben die gigantische und ebenso überladene Gefriertruhe. Und da Billy nicht mit der Hyperaktivität seines großen Bruders gesegnet war, nahm sein Bauch bereits in jungen Jahren den Umfang eines Medizinballes an, ganz zu schweigen von seinen Pausbacken, die den meinigen ernsthafte Konkurrenz machten. Schade, denn Billy war im Grunde bildhübsch.

Es war also mehr als offensichtlich, dass in meiner Familie bereits irgendein *kleines* Essproblem allgegenwärtig war, das nur noch auf den richtigen Zeitpunkt wartete, um endlich auch auf mich überspringen zu können. Und da es bei uns neben dem Essproblem auch noch ein Sprachproblem gab, hatte es leichtes Spiel.

Das Sprachproblem bezog sich nicht etwa auf einen mangelnden Sprachschatz. Nein, vielmehr herrschte in unserer Familie ein Mangel an Zuhörern – bei einem gleichzeitigen Übermaß an Rednern. Hatte man das Glück, einen Zuhörer gefunden zu haben, musste man ihn aufs Aufwendigste unterhalten, denn auch sein Interesse bestand eigentlich nur darin, das Thema geschickt auf sich selbst zu lenken. Letzten Endes redeten immer achtzig Prozent aller Tischnachbarn gleichzeitig und wild durcheinander. Und so störte es auch nicht, dass nebenbei Fernseher und Radio liefen, Billy sich lautstark Geschichten über seinen Kassettenrekorder anhörte und alle acht Minuten Güterzüge durchs Wohnzimmer rauschten (es war wohl kein Zufall, dass mein Vater unser Haus ausgerechnet neben ein doppelspuriges Eisenbahngleis gestellt hatte).

Viel Essen und viel Lärm – daran hatte ich mich gewöhnt. Und beides hatte ich akzeptiert, solange niemand für *mein* Essen sterben musste.

Ein Jahr zuvor, in der Hitze des Sommers 1993, war ich Vegetarier geworden. Ausgerechnet auf einem Grillfest. Als Papa Schneckenbratwürste auf den Grill legte, deren Fettaugen mir zuzwinkerten, fasste ich den Entschluss, »meine Freunde« lieber nicht mehr zu essen. Tiere waren schon immer meine Freunde – an erster Stelle Schnüffel, eine alte Häsin, die noch immer munter

13

durch unseren Garten hoppelte, und seit kurzem auch Bonnie, eine spanische Hündin, die sich noch immer mit den deutschen Gepflogenheiten und unserer speziellen Familie auseinandersetzte. Die beiden waren meine besten Freunde. An erster Stelle perfekte Zuhörer. Sie hatten auch gar keine andere Wahl. Jeden Nachmittag nahm ich sie mit in mein Zimmer und laberte ihre Ohren mit hirnlosem Teenie-Müll voll, bis sie schließlich auf dem Sesamstraßen-Teppich einschliefen. Vielleicht war mein Vegetarismus ein Beitrag zur Wiedergutmachung jener Hör-zu-Folter. Häsin Schnüffel lief tatsächlich ab und zu Blut aus dem Ohr. Hündin Bonnie nicht, was ich mir aber nur damit erklärte, dass sie aus Spanien kam und mich ohnehin nicht verstand.

Menschen, die keine knuddeligen Fellträger aßen, taten der Welt und damit auch sich selbst nach meiner Ansicht etwas Gutes. Mama bejahte dies, allerdings aus ganz eigenen Gründen. Ihrer Meinung nach konnten Vegetarier nämlich nicht dick werden, da sie auf die fettige Bratwurst und die noch fettigeren Hamburger verzichteten. Ein nicht dicker Mensch war also ein guter Mensch? Wie auch immer. Bis zum Weihnachtsfest 1994 war mir eine Speckschicht am Bauch noch unvegetarisch »wurscht«. Die änderte schließlich auch nichts an meinen Pausbacken und der Tatsache, dass alle anderen sowieso »besser«, »größer« und »tausendmal schöner« waren als ich. Dass jener Speck das blanke Entsetzen, das unheilvolle Grauen, ja, das Übel dieser Welt war, sollte ich ausgerechnet am Heiligen Abend 1994 erfahren – und verinnerlichen. Ob Jesus auf die Welt gekommen war, um mich von meinem Speck zu erlösen …?

Da saßen wir also, versammelt um den Esstisch wie eine Horde Medizinstudenten um ihr erstes Sezieropfer. Meine Tante, ebenso seit jeher auf Diät, schnitt sich von sämtlichen Portionen jeweils nur ein Viertel Stückchen ab. Ich beobachtete sie dabei und stellte fest, dass sie letztlich mehr aß als wir alle zusammen.

Tante Edeltraud litt also auch unter einem Essproblem. Das war mir neu. Ihr Sprachproblem feierte hingegen gerade Jubiläum. Heute vor zehn Jahren setzte Edeltraud uns Kinder darüber in Kenntnis, dass zwei Geschenke aus dem Sack des Weihnachtsmannes in Wahrheit von ihr stammten und mehr als zehn Mark kosteten. Auch enthielt sie uns nicht vor, dass der Weihnachtsmann bloß von ihrer verkleideten Tochter gespielt wurde, weil meine Eltern sich das Geld für einen Studenten sparen wollten.

An diesem heutigen Weihnachtsfest war mir all das egal. Edeltrauds Aufklärungskampagne lag lange zurück, und die nächste Bescherung stand unmittelbar bevor. Ich konnte es kaum noch erwarten, bis das erste Päckchen seinen Weg in meine Hände fand.

Schon wechselten wir die Rollen. Nun war es Edeltraud, die mich beobachtete.

Das kleinste Päckchen war von Edeltrauds Schwester, meiner Mama, und ich fand darin den wohl weltschönsten Ring. Edeltraud sah mir zu, wie ich ihn mit funkelnden Augen betrachtete, und Mama begann zu erzählen:

»Gut, dass er dir gefällt. Weißt du, es war gar nicht einfach, einen Ring in deiner Größe zu bekommen. Du hast so lange, schmale Finger. Wunderschöne Finger!«

Unglaublich. Etwas an mir sollte schön sein? Sogar wunderschön? Ehrfürchtig betrachtete ich meine Hände. Meine Finger waren tatsächlich lang und schmal. Das sah ich heute zum ersten Mal – und es machte mich wirklich stolz. Dazu tat es ungemein gut, solch ein Kompliment aus dem Munde meiner Mutter zu hören. Denn bis auf die Aussage, dass ich ein liebes, braves Liebdingli war, machte sie mir recht selten Komplimente, was vielleicht auch daran lag, dass ich ihr meist aus dem Weg ging. Das wiederum lag wohl an der Pubertät. Die gab meinem ohnehin nicht vorhandenen Selbstbewusstsein den obligatorischen Rest. Nach Wachstumsschüben, die zuerst die rechte und dann die linke

Brust betrafen, was wirklich kein noch so weiter Sweater bedecken konnte; nach sich abwechselnden Akne-Perioden in allen Formen und Formaten; nach Fetthaar-Attacken, die auch stärkste Dauerwell-Toupierungen nicht verhindern konnten, und der Tatsache, trotz alldem noch immer das einzige »Kind« der Klasse zu sein, weil meine erste Periode einfach nicht einsetzen wollte; ja, nach all diesen Erfahrungen befand sich meine Seele wohl auf einem ungeahnten Tiefpunkt. Ein Ring, verbunden mit jenem »wunderschönen« Kompliment, war in diesem Moment wie pflegender Balsam für mein angeknackstes Teenie-Ego.

Und Mama fuhr fort: »O ja, schon kurz nach deiner Geburt ist Tante Edeltraud aufgefallen, was für schöne, lange und dünne Finger du hast. Nicht wahr, Schwesterherz?«

Ach ja? Edeltraud erkannte meine »Schönheit«?

»Ja! Das war 1980. Da war die Welt noch in Ordnung. Die Menschen waren gut zu mir. Heute trau ich mich kaum noch aus dem Haus …«, jammerte Edeltraud – Jammern zählte zu ihren herausragenden Qualitäten. Nachdem Mama ihr mit rollenden Augen antwortete, kam Edeltraud zurück zum Thema. »Ich wusste jedenfalls schon damals, dass das Mädchen mal groß und schlank wird, weil ihre Finger das verraten. Die wird eine Augenweide! Ihr werdet stolz auf sie sein. Gebt ihr noch ein paar Jahre.«

Jetzt war ich aber baff. Ich, groß und schlank? Ich, eine Augenweide?

Edeltrauds Worte bewirkten bei mir mehr als eine dreistündige Massage. Ich spürte ein Fünkchen Selbstliebe in mir aufflammen. Anscheinend war ich gar nicht so übel, wie ich immer angenommen hatte. Bald schon würde ich eine schöne, große und schlanke Diana sein, auf die meine Familie zu Recht stolz sein konnte. Danke, Mama! Danke, Edeltraud!

Ich wollte beide gerade herzlichst in die Arme schließen, mich für ihre Liebesbekundung bedanken, als Mama wieder das Wort ergriff, und zwar mit einem bekümmerten Blick in Richtung meiner Tante. »Aber nein, das ist doch gar nicht möglich!«

Wie bitte? Für einen Moment dachte ich, Mama habe sich versprochen, doch sie ging nun richtig ins Detail: »Edeltraud, ich hab dir doch schon damals gesagt: In unserer Familie wird niemand groß und schlank, weil wir alle klein und dick sind. So sind wir eben. Das ist unser Schicksal. Und Diana gehört auch dazu – trotz ihrer schönen, langen und dünnen Finger!«

WIR SIND ALLE DICK!

Mama betonte diesen Satz, als sei er ein Indiz für die Todesstrafe.

Augenblicklich stieg in mir Panik hoch. Ich sah mich verdammt dazu, als kleiner Pummel durch die Gegend zu rollen, umgeben von Mannequins und Modellathleten, deren lange Beine ich mühsam umkurvte. Natürlich hätte ich mich in diesem Moment auch fragen können, warum Klein- und Dicksein etwas Schlechtes und Gardemaß und Schlanksein offenbar per se etwas Gutes waren. Wer hatte sich diesen Dreck eigentlich ausgedacht und ihn gar zu einer Regel gemacht?

Diese Gedanken wälzte ich unzählige Male – aber erst später. An jenem Abend, in jenem Moment, als die schicksalhafte Aussage meiner Mama wie ein Damoklesschwert über dem reichgedeckten Esstisch im feierlichen Licht der Weihnachtskerzen schwebte, kam mir urplötzlich ein Gedanke in den Sinn: Nicht mit mir!

»Ja, du hast recht. Tut mir leid, Diana, aber uns geht es ja allen so«, erwiderte Edeltraud im jämmerlichen Ton.

Auch ich musste Mama in einem Punkt recht geben: In unserer Familie gab es keine Hungerhaken. Andererseits waren wir aber auch von den Wildecker Herzbuben noch weit entfernt (jedenfalls im Bezug auf die Körpermaße – die Herzbuben wohnten nämlich im Nachbarort). Ob meine Mama, Tante und Co. in einem gestörten Verhältnis zu Kalorien und den Fettansammlungen ihrer Körper standen oder einfach zu viel Langeweile und zu wenig Gesprächsstoff hatten, war mir bis zu jenem Moment schlichtweg egal. Jetzt nicht mehr.

Was auch immer in diesen Minuten geschah, es veränderte mein bisheriges Denken und mein Leben für immer.

Weihnachten 1994 war der Startschuss für eine Sache, die schon lange tief in mir schlummerte und nun endlich an die Oberfläche kriechen konnte. Eine Sache, die so viel mehr mit Machtausübung und Kontrolle zu tun hatte als mit Schlankheitsidealen. Weder Mama noch Tante trugen Schuld an dem, was danach geschah.

Auch wenn die Dickenthematik zwischen ihnen an jenem Abend furchterregende Züge annahm. Wir erfuhren, dass Edeltraud tatsächlich nur aufgrund ihres scheinbar massiven Körpergewichts von ihrem Ehemann geschieden worden war. Auch war ihre Fettmasse der Grund für die Kündigung durch ihren Arbeitgeber. Ebenso lag es einzig an ihrer Fülle, dass wir Kinder sie nicht oft genug besuchten. Und nur weil sie so dick war, musste sie zweimal in der Woche zur Psychotherapie gehen, bei der sie aufgrund ihrer Fettleibigkeit mehr zahlen musste als andere. Ich bekam es mit der Angst zu tun – zumal ich immer gedacht hatte, wir Kinder mieden Edeltraud allein wegen ihres kontinuierlichen Klagens.

Zwangsläufig kam mir der Sahnetorten-Nachtisch wieder in den Sinn. Ein Wahnsinnsschrecken durchfuhr mich wie ein Blitz. Was hatte ich nur getan? Ich hatte mich vollgepumpt mit den widerwärtigsten Kalorien, die mich geradewegs ins Verderben stürzten. Wollte ich etwa *Germanys next Topmoppel* werden? Auf keinen Fall! Aber es war zu spät. Das Kind, die Torte, lag bereits im Brunnen, im Magen. Was konnte ich jetzt noch dagegen tun? Nichts! Angsterfüllt dachte ich an meine verbockte Zukunft.

Da fiel mein Blick auf meine Hände. Und mir fiel etwas ein.

Nämlich, dass sich meine ach so wunderschönen, langen, dünnen Finger prima einsetzen ließen – zu etwas ganz Neuem …

Im Nu erhob ich mich von meinem Platz, ließ die gackernden Hühner am Tisch zurück und begab mich auf den Weg zur Toilette. Ich fühlte mich dabei fast wie ein Abenteurer, ja, wie ein Toiletten-Tempelritter. Wenn das, was ich mir gerade in den Kopf gesetzt hatte, klappen würde, könnte sich dadurch mein gesamtes, zum desolaten Dicksein verdonnertes Leben ändern. Dann hätte ich eine Macht, die andere nicht hatten: eine Macht über Kalorien. Massenweise Kalorien, so unnötig wie Pickel im Gesicht, Kalorien, die uns das Leben zur Hölle machen und Schuld an allen Miseren dieser Welt tragen. Aber ich hätte auch Macht über meinen Körper, wäre Herr über Verdauen oder Nichtverdauen.

Ich musste es einfach ausprobieren! Anders als die meisten Abenteurer weihte ich jedoch niemanden in meinen Plan ein. Ich musste ja erst einmal sehen, ob ich überhaupt in der Lage war, »es« durchzuziehen.

Und ja, ich war in der Lage.

Als ich »es« an diesem Abend zum ersten Mal tat, musste ich unentwegt an meinen Geschichtslehrer denken. Vielen anderen würde vielleicht das Resultat ihrer letzten Sauforgie durch den Kopf gehen, oder sie würden ihren Lehrmeister nur dann in Betracht ziehen, wenn allein dessen Anblick schon Würgereize auslöste. Mein Geschichtslehrer, Herr Bander, war mit keinem brechreizbeschleunigenden Aussehen gestraft. Er erzählte nur viel. Noch viel mehr, wenn es um seine Lieblingsthemen ging. Die standen kurz vor den Weihnachtsferien an, als Herr Bander uns über die Herrschaft Roms unterrichtete und seinen Fokus recht fix von den Kastellen zu den Kleidern der männlichen Bevölkerung verlagerte, wohl auch, weil er insgeheim auf Männer stand. Kurz erwähnte er die römischen Schlachtzüge, ging auch hier eindringlich auf den geschmackvollen Kleidungsstil der römischen

Soldaten ein und versinnbildlichte uns die großen Feierlichkeiten, die die Römer im Anschluss an jedes Gehaue und Gesteche und auch sonst bei jeder Gelegenheit angeblich vollzogen hatten (und an denen er offenbar selbst gerne teilgenommen hätte …). Die Römer fraßen und fraßen, im Überfluss, im Übermaß. Und wenn der Bauch randvoll gefressen war, war es dann vorbei mit der Feierei? Nein, dann steckten sie sich eine Feder tief in den Schlund – und sorgten so dafür, dass sie einige Minuten später wieder von vorne anfangen konnten.

Herr Bander sprach von einem grenzenlosen Genuss. Das war natürlich Geschmackssache, im wahrsten Sinne des Wortes. Trotzdem sollte der Satz »Die Römer haben das doch auch immer gemacht!« von nun an meine Rechtfertigung sein. Wann immer ich »es« in Zukunft tat, war jener Satz mein Halt. Und dies lag nicht etwa daran, dass die Römer passenderweise auch die Erfinder der Kanalisation waren. Nein, Lehrer Bander stellte sie so positiv dar, als seien sie Götter gewesen. Für mich waren Götter auf jeden Fall Vorbilder. Dass die Römer im Laufe der Geschichte nicht grundlos ausstarben, da sie wahrscheinlich doch keine göttlichen Vorbilder, sondern eben nur Menschen mit einer prägenden Blütezeit und nachfolgender Dekadenz waren, leuchtete mir zu diesem Zeitpunkt nicht ein. Genauso wenig wie die Tatsache, dass mein Lobeshymnen schwingender Lehrer seine Gedanken lieber auf eisenkleidertragende Machos fokussierte als auf die Hexenverbrennung. Als hätte ich kein eigenes Hirn, hielt ich das, was mir vorgetragen wurde, quasi für ein Gesetz. Und warum? Weil ich nicht selbstbewusst war. Ebendeshalb schenkte ich auch acht Jahre zuvor meiner Oma vollsten Glauben, als diese meinen ersten Schultag zum Anlass nahm, mich über gefährliche Viren und Bakterien aufzuklären. Damals verwandelte ich mich geradewegs in eine den Wasserhahn vergewaltigende Waschmaschine, die alle Bakterien, Viren und sogar seelischen Ballast vom Wasser hinforttragen ließ. Das wäre eigentlich kein Problem gewesen, hätte ich dies nicht dreißigmal am Tag getan, denn laut Oma waren die Viren und Bakterien ja überall …

Mit dem Weihnachtsabend 1994 hatte ich jedenfalls einen neuen Lebensweg eingeschlagen, genau genommen einen Würgeweg. Nach vollendeter erster Kotztat nebst Gedanken an Männer in Kleidern mit Federn im Mund, fünfmaligem Händewaschen und dreimaligem Zähneputzen schritt ich stolz zurück an den noch immer reichgedeckten Esstisch. Ich betrachtete meinen neuen Ring und meine langen, dünnen Finger, während Tante Edeltraud mir liebevoll auf die Schulter klopfte und Mama mich anlächelte. Sie hatten keine Ahnung, was soeben passiert war.

Und ich entschied, es dabei zu belassen. Das hatte drei Gründe: Zum einen hatten sie alle ihre eigenen Essthemen und, nicht zu vergessen, ein Sprachproblem, weshalb sie mir wahrscheinlich sowieso nicht zugehört hätten. Zum anderen war es mir ungeheuer peinlich, denn der Satz »Hey, ich habe mir drei Klavierfinger gleichzeitig in die Kehle gesteckt und dann alle katastrophalen Kalorien ins Klo gekotzt!« hätte zwangsläufig bitterböse Bilder im Kopf der Zuhörer aufpoppen lassen, die sicherlich keinen Beifall nach sich zögen. Und drittens sparten meine Eltern, wo sie nur konnten. Es gab schon genug Ärger wegen meines Waschwahnsinns. Ich konnte mir gut vorstellen, dass mir etwas Schlimmes blühen würde, wenn jemand meiner Familie dahinterkäme, dass ich neben unserem Wasser neuerdings auch noch unser Essen »verschwendete«, anstatt es zu verdauen.

Kotzkontrolle

Nach den ersten zaghaften Kotzversuchen fand ich mehr und mehr Gefallen an meinem neuen »Römersport«. Es machte mir Spaß, meinen Körper zu kontrollieren. Es war purer Luxus, dass ich mich nicht beherrschen musste und anschließend auch noch selbst entschied, ob die bösen Kalorien wirklich bei mir blieben oder ich mich ihrer einfach wieder entledigte. Das war eine coole Sache, deren negative Seite ich nicht erkannte. Immerhin war so ein Römer nach seiner Kotzaktion ja noch in der Lage, ein neues Land einzunehmen. Was sollte mir also schon passieren?

So neigte sich 1994 dem Ende zu. Es war ein ereignisreiches Jahr. Das Erwachsenwerden veränderte meine Interessen und damit meinen kompletten Tagesablauf. Während ich vor nicht allzu langer Zeit noch mit meiner besten Freundin Anita, kleinen Plastikponys und meinem Hasen im Garten spielte und wir uns im Fernsehen an *Bim Bam Bino* erfreuten, klatschte ich mir nun plötzlich quastigen Puder ins Gesicht und malte mit Mamas Lippenstift so lange auf meinem Mund herum, bis das gute Stück abbrach. *Bim Bam Bino* guckte ich nicht mehr – vielleicht auch nur deshalb, weil die schön frisierte (und, wie wir heute wissen, ebenso kotzende) Gundis Zámbó nicht mehr dabei war. Neben den Anfängen der Pubertät musste ich 1994 auch ein paar Schicksalsschläge in Kauf nehmen: Meine erste große Liebe, den schönen Oliver, bekam ich nicht, und meine beste Freundin Anita verlor ich an eine entfernte Stadt.

1995 begann dann mit dem Tod meiner Häsin. Eines Morgens lag Schnüffel regungslos in ihrem Käfig. Hatte sie zu viel gehört? Freilich war sie auch schon sehr alt gewesen. Zusammen mit meinem kleinen Bruder Billy, der sich nicht nur an seinen Tränen, sondern auch an zwei Tafeln Schokolade verschluckte, beerdigte ich meine langohrige Fell-Freundin mit bemerkenswerter Fassung – und in Absatzschuhen, die mich ein wenig größer erscheinen ließen und in denen ich nun täglich mit meinen Klassenkameradinnen Maja, Beate und Melanie in das einzige Café unseres Städtchens klackerte. Dort setzten wir uns wie ausgewachsene Schickeria-Hühner grazil an einen Tisch, bestellten eine Cola mit zwei Strohhalmen (für mehr reichte unser Taschengeld nicht) und blätterten angeregt in den Modezeitschriften. Schon lachten sie uns entgegen, die scheinbar perfekten Frauen mit Endlosbeinen und Zahnpasta-Reklame-Zähnen. Wir waren brennend an ihnen interessiert – an ihrer Kleidung, ihren Hobbys, ihrer kompletten Lebensgeschichte. Ganze Nachmittage füllten wir mit solch sinnlosen Themen wie der Hochsteckfrisur von Jennie Garth. Jennie Garth, die wunderbarste, gertenschlankste, schönste und hellblondeste Frau der Welt, Fernsehstar einer einfallslosen US-Teenager-Serie, in der aus schönen, reichen Kindern schöne, reiche Erwachsene werden. Oberflächlicher Fernsehmüll, der genau das war, was planlose Teenager wie wir zu jener Zeit brauchten. Die Gesprächsthemen der Serie schwappten auf uns über. Wir identifizierten uns mit Jennie und ihren seidenglatten Haaren. Wir suchten nach Gemeinsamkeiten, auf die wir uns gegenseitig hinwiesen. Die schöne Jennie war der Inbegriff des Guten.

Und der Inbegriff des Schlechten? Der saß mit uns am Tisch. Die dicke Beate mit ihren wilden Locken wurde als Ausgleich unser aller Lästerthema. Natürlich nur, wenn sie nicht dabei war.

Beate war wirklich sehr dick. Babyspeck war etwas anderes.

»Die wird ihr Fett nie wieder los«, meinte Maja.

»Ja, genauso wie Jennie und Luke nie zusammenkommen«, antwortete ich in Gedanken an unsere dämliche Serie. Alle nickten.

»Bevor Beate dünner wird, werden erst mal ihre Locken glatt!«, lachte Melanie.

»Bevor Beate dünner wird, macht Shannon Schluss mit Luke!«, kicherte ich.

Zwei Wochen später machte Shannon Schluss mit Luke, und Jennie kam mit ihm zusammen. Die dicke Beate aber blieb weiterhin unser negatives Talkthema, vielleicht auch, weil sie sehr selten zu unseren Nachmittagstreffen kam und wir so ungeniert über sie reden konnten.

Manchmal dachte ich daran, wie ich mich fühlen würde, wenn ich an Beates Stelle wäre. Wie ich mich fühlen würde, wenn ich dermaßen dick wäre und wüsste, dass andere darüber sprachen. Das war kein gutes Gefühl.

Und prompt stockte mir der Atem. Ich fühlte mich noch immer nicht wohl oder schlank in meiner Haut, auch wenn ich nicht so stämmig wie Beate war. Die grazilen Elfenbeine einer Jennie Garth hatte ich nämlich auch nicht, trotz Römersport. Gab es überhaupt eine Garantie, dass meine Freundinnen nicht auch über die »dicke Diana« lästerten? Nein, die gab es nicht.

Dafür steckte Maja kurz darauf Beate, dass sie der korpulente Kern unseres Gewichtsgesprächs sei. Von einem Tag auf den anderen kam Beate gar nicht mehr ins Café. Auch in der Schule bekamen wir sie nicht mehr zu Gesicht. Es war, als habe sich nach unserer endlosen Bigsize-Beate-Besprechung der Erdboden voller Erbarmen aufgetan und die Dicke verschluckt.

Was nicht mehr präsent ist, das interessiert auch keinen mehr. So endeten unsere Beate-Lästereien schlagartig, und schon machte sich in mir die totale Panik vor dem neuen Dickenthema breit, das in der Runde nunmehr sicherlich meiner Person galt. Schließlich waren in meiner Familie »alle dick«. Ich konnte mir gut vorstellen, wie intensiv sich meine Freunde über Jennie, Shannon, Luke und die dralle Diana ausließen.

Da nur in Beates Abwesenheit über sie gelästert wurde, gab es eine Möglichkeit, nicht zum neuen Opfer fieser Worte zu werden: Ich musste einfach immer dabei sein – immer! Prompt stand ich fortan als Erste am Treffpunkt und war als Letzte daheim. Ich traute mich nicht einmal, zwischendurch aufs Klo zu gehen. So bekam niemand eine Chance, auch nur zwei Sekunden schlecht über mich zu reden.

Diese Kontrolle funktionierte, doch ein spaßiges und angenehmes Leben war etwas anderes. Ich gönnte mir keine Pause. Aus dem Kalorien-Kontrolleur wurde auch noch der Klatsch-Controller. Warum ich diese Dinge nicht locker sehen konnte, sondern dermaßen extrem reagierte, sollte ich erst viel später verstehen. Damals lebte ich diesen anstrengenden Schrott einfach so lange, bis mein Körper zum Stoppschild wurde. Ich bekam durch den ganzen Stress Halsschmerzen, eine Mandelentzündung und schließlich eine Mandelvereiterung, wodurch ich zwei Wochen lang das Bett hüten musste. Ich wälzte mich hin und her und dachte an meine Freundinnen, die jetzt ohne mich in unserem Café saßen. Garantiert lästerten sie darüber, wie dick ich doch war.

Ich versuchte, mich abzulenken, indem ich Geschichten in mein Notizbuch schrieb. Geschichten aufzuschreiben war etwas, das ich gerne tat, seit ich in der Lage war, mit meinen langen, dünnen Fingern Buchstaben aufs Papier zu bringen. Beim Schreiben überkam mich stets eine ausgleichende Ruhe. Diesmal aber fielen mir nur Geschichten über eine dicke Diana ein, die von ihren Freundinnen so lange verspottet wird (»Die hat Blutgruppe Schmalz!«), bis sie schließlich ins Gras beißt (»Bravo, Gras hat kaum Kalorien!«).

Wenn ich wieder gesund sein würde, wäre ich in der Gruppe bereits die neue Dicke. Die neue Blöde. Die neue Exfreundin. Sie alle würden mir die Freundschaft kündigen, und ich würde so enden wie Beate: Erde auf, Dicke rein – und weg ist der Ballast!

Ach, wäre ich doch nur so geendet wie Beate!

Als ich wieder auf den Beinen war und mich sogar etwas schlanker fühlte, da die Schluckbeschwerden dafür gesorgt hatten, dass ich keine schlechten Kalorien zu mir nahm, erlebten wir auf dem Schulhof etwas nahezu Unglaubliches: Beate erschien wieder. Und das war wirklich eine Erscheinung, denn sie hatte abgenommen – nicht nur ein bisschen! In den darauffolgenden Wochen wurde sie noch schlanker, bis das Unfassbare geschah: Beate stand im Körper einer Jennie Garth vor uns. Wie genau sie das fertiggebracht hatte, blieb uns ein Rätsel.

Augenscheinlich verlor Beate jedoch zusammen mit ihrem schlechten Speck auch ihr gutes Gemüt. Ihre positive Ausstrahlung, ihre anhaltend gute Laune und ihr unschlagbarer Humor waren wie weggeblasen. Das jedoch war uns oberflächlichen Teenies total egal. Uns interessierte nur Beates Aussehen, sonst nichts.

Ich erinnere mich an einen Tag, an dem wir alle in unserem Café saßen und an unseren Diät-Colas nuckelten.

»Beate ist mein Vorbild«, hauchte Maja. »Sie ist perfekt, hat eine traumhafte Figur, und die langen Locken stehen ihr richtig gut. Sie ist das Beste, was unsere Schule zu bieten hat.«

Ich dachte an Beates finstere Miene, die überhaupt nicht perfekt war. Zweifelsohne stand dieser Miene ein perfekt schlanker Körper gegenüber. Und der war nun mal das Maß aller Dinge.

Wie bei einem Vulkan schoss es da plötzlich aus mir heraus: »Maja, findest du mich jetzt etwa dick und hässlich?«

Auffällige Ruhe. Ich deutete dies als ein einstimmiges JA und senkte meinen Kopf.

»Mensch, Dianchen, bist du noch ganz knusprig? Du bist doch unser Schnuckelchen!«, munterte Maja mich schulterklopfend auf.

Alle nickten und grinsten. Ich deutete ihr Grinsen als »Wenn du wüsstest, wie dick und hässlich wir dich finden …«.

Dies war der erste Tag, an dem ich mich nicht übergab, um fettmachende Kalorien loszuwerden. Nein, es fing bereits auf dem Heimweg an. In meinem Kopf brodelte sich eine fiese Gedankensuppe zusammen. Meine Freundinnen lachten mir gutmütig ins Gesicht, doch ich war davon überzeugt, dass sie mich innerlich auslachten, wenn nicht sogar bemitleideten. Ich war dick und konnte nichts dagegen tun. Mit Sicherheit war ich seit meiner Mandelvereiterung zum Inbegriff des Schlechten geworden, denn seit dieser verflixten Krankheit hatte ich das Wichtigste verloren: die Kontrolle. Ich konnte die Gesprächsthemen meiner Freundinnen nicht mehr kontrollieren. Das Einzige, was ich noch kontrollieren konnte, war das Essen. Diese Kontrolle musste nun doppelt herhalten.

Ich ging mit dem Ziel an den Kühlschrank, so viel wie möglich in mich hineinzustopfen, um es anschließend bis auf den ersten Bissen wieder loszuwerden. Damit konnte ich mir selbst beweisen, dass ich doch noch in der Lage war, Kontrolle auszuüben – wenn schon nicht über Lästerthemen in der Clique, dann zumindest über Lebensmittel in der Kloschüssel.

Mama und Papa beobachteten mich bei meiner Fressorgie, die ich damit begründete, dass ich gerade vom Sport kam (Stöckelschuh-Schnell-Sprint). Ich verdrückte zwei Pizzen, einen halben Zitronenkuchen und drei Schalen Pudding. Dann verschwand ich, »um ein heißes Bad zu nehmen« – so die Aussage vor meinen Eltern –, und entleerte meinen vollgestopften Magen über der Kloschüssel.

Nach vollendeter Tat und fünfmaligem Händewaschen fühlte ich mich vollkommen erleichtert, ganz so, als sei alles schlechte Reden und Denken mit einem Mal von mir abgefallen. Ich war so zauberhaft leicht wie eine Feder, frei von bösen Kalorien, frei von bitteren Kränkungen. Alles war wieder im Lot. Ich war dünn. Ich war ein gutes Kind, über dessen nicht vorhandenes Fett niemand lästern konnte. Ja, und ich hatte wieder alles im Griff, alles unter Kontrolle. Ein sanfter Schwindel überkam mich. Ich genoss ihn und die Müdigkeit, die er mit sich brachte.

Unten in der Küche hörte ich meine Eltern wie immer lautstark reden, mit dem Unterschied, dass es diesmal auch um mich ging.

»Ich verstehe nicht, warum Diana und Billy so überhaupt kein Selbstbewusstsein haben«, sagte Mama. »Die sind so unsicher wie Fähnchen im Wind.«

»Ja, die beiden sind wirklich das Gegenteil von Horst – aber vertilgen dafür das Doppelte von mir«, erwiderte mein Vater.

Man hörte Mama schmatzen und schlucken, dann antwortete sie: »Kein Kunststück, du isst ja so gut wie nix!«

Zwei Minuten herrschte stolzes Schweigen. Dann setzte sie nach: »Aber egal, lass die Kinder ruhig essen. Solange sie noch nicht so dick sind wie ich, können sie sich das auch leisten. Und jetzt iss auch mal was von dem Pudding hier! Wofür hab ich die zwei Kilo denn gekocht?«

»Nein, ich bin noch auf Diät! Ich esse nichts!«

»Gute Idee. Eine Diät sollte ich auch mal wieder machen. Fühl mich im Moment nämlich gar nicht wohl in meiner Haut«, seufzte Mama, änderte aber sogleich wieder ihre Tonlage: »Sieh an, auf dem Pudding hat sich schon Haut gebildet. Mhhh. Lecker …« Erneut hörte man sie schmatzen.

»Iss nicht so viel davon, sonst jammerst du nachher wieder rum«, knurrte mein Vater. Zu spät – gleich danach verfiel Mama zurück in den Jammer-Modus. Keine Ahnung, wie Papa das ertrug. Er hatte ja auch keine Ahnung, wie ich das alles ertrug. Die doppelten Portionen jedenfalls war ich nie selbstbewusster als an diesem Tag losgeworden. Zufrieden kuschelte ich mich ins Bett.

Brech-Begleiter

Die Schließung des einzigen Cafés unserer Kleinstadt beendete kurz darauf die für mich so anstrengenden wie frustkotz-fördernden Nachmittagstreffen. Meine Clique zersprang – und das war auch gut so. Wir Mädels gingen unsere eigenen Wege, machten hier und da auch mal etwas zu zweit, aber das Wichtigste war: Wenn wir uns sahen, sprachen wir nicht mehr über jene, die etwas mehr auf den Rippen hatten. Endlich war mein Nachmittagsstressprogramm vorbei. Die Panik und die Angst, dass schlecht über mein dickes Äußeres gesprochen wurde, schwanden mehr und mehr. Mein Leben und meine Pubertät gewannen wieder an Qualität.

Ich hatte mehr Zeit, meinem Hobby, dem Schreiben, nachzugehen. Mit Hündin Bonnie setzte ich mich unter einen Baum und schrieb allerhand neue Geschichten auf. Lesen wollte sie niemand, aber das war auch egal. Mir tat das Schreiben gut. Und Bonnie war dankbar, dass ich jetzt chlorfrei gebleichtes Holz anstelle ihrer Ohren zumüllte.

Wenn ich mal nicht über dem Papier hing, zog es mich nach wie vor über den Pott. Tatsächlich bereitete mir der Römersport ähnlich viel Freude wie das Schreiben. Römersport war nicht nur ein prima Mittel gegen Kontrollverlust, sondern auch eine tolle Beschäftigung bei aufkommender Langeweile. Sturmfreie, verregnete oder öde Nachmittage konnte ich auf diese Weise schnell hinter mich bringen. Zudem hatte ich inzwischen verbale Freundschaft mit der Bulimie geschlossen. Ja, wir sprachen sogar schon miteinander.

»Nenn mich Mia«, bezirzte mich die Bulimie. »Schließlich sind wir jetzt so was wie Freundinnen.«

Im Fernsehen lief gerade *Der mit dem Wolf tanzt*, und so dachte ich, eigentlich auch egal, ob *der mit dem Wolf tanzt* oder *die mit der Bulimie spricht*, und ließ mich von Mia zum Kühlschrank dirigieren – und anschließend zum Klo.

Eine Zeitlang ging es mir auf diese Weise richtig gut. Meine Umwelt empfand mich stets als ausgeglichen und gut gelaunt, und neben Mia blieb mir auch Maja als gute Freundin erhalten – vorerst.

1995 war auch das Jahr der Liebe – oder dem, was wir unter »Liebe« verstanden (und das war nicht sehr viel). Wer einen Freund hatte, ja, wer mit jemandem »ging«, der war jemand. Alle anderen waren … nichts! Schlimmer als »nichts« war eigentlich nur noch »dick«. Das Motto »Nur schlank ist gut« war nach wie vor das Topthema und mittlerweile auch schon beim anderen Geschlecht angekommen. Allerdings nicht in der Form, dass die Jungs nun auch kalorienzählend auf der Waage standen – nein, ihr Körperfett-Check galt uns! Warum sonst waren die mit Zahnstocherbeinen gesegneten Ballettpüppchen meines Jahrgangs allesamt vergeben, und zwar an die beliebtesten Jungen unserer Schule? Ich hatte keine Zahnstocherbeine, und deshalb gab es auch niemanden, der Interesse an mir zeigte.

Zumindest nicht an unserer Schule. Gegenüber vom Pausenhof befand sich eine Berufsschule. Und immerhin von dort erreichte mich schließlich eine Anfrage – von einem Dachdeckerlehrling, der seine Tage auf Dachstühlen und seine Nächte in Kellerlöchern verbrachte, wo er sich als Teil einer eingefleischten Tekknokultur sah. In einer Unterrichtspause kam Gunnar lässig auf unseren Schulhof geschlendert und sprach mich einfach an. Seine Stimme klang verdächtig nach dem Bandroboter von Kraftwerk. Der Rest war dagegen nicht zuzuordnen. Metallteile in Form von Piercings sind zwar bei Robotern nicht unüblich, doch Gunnar stand zudem in Schottenrock, Schlafmütze, Schnuller und einer selbstgebastelten Brille aus Küchensieben vor mir, und das war *nicht* seine Berufskleidung. Auf meinen fragenden Blick hin drückte er mir bloß ein UV-Knicklicht und einen kleinen Zettel in die Hand, erwähnte sein Faible für »Acid«, »Goa« und »Schranz« (Was zum Teufel war das …?), bevor er sich zum »Chill-out« auf eine »After-Hour« verabschiedete.

Bis auf die Tatsache, dass das Eindecken von Dachflächen und elektronische Tanzmusik der einzige Sinn seines Lebens zu sein schien, verstand ich überhaupt nichts. Dann faltete ich den Zettel auseinander – und verstand noch viel weniger. Der Typ wollte mit mir gehen – unglaublich!

Während ich meine unverhoffte »Beliebtheit« beim anderen Geschlecht kaum fassen konnte und das UV-Knicklicht fest an meine Brust drückte, näherte sich meine Freundin Maja und sprach mich ohne große Umwege auf meine veränderten Essgewohnheiten an. Obwohl sich Maja neuerdings wie ein penetranter Fan an die Fersen der so erschlankten wie schlechtgelaunten Beate klemmte, war ihr sehr wohl aufgefallen, dass sich mein Schokoriegel-Konsum verdoppelt, wenn nicht sogar verdreifacht hatte. Nun befürchtete sie, dass ich entweder bald fettsüchtig oder bereits schwanger sein würde, was zwangsläufig beides auf eine »gefährliche« Gewichtszunahme hinausliefe. Natürlich beschwerte ich mich sofort darüber, dass Maja mir eine Schwangerschaft ohne Freund – und ohne Periode – unterstellte. Gleich darauf beschloss ich, Gunnars »Willst du mit mir ›clubben‹?«-Anfrage anzunehmen – und außerdem mein Geheimnis vor Maja zu lüften. Ersteres tat ich, weil es an der Zeit für einen Freund war, ganz gleich, wie speziell er auch sein mochte. Letzteres tat ich, weil ich keine Lust mehr auf die ewige Heimlichtuerei hatte und – ja – durchaus auch stolz auf meinen Römersport war.

Maja hörte mir einige Minuten zu, während ihr Gesichtsausdruck zunehmend grimmiger wurde. Schließlich fragte sie: »Hat man dich deshalb nach einer römischen Göttin benannt? Bloß, weil du so gut kotzen kannst?«

Bevor ich etwas darauf antworten konnte, ergänzte sie: »Scheiß Bander! Nach seiner Geschichtsstunde habe ich das auch gleich versucht, o ja. Mit den Fingern, später sogar mit Federn! Hat trotzdem nicht geklappt. Und darüber bin ich auch froh, sag ich dir. Kotzen ist kacke!«

Während dieser Worte wickelte Maja ihr Nutellabrötchen zurück ins Papier und legte es mir salopp aufs Bein – zumindest verstand sie, dass Kalorien auch irgendwie »kacke« waren. »Dann kotz mal schön!«, waren ihre Worte, bevor sie auf dem Schulhof verschwand.

»Das machen wir auch«, keifte ihr meine neue Freundin Mia hinterher, aber das konnte ja nur ich hören.

Während es mich einerseits traurig stimmte, Maja aufgrund ihres offenbar mangelnden Kotz-Talents weitgehend zu verlieren, erfreute mich andererseits die Tatsache, dass ich »es« konnte, andere aber nicht. »Ätsch! Ich kotz was, was ihr nicht kotzt!«, ging es mir durch den Kopf.

»So ist es«, besiegelte Mia.

Dass Maja nun sicher schlecht über mich dachte und die Sache vielleicht auch an Melanie und Beate herantrug, ließ meinen altbekannten Klatsch-Kontrollwahn erneut aufflackern, doch nur so lange, bis Mia meinte, mein Kotzsieg stünde über diesen Dingen: »Für diese vollfrustrierten Fräuleins gibt es nichts Schlimmeres als Kalorien. Und die kontrolliert keiner besser als du.«

Tatsache! Über eine schlanke Jennie Garth gab es nichts zu lästern. Über eine schlankgekotzte Diana konnten sie gar nicht erst herziehen, denn das würde nur von ihrem Neid auf mein gut funktionierendes »Anti-dick-Programm« zeugen.

Aber was, wenn sie es meinen Eltern erzählten?

»Eltern und Lehrer sind doch noch viel uncooler als Körperfett!«, beruhigte mich Mia. »Du kannst dir sicher sein, dass sie es von diesen dreien nicht erfahren.«

Also war alles in Butter (natürlich nur symbolisch – Fett war schließlich schlecht). Und mir ging es gut – so gut es jemandem gehen konnte, der mit einem Tekkno-Typ ging, der mehr Tekkno als Typ war. In den kommenden sechs Monaten unserer Beziehung sollte ich Gunnar nämlich nur zweimal zu Gesicht bekommen: einmal für rund fünf Minuten zwischen »After-Work« und »After-Hour« und einmal beim gemeinsamen Besuch eines Tekkno-Clubs, einer sogenannten »geilen Abfahrt«, bei der er umgehend in den Nebelschwaden verschwand und ich allein heimtrampen musste. Wenn das Liebe war, dann war ich Nero.

Egal. Ich hatte nicht nur die Möglichkeit, böse Kalorien und aufgestauten Frust zu erbrechen, sondern auch Traurigkeit, Wut und alle schlechten Gefühle dieser Welt, wann immer ich wollte. Ich hielt die totale Flexibilität in meinen Händen. Genauer gesagt, in meinen langen, dünnen – und nicht zu vergessen: wunderschönen – Fingern. Und ganz nebenbei konnte ich alles kontrollieren: mein Essen, meine Gefühle und meinen Körper. Ich war Super-Wonder-Control-Woman, kurz: Super-WC-Woman!

In Wahrheit aber begann die Bulimie bereits damit, mein ohnehin anpassungsfähiges Hirn komplett unter ihre Kontrolle zu bringen. Waren es anfangs noch gelegentliche Essanfälle, so stieg im Frühjahr 1995 urplötzlich mein Verlangen nach Essen und anschließendem Übergeben ins schier Unermessliche.

Dabei bevorzugte ich generell das Klo, in dem das Erbrechen seinen Einstand gab, denn daheim isst und kotzt es sich am schönsten. Und während meine Freundinnen von ihren Eltern ermahnt wurden, sich nicht zu viel von den Kalorienbomben zu genehmigen, erwähnte ich stolz, dass ich einen guten Stoffwechsel besäße und zu den seltenen Menschen zähle, die so viel essen könnten, wie sie wollten. Das konnte ich ja auch. Nur verging inzwischen fast kein Tag mehr, an dem ich mir das Essen nicht noch einmal »durch den Kopf gehen« ließ.

Spätestens ab jetzt war ich ebenso »essgestört« wie der Rest meiner Familie. Ach was, Familie – meiner kompletten Verwandtschaft. Schließlich schien die Nahrungsaufnahme nicht nur der Dreh- und Angelpunkt in unserem Haus zu sein, sondern dehnte sich über unsere komplette, deutschlandweit verteilte Sippe aus. Und so war es bestimmt auch kein Zufall, dass mein Vater ausgerechnet aus einer Stadt namens »Essen« stammte.

Wann immer wir den Verwandten in Essen einen Besuch abstatteten, konnte man diesen grob mit den Worten »… und täglich grüßt das Mümmeltier« umschreiben. Nach dem Aufstehen wurden frische Brötchen im DIN-A5-Format serviert, und es wurde dabei gleich gefragt, was wir denn vormittags essen wollten. Ich schaute auf die Uhr: Es war Vormittag. Das zweite Frühstück bestand dann aus selbstgebackenen Hefeteilchen – im Pizzaformat. Eine Stunde darauf gab es ein zweigängiges Mittagessen plus Nachtisch. Während ich noch krampfhaft versuchte, mir zwei Klöße mit dem Durchmesser von Melonen einzuverleiben, wurden in der Küche bereits »Überlebensbrote« für den anschließenden Verdauungsspaziergang geschmiert, die wir in schwer überladenen Tüten hinter uns herschleiften. Nach dem Spaziergang erwartete uns frischer Kuchen. Die Ausrede »Ich kann nicht mehr« gab es nicht. Wir setzten uns brav an den Tisch, und ich beobachtete aus dem Augenwinkel, dass nebenan schon das Abendessen vorbereitet wurde: Sandwiches und Salat – allerdings Kartoffelsalat, der mehr aus Mayonnaise als aus Kartoffeln bestand.

Übergewichtig waren meine Essener Verwandten trotzdem nicht. Vielleicht, weil ihre anhaltend gute Laune den bösen Kalorien keine Chance gab. Vom Wesen her war die fröhliche Familie meines Vaters nämlich das absolute Gegenteil der Familie meiner Mutter. Es waren wohl diese Gegensätze, die dazu führten, dass meine Eltern sich fanden, nachdem mein Vater vom Bahnhof der Großstadt zum Bahnhof der Kleinstadt versetzt wurde.

Ich hatte stets das Gefühl, dass in Großstädten nicht nur alles kolossaler war, sondern auch die Ereignisse schneller über die Bühne liefen. Zumindest bekam meine gleichaltrige Essener Cousine, die einen Kopf größer war als ich und auch viel mehr in viel kürzerer Zeit essen konnte, ihre Tage bereits mit elf. Ich hatte sie mit fünfzehn noch nicht, was nur wieder bestätigte, dass ich mehr Klein- als Großstadt-Gene in mir trug.

Wie auch immer. In unserem Städtchen war ich mit Sicherheit die Einzige, die absichtlich kotzte. Auch wenn meine Freunde nicht müde wurden, ihre Angst vorm Dickwerden zu betonen, war ich die Einzige, die wirklich etwas dagegen unternahm. Die Einzige, die Taten auf Worte folgen ließ. Und weil ich die Einzige war, vereinsamte ich mit der Zeit.

Ich dachte oft daran, wie es wäre, eine Verbündete zu haben. Eine Freundin, die mich verstand, weil sie genauso wie ich ständig über der Kloschüssel hing. Leider gab es die hier nicht. Eine – wenn überhaupt – essgestörte Freundin meiner Schulzeit hieß Osejava. Und selbst sie kotzte nicht.

Osejava hatte nicht nur einen komischen Namen, sie war mir auch sonst auf Anhieb sympathisch. Nicht nur, weil sie gertenschlanke Fischgrätenbeine hatte, sondern auch, weil sie kaum etwas aß. Dafür hatte sie allem Anschein nach keine Zeit. Kaum war ihre Familie aus dem ehemaligen Jugoslawien in unser kleines Städtchen geflohen, lernte das wundersame Mädchen akzentfreies Deutsch, übersprang drei Klassen und wechselte von der Hauptschule aufs Gymnasium. Dort traf ich sie in meiner Parallelklasse. Ich war von ihr fasziniert. Jeder war das. Bis auf Osejava selbst, die so wenig von sich hielt, dass sie nicht nur ihrem Körper die Nahrung verweigerte, sondern auch noch urplötzlich in die Tekkno-Szene abrutschte.

Diese Szene kannte ich auch. Dank meinem Freund Gunnar, der mich einmal in ein entsprechendes Elektro-Etablissement mitnahm – und so mein Denken über die Menschheit im Mark erschütterte. Das Wort »gestört« – nirgends war es treffender. Menschen mit albernen Zipfelmützen auf dem Kopf und bunten Kontaktlinsen in den Augen zuckten im Takt der hämmernden Bässe wie Fische im Netz. Wobei ein Netz vielleicht noch Luxus gewesen wäre, denn die Orte des Geschehens waren meist nur feuchte Kellerlöcher, ausgebrannte Fabrikhallen oder ehemalige Schlachthöfe. Keine Ahnung, warum Menschen wie Osejava, Gunnar oder neuerdings auch mein Bruder Horst gerne in diesen Etablissements verkehrten. Vielleicht wegen der bunten Ecstasy-Pillen, die dort herumgereicht wurden …?

»Quatsch!«, meinte Horst auf solche Nachfragen. »Seh ich aus wie ein kommerzieller Karstadt-Raver, der Drogen braucht, um in Fahrt zu kommen? Meine Droge ist die Musik!«

Das glaubte ich ihm aufs Wort. Ich hatte noch nie jemanden so beknackt tanzen sehen wie meinen Bruder.

»Und wenn ich ein E brauche, dann kaufe ich mir das beim Glücksrad«, kicherte Osejava.

Blöder Scherz. Horst lachte trotzdem. Ich nicht.

Gunnar hatte nach gerade einmal sechs Monaten mit mir Schluss gemacht, ausgerechnet in den Sommerferien, die ich so gerne mit ihm verbracht hätte. Daran hatte ich schwer zu knabbern. Zumal er mich nicht durch eine Frau ersetzte, sondern augenscheinlich durch LSD.

Um mich von meiner Trauer abzulenken, »opferten« sich

mein Bruder und Osejava auf und fuhren mit mir in eine still-gelegte Mine, wo eine »erstklassige Abfahrt« steigen sollte. Ein Blick auf den Flyer, und mir war klar, dass »erstklassige Abfahrt« nur wieder ein anderes Wort für »erbärmlicher Abend« war, fuhr aber trotzdem mit, weil Osejava so lieb fragte und Trauern um LSD-Gunnar nichts brachte. Bereits auf der Hinfahrt freute ich mich auf die mehrstündige Dusche, mit der ich meinen Besuch im Tekkno-Land abschließen würde. Wahrscheinlich mangelte es mir an Rhythmus im Blut, um der Tekkno-Szene mehr Bedeutung zuzumessen.

»Bedeutet dein Name irgendwas?«, fragte ausgerechnet Oseja-va mich zu Fahrtbeginn.

»Jepp – Göttin der Jagd«, antwortete ich, nachdem ich meine Plateau-Turnschuhe noch etwas enger geschnürt hatte. Würde ich mit diesen Teilen stolpern, wäre Gips vorprogrammiert.

»Jagd nach was?«, fragte Osejava.

»Keine Ahnung – passt eh nicht, ich bin nämlich Vegetarier.«

»Himmel! Isst du nicht mal Fleisch?«

Was dachte sie denn? Dass ich auf Fruchtfleisch verzichtete?

»Ich esse nichts, das geschlachtet wurde!«, erklärte ich kurz und knapp.

Osejava sah mich an, als habe ich sie nicht mehr alle. Also wechselte ich das Thema: »Und selbst? Bedeutet dein Name et-was?«

»Ja. Ich bin nach einem großartigen kroatischen Strand be-nannt.«

Ich blickte auf meinen großen Bruder, der im Takt der dumpfen Bässe aufs Lenkrad trommelte. Horst war nach einem Vogelnest benannt, ich nach einer unglücklichen und ebenfalls kotzenden Prinzessin und Billy nach einem Kondom. Ein kroatischer Strand klang demgegenüber geradezu erhaben.

»Vielleicht sollten wir unsere Namen tauschen«, überlegte ich.

»Wieso? Isst du jetzt doch Fisch?«, spottete Osejava. Wieder mal so ein blöder Scherz. Mein Bruder lachte trotzdem. Die beiden hatten auf jeden Fall einen anderen Humor als ich. Osejava kam ja auch aus einem anderen Land. So wie mein Bruder für mich aus einer anderen Welt zu kommen schien.

Kaum waren wir im Widerspruch der zwar stillgelegten, aber dröhnend lauten Mine angekommen, ließen Horst und Osejava mich allein. Mein Bruder, weil er meinte, ich sei eine peinliche kleine Schwester, Osejava, weil sie sich lieber an meinen coolen großen Bruder hielt.

Ich stand blöd und verlassen herum, schielte auf meine grellgrünen Buffalos, die sogar im Dunkeln leuchteten, und wünschte mich an einen anderen Ort. Nicht unbedingt nach Hause, nur an einen anderen Ort – vielleicht auch in ein anderes Land. Meine Gedanken waren da recht flexibel. Und das mussten sie auch sein, weil mir nämlich noch einige Stunden in der Mine bevorstanden, bis ich endlich wieder auf die beiden traf und mit ihnen nach Hause fuhr.

So gesehen hatte der Besuch im Tekkno-Land auch Vorteile. Denn auf diese Weise verbrachte ich nicht nur einen bruder- und freundinfreien, sondern vor allem auch einen kotzfreien Abend.

Trotz aller Differenzen mochte ich Osejava. Wahrscheinlich, weil sie nie über böse Kalorien oder Angst vorm Dickwerden sprach. Sondern gleich darauf verzichtete.

Übergebensstrategie

»Da steht ein Pferd aufm Flur!« lief gerade im Radio, als mein Vater allem Anschein nach grundlos im Flur stand. Komischerweise genau in dem Moment, als ich nach einer Brech-Badezimmeraktion wieder auf dem Weg ins Wohnzimmer war.

Diese Szene wiederholte sich in etwa drei weitere Male, dann war mir klar: Papa schöpfte Verdacht! Vielleicht bildete ich mir das auch nur ein; was ich aber sicher wusste, war, dass mein Vater beim Kotzen keinen Spaß verstand, ganz egal, wie drollig ich die Sache ihm gegenüber auch darstellen würde.

Also durchdachte ich meine Übergebensstrategie. Sämtliche Geräuschkulissen des Bades konnten hilfreich sein, um verdächtige Kotzgeräusche zu übertönen und Papas eventuelle Befürchtungen im Keim zu ersticken. So kam es, dass urplötzlich die laufende Dusche und der brummende Föhn meine ständigen Brech-Begleiter wurden – *Schhhhhhh, Summmmm! Es ist alles o.k.! Diana steht nur unter der Dusche! Diana föhnt sich nur die Haare!*

Und genau das war mein Fehler.

»Sag mal, Mädchen, wie kannst du eigentlich gleichzeitig unter der Dusche stehen, dich föhnen und dabei noch die Toilettenspülung betätigen?«, fragte mein Vater mich eines Abends beim Abendessen, just, als ich mich mal wieder so richtig schön vollstopfte.

Was sollte ich darauf antworten?

»Ganz einfach: Ich stehe unter der Dusche, den Föhn lasse ich zur Erwärmung des Badezimmers laufen, und die Spülung, ja, also … stell dir mal vor, ich kann das selbst nicht glauben, aber … der Hund … ja, Bonnie … macht Männchen und drückt mit der Pfote drauf … ich glaube immer dann, wenn sie durstig ist …«, stotterte ich mit starrem Blick auf den ahnungslosen Vierbeiner. Es klang nicht sehr überzeugend.

Mein Vater blickte skeptisch in Richtung Hundekorb. Mama, die nicht richtig hingehört hatte, aber trotzdem ihren Senf dazugeben musste, nickte nur und meinte: »Ach, Diana und ihre Tiere!« Dann schlug sie mir noch eine Extraportion Kartoffelpüree auf den Teller.

Papa aß mal wieder nichts, dafür appellierte er an mein schlechtes Gewissen: »Du weißt schon, dass ich für vergeudeten Strom und verschwendetes Wasser auch Extra-Nachtschichten schieben muss?«

Uups – armer Papa! Als Lokführer im Vierundzwanzig-Stunden-Dienst hatte er es wirklich nicht leicht. Er fuhr zu unmöglichsten Zeiten von A nach B, übernachtete in unzumutbaren Unterkünften, setzte sich und seinen Zug Wind und Wetter aus und holte sich entsprechend hin und wieder auch einen Zug ab, allerdings keinen auf Rädern, sondern eine Erkältung – tja, und wofür das Ganze? Damit es seiner Familie an nichts fehlte. Und was taten wir im Gegen-Zug? Wir verprassten sein sauer verdientes Geld und ließen ihn nicht einmal in Ruhe schlafen.

Mama, deren Kleidungspensum *jährlich* um einen weiteren Kleiderschrank zunahm, war mit dem dauerkranken Billy häufiger beim Kinderarzt als im Supermarkt, was wiederum die Eigenbeteiligung am privaten Krankenkassentarif *monatlich* in neue Höhen trieb. Horst schaffte es sogar, fast *wöchentlich* Gebrauch von unserer Familien-Haftpflichtversicherung zu machen, indem er allzu oft annahm, durch Glastüren laufen zu können. Ich aber toppte das alles, indem ich das von Papa so mühsam finanzierte

Essen *täglich* erbrach und nebenher sinnlos Wasser und Strom ins Nichts laufen ließ.

Ich bekam tatsächlich ein schlechtes Gewissen. Aber was sollte ich tun? Leider ging das Kotzen vor – inklusive Geräuschkulisse, mit der ich Papa doch bloß vor der grausigen Realität schützen wollte.

»Tut mir leid, ich dusch mich ab jetzt schneller, ja?«, wimmerte ich.

Papa widmete sich wieder kopfschüttelnd seiner Zeitung.

Eins war klar: Ich musste meine heimischen Kotzaktionen dahingehend ändern, dass sie künftig rasanter über die Bühne liefen. Zeitgleich besaß mein neues Hundealibi ab sofort strengste Anwesenheitspflicht. Anfangs wehrte sich Bonnie dagegen, ich musste sie regelrecht ins Badezimmer schieben, aber nach ein paar Wochen ergab sie sich ihrem Schicksal. Wann immer ich die Badezimmertür öffnete, schlich sie mit herunterhängendem Haupt traurig in die letzte Ecke des stillen Örtchens. Kamen wir gemeinsam vom Klo, quittierte Mama das regelmäßig mit dem Ausruf: »Sieh an, Bonnie kann ja gar nicht mehr ohne dich!«

Mensch, war ich froh, dass Tiere nicht sprechen können! An erster Stelle Bonnie, gefolgt von den vielen Amseln auf dem Baum gegenüber, die mir durchs Dachfenster tagtäglich bei meinen Kotzorgien zusahen. Bonnie war ein armer Hund. Entweder laberte ich ihr die Ohren voll, oder sie saß mit mir auf engstem Raum fest, die Föhnwärme vergewaltigte ihr Fell und mein ekelerregendes Erbrechen ihre Augen, während die nebenher laufende Dusche ihrer Wasserphobie den Rest gab.

Dennoch ging mein Plan auf, und mein männlicher Elternteil verlor sein Interesse an meinen WC-Aktivitäten. Um Papa weiter auf Badezimmerdistanz zu halten und um ihm für seine durch mich verschuldeten Nachtschichten etwas Gutes zu tun, brachte ich ihm nun jeden Tag Rätselmagazine von der Schule mit, die er mit fröhlich geröteten Wangen und blauer Tinte bearbeitete. Die Hefte wiederum erhielt ich kostenlos vom dankbaren Hausmeister unserer Schule, dessen Kiosk angesichts meines Süßigkeiten-Konsums dem Konkurs entkam. Das Süßwarenabteil dieser kleinen Blechbude stellte Hänsel und Gretels Knusperhaus wahrlich in den Schatten, trieb mich aber leider auch in eine Art Zuckersucht, selbst wenn ich den größten Teil davon wieder erbrach.

Dusche, Föhn und Bonnie im Badezimmer blieben meine Kotz-Alibis. Wirklich hirnlose Alibis, wie sich kurz darauf herausstellte:

Ich war gerade wieder im Bad mit meiner Kotzaktion beschäftigt, während Dusche und Föhn ins Nichts liefen. Bonnie saß zusammengekauert in der letzten Ecke, obwohl sie sicherlich auch ins Nichts gelaufen wäre, wenn sie die Möglichkeit dazu gehabt hätte. Der Anblick eines sich übergebenden Menschen, und dies mehrmals täglich, war wohl selbst für ein Lebewesen, das mit Freude an Kot schnüffelte, auf Dauer unerträglich. Mama war gerade im Nachbarzimmer mit Bügeln beschäftigt, als mir plötzlich beim Übergeben ein extrem lautes Würgegeräusch entfloh. Es klang wohl wie ein lautes »Wörrrrrrrrrrrrrrrrrrr«.

Mit weit aufgerissenen Augen hielt ich mir eine Hand vor den Mund und mit der anderen die Hündin fest, die soeben dazu ansetzen wollte, an der Tür zu kratzen. »Lieber Gott, wenn es dich wirklich geben sollte und du mich jetzt vom Himmel herab oder von wo auch immer siehst, ich flehe dich an, lass Mama dies nicht gehört haben! Bitte …«, sprach ich lautlos, und in Gedanken an meine katholische Oma, die mir nicht nur übertriebenes Händewaschen, sondern auch tägliches Beten eingetrichtert hatte.

Als habe der von mir so vernachlässigte (da nicht mehr täglich angebetete) liebe Gott nur auf einen Moment wie diesen gewartet, rief Mama:

»Dianchen? Alles in Ordnung bei dir?«

»Ja«, brummte ich, stellte die Dusche ab, den Föhn aus und setzte dann in Gedanken an Oma und Gott fort: »Lieber Gott, Omas bester Freund, ich meine es ernst. Nur dir zuliebe versuche ich, bakterien- und virenfrei, groß und schlank zu sein. Jetzt tu auch mal was für mich!«

Tat ich das wirklich für Gott? Wie dem auch sei, der von mir Angebetete ließ ohnehin meine Mama für sich sprechen, was wohl Ausdruck seines Zornes auf meine Gebetsfaulheit war:

»Diana, mach mal bitte die Tür auf, ich hab da gerade ein ganz komisches Geräusch gehört. Ist alles in Ordnung mit der Hündin?«

Die Hündin? Die Lösung!

»O nein! Bonnie hat ins Bad gekotzt. Ich mach das mal schnell weg«, flunkerte ich und bedankte mich bei meinem Gehirn für diese clevere Idee.

»Bonnie hat sich übergeben? Oh, das ist prima, mach es nicht weg, ich brauche etwas davon.«

Wie bitte?

»Was?«, rief ich entgeistert.

»Wir waren doch letzte Woche in der Tierklinik wegen Bonnies Magenbeschwerden. Die baten uns, eine Probe von ihrem Erbrochenen abzugeben. Das kann ich dann heute noch hinbringen. So wissen wir endlich, was das arme Tier hat.«

Gut zu wissen, dass mittlerweile auch der Familienhund essgestört war. Auswegloser war keine bisherige Situation meines Lebens.

»Tut mir leid, zu spät, hab's schon weggemacht«, log ich, während das Toilettenwasser meinen Verrat hinfort trug.

»Ach, schade«, antwortete Mama im gewohnt naiven Ton, genauso naiv, wie sie mir beim Verlassen des Badezimmers noch ein »Ihr beide seid ja wirklich unzertrennlich« zuwarf, gefolgt von »Und Schatz, dir hängt da eine Nudel am Kinn«.

»Danke, Bonnie«, flüsterte ich der tapferen Hündin zu. Eine Lüge auf dem Hunderücken hatte Mama vor der traurigen Realität bewahrt. Irgendwie band mich diese Erkenntnis noch fester an das liebe Tier. Für das liebe Tier allerdings war das enge Band ganz klar durchtrennt. Bonnie floh augenblicklich zu Billy, der sofort seine Bifi mit ihr teilte. Und ich schwor mir, meine Probleme mit unnötigen Kalorien nicht länger wehrlosen Lebewesen aufzuhalsen. Die lebendige Bonnie wurde noch am selben Tag durch tote Technik ersetzt. Dank einer Bestechungsschokolade baute Horst meine kleine Stereoanlage im Badezimmer auf. So konnte ich sie fortan bei meinen Brechaktionen aufdrehen, was Dusche und Föhn als Geräuschkulisse unnötig machte und Papa zudem weitere Nachtschichten ersparte. Perfekt!

Tags darauf kam es dann in voller Montur zurück: das schlechte Gewissen! Osejava erzählte mir, welch aufrichtigen Umgang man bei ihr daheim pflegte. Die Zeit des Krieges hatte Osejavas Familie zusammengeschweißt. Es gab keine Geheimnisse, nur Offenheit und Ehrlichkeit. Abends am Tisch sahen sich alle tief in die Augen, sprachen über ihre Probleme, ihre tiefsten Sorgen und Ängste sowie all das, was ich immer für mich behielt – oder erbrach.

Ich hörte Osejava gespannt zu – nun ja, eher angespannt. Denn je mehr ich kotzte, desto mehr distanzierte ich mich von meinen Eltern, von meiner gesamten Familie. Das war irgendwie nicht gut, gerade weil wir doch alle unsere Essprobleme hatten. Es gab eigentlich nur zwei Möglichkeiten. Entweder, ich hörte augenblicklich mit dem Ess-Brech-Zirkus auf, oder ich wies meine Eltern noch am selben Tag in den Römersport ein. Am Ende würden sie vielleicht ganz locker darauf reagieren – und es sogar selbst ausprobieren? O ja, wir würden jeden Tag Römerfeste feiern, natürlich ohne Federn. Wozu sonst hatte uns die Natur mit schönen, langen, dünnen Fingern ausgestattet? Wozu sonst hatten wir zwei Kühlschränke, eine Kühltruhe und einen gigantischen Vorratsraum? Keine Bruchteilsekunde später hielt meine Vernunft jedoch ein Schild hoch: *Kannste vergessen!*

Nein, meine Eltern durften nichts von der Kotzerei erfahren, koste es, was es wolle. Paradoxerweise deshalb, *weil* es so viel kostete, *weil* es eine Verschwendung war. Das wiederum kostete auch mich einiges, denn in den kommenden Monaten wurde mir mein lustiger Römersport durch das zunehmend schlechte Gewissen erschwert, welches Papa mit seiner Nachtschichtthematik überhaupt erst in Gang gesetzt und Osejava durch ihre perfekte Familie noch weiter verstärkt hatte.

Fehlte eigentlich nur noch, dass es mir neuerdings auch um die vergeudete Nahrung leidtat. Das tat es komischerweise nicht. Nein, solange ich nicht auf etwas Totem herumkaute, war das Auswürgen böser Kalorien absolut akzeptabel für mich – so oder so wären ja zumindest Teile davon in der Toilette gelandet. Dass Pflanzen auch Lebewesen waren, die ich sinnlos schluckte und halbverdaut wieder entsorgte, ignorierte ich wie den Osterhasen an Weihnachten. Die steckten doch eh nur blöd in der Erde. Auch dass Milch und Eier nicht gerade aus dem Blumentopf kamen, kehrte ich schön beiseite. Ein Teil von mir war wohl bereits zu einem eiskalten, gefühllosen Reiher-Roboter geworden – ein Kotz-Computer, der wusste, welche Nahrungsmittel sich wie auswürgen ließen, und sie sogar in Kotzstufen einordnete: »leicht«, »mittel« und »schwer«. Zur Kategorie »leicht« zählten beispielsweise Eiscreme und Joghurt, »mittel« beinhaltete unter anderem Reis und Spaghetti, »schwer« waren Brot und Marmorkuchen. Je schwerer die Kategorie, desto höher der vom Kotz-Computer errechnete Wasserbedarf.

Jeder Nichtbulimiker hätte mich spätestens in diesem Moment als offensichtlich unterbeschäftigten Spinner abgestempelt; für jeden Bulimiker hingegen stellt dies die Standard-Software dar, ohne die ein dauerhaft funktionierendes Erbrechen gar nicht möglich ist.

Bei mir war es möglich. Das Einzige, was mich wirklich leiden ließ, waren die Lügen. Mein ahnungsloser Vater finanzierte etwas, das er mit Sicherheit niemals gestattet, geduldet oder mit angesehen hätte. Die klitzekleine Diana hatte sich deshalb in ein riesengroßes Lügenobjekt verwandelt. Meiner ganzen Familie – mit Ausnahme der Hündin – spielte ich etwas vor. Ich log, dass sich die Balken bogen, nur damit meine Eltern keinen Verdacht in Richtung Bulimie schöpften – während bei Osejava eine friedliche Offenheit herrschte. In meinem tiefsten Innern spürte ich bereits, wie mein Leben auf diese Weise zunehmend an Echtheit verlor. Gleichzeitig wuchs mein schlechtes Gewissen mit jeder Lüge, von Tag zu Tag. Und ebendies belastete die Software (vielmehr die Spei-ware) des eigentlich eiskalten Kotz-Computers.

Während sich in dieser Zeit fühlbare Narben auf meiner Seele breitmachten, waren die Narben auf meiner Hand ein offenes Buch. Beim Übergeben nahm ich stets drei Finger zur Hilfe, durch die ich das Würgen auslöste. Zeitgleich schabte ich mit den Knöcheln jener Finger an meinen Zähnen. Aus den kleinen Wunden wurden bald gut sichtbare Narben, die mein Leben lang von der Bulimie zeugen sollten. Noch heute frage ich mich, warum so viele Menschen, Familie, Freunde, Ärzte nicht auf die Idee kamen, einen Blick auf meinen Handrücken zu werfen. Wollten sie es ebenso wenig wahrhaben wie ich selbst?

So schlimm mein seelisches Leid auch war, Mia und meine niederträchtigen Lügengeschichten spornten mich trotzdem zum weiteren Erbrechen an. Und so ging das Übergeben täglich in seine nächste Runde. Trotz schlechten Gewissens. Trotz schlechter Gefühle. Und schließlich sogar trotz anhaltend schlechter Laune.

Weder Mama noch Papa erkannten, was wirklich mit mir los war. Zwar bemerkten sie eine Veränderung ihrer plötzlich leicht depressiven Tochter, erklärten sich diese aber völlig falsch. So erwischte ich Mama irgendwann beim Durchwühlen meiner Schultasche; sie ging davon aus, ich nähme Abführmittel – schließlich verbrachte ich mehr Zeit auf dem Klo als in meinem Zimmer –, deren Nicht- oder Nebenwirkung vielleicht meine neuartige Traurigkeit erklärte.

»Ich nehme keine Abführmittel«, sagte ich ehrlich, woraufhin mir Mama erleichtert in die Pausbacken kniff:

»Solch füllige Wangen hatte ich in deinem Alter auch. Die verlierst du mit dem ersten Kind.«

Na toll! Dafür wäre ein Freund Voraussetzung, und selbst den bekam ich nicht gebacken. Dafür aber bekam ich nun, im Alter von fast sechzehn, endlich meine Tage – und das genügte meinen Eltern als Erklärung meiner Stimmungsschwankungen.

Auch wenn ich mir sicher war, dass niemand aus meiner Familie so schnell hinter mein »wahres« Geheimnis kommen konnte, fühlte ich mich dennoch beobachtet. Und was tat ich gegen dieses Gefühl? Ich erfand noch mehr Unwahrheiten, verstrickte mich in immer neue Lügengeschichten, die teilweise so komplex waren, dass ich sie mir aufschreiben musste, um sie beim nächsten Rechtfertigen nicht durcheinanderzubringen.

Während ich auf diese Weise wie Münchhausen durch die Welt der Lügen flanierte, schränkte ich meine ehemalige Kotzfreiheit mehr und mehr ein.

Erwischte Erbrecherin

Eineinhalb Jahre nach dem Startschuss zum Römersport kam dann das, wovor sich wohl jeder Bulimiker fürchtet: der Tag, an dem alles aufflog.

Mama hatte gerade das Abendessen serviert, und ich nahm mir vor, »es« an diesem Abend nicht zu tun. Das hatte ich mir allerdings auch schon an den Abenden zuvor erfolglos vorgenommen. Dass ich bereits »süchtig« war, wollte ich mir zwar noch nicht eingestehen, doch dafür zeigte mein so schweres wie schlechtes Gewissen Wirkung. Ja, ich entwickelte in dieser Zeit eine erste starke Ablehnung gegen die ach so tolle Kalorienkontrolle.

Leider fehlte mir jegliche Kontrolle über meine Grenzen. Ich hatte nämlich kein Sättigungsgefühl mehr. Und so wusste ich nie, ob ich schon satt oder sogar übersättigt war. Meine Freundin Mia jedenfalls redete mir täglich ein, ich sei ganz bestimmt übersättigt und könne in einem Aufwasch über der Kloschüssel auch sämtliche Gewissensbisse, Traurigkeiten und Teenie-Probleme loswerden.

Das war in der Tat ein wichtiger Aspekt. Ich konnte mit schlechten Gefühlen nicht mehr anders umgehen, als sie zu erbrechen – auch wenn auf diese Weise mein schlechtes Gewissen paradoxerweise weiter zunahm.

Folglich steckte ich in einem Teufelskotzkreis, gegen den das Schicksal dringend etwas unternehmen musste. Und das tat es auch: In regelmäßigen Abständen klärte es meine Umwelt »bildlich« darüber auf, dass etwas mit meinem Essverhalten so ganz und gar nicht in Ordnung war (und spekulierte wohl darauf, dass in meiner Familie neben Ess- und Sprachstörungen nicht auch noch Sehstörungen vorherrschten).

Eines dieser einprägenden Bilder war die skurrile Tatsache, dass ich in umgekehrter Reihenfolge aß. Zu Beginn nahm ich appetitlos wenig zu mir. Urplötzlich mutierte dann mein nicht vorhandener Appetit zu einem Wolfshunger, und ich plünderte den gesamten Esstisch kreuz und quer, inklusive aller Dinge, die mir nicht einmal schmeckten. Kurz darauf entschwand ich für einige Zeit vom Tisch, um anschließend mit geröteten Augen so schlapp auf die Couch zu fallen, als hätte ich den ganzen Tag noch nichts gegessen. Ein weiterer Wink mit dem Zaunpfahl war das mittlerweile monatlich verstopfte WC, bei dessen Wiederherstellung meinem Vater stets säurehaltige Duftfahnen in die Nase strömten. Die Krönung war allerdings die rau gewaschene und mit Narben übersäte rechte Handoberfläche. Trotz all dieser offensichtlichen Gegebenheiten und Indizien wiegte ich mich in Sicherheit – bis zu besagtem Abend. Nach meinem Fressanfall verkrümelte ich mich so unauffällig wie möglich ins Bad. Dort angekommen, zog ich die Tür hinter mir zu und drehte die Stereoanlage bis zum Anschlag auf. Dann klappte ich die Toilettenbrille nach oben und steckte mir drei Finger gleichzeitig in den Mund, während die Ärzte ihren *Schrei nach Liebe* aus den Boxen tönen ließen.

Doch eine entscheidende Kleinigkeit hatte ich bei dieser Brechaktion vergessen: Ich hatte die Tür nicht abgeschlossen! Ein folgenschwerer Fehler.

Bela B. sang gerade »… deine Eltern hatten niemals für dich Zeit«, als urplötzlich Mama mit mir im Bad stand.

Was für ein entsetzlicher Anblick: Das eigene Kind krumm übers Klo gebeugt, während dicke Tränen seine Augen füllten und die Stereoanlage ein energisches »Arschloch!« von sich gab.

Tränen sind für Hobby-Erbrecher völlig normal und auf die Anstrengung zurückzuführen, doch für meine Mama unterstrichen sie nur jenes extreme Bild des Jammers, das sich direkt in ihr liebendes Mutterherz brannte – und von dem sie sich nie wieder erholen sollte.

Ich reagierte sofort.

»Mama!«, schrie ich. »Mama, ich bin so krank!«

Etwas Dämlicheres hätte mir in diesem Moment nicht einfallen können. Die Ärzte im Lautsprecher antworteten prompt: »… weil du Probleme hast, die keinen interessieren …«

Mama sah mich misstrauisch an, doch dann siegte ihr Mutterinstinkt. »Was hast du denn?«, fragte sie.

»Mir ist so schlecht. Irgendwas hat mit dem Essen nicht gestimmt!«, jammerte ich, während die Ärzte anderer Meinung waren: »Du hast nie gelernt, dich zu artikulieren …«

»Dann rasch ins Bett mit dir!«, sagte die Frau, die mir das Leben schenkte, und schaltete die Stereoanlage aus, die noch schnell ein dreimaliges »Arschloch« ertönen ließ.

Mich überkam eine Welle der Erleichterung, die jedoch nur von kurzer Dauer war. Als Mama das Badezimmer verließ, rief sie mir nämlich noch einen Satz zu, den ich nie vergessen habe:

»Komm ja nicht auf die Idee, dein Essen auszuspucken, bloß weil du Angst vorm Dickwerden hast!«

Ich war entlarvt. Meine Tarnung war aufgeflogen. Und – am schlimmsten – ich hatte meine Mutter total unterschätzt.

Wildecker Kotzbuben

Ja, ich hatte Mist gebaut. Ich erbrach Muttis mühsam gekochte Menüs. Ich war eine schlechte Tochter. Das stand außer Frage.

Und so rechnete ich mit allem: Kinderheim, Psychiatrie, Folter, Schlägen oder gar einem Diätcamp. Doch das, was tatsächlich auf die Enttarnung meiner Essstörung folgte, fiel dann wieder in eine altbekannte Kategorie: die der Sprachstörung.

Einen Tag nach dem unappetitlichen Vorfall bat Mama mich um ein ernstes Gespräch zum Thema »Essen-Ausspucken«. Mir war das alles so entsetzlich peinlich, dass ich die Bulimie noch immer vehement abstritt.

Daraufhin setzte mich meine Mutter ins Auto und fuhr mit mir von Ort zu Ort. Dabei erzählte sie viel. Sehr viel. Von Menschen, die eigentlich »gar nicht sooo dick« seien, dass sie deshalb ungesunde Dinge tun müssten. Von Menschen, die sich selbst nicht mochten. Von Menschen, die ihr Essen ausspuckten …

An der Stelle war es genug. »Ich spucke nicht!«, schimpfte ich. Richtig – denn wenn, dann kotzte ich, aber das gab ich natürlich auch nicht zu. Also betete ich mein »Mir war gestern wirklich schlecht« in Dauerschleife herunter, so lange, bis Mama das Auto auf dem einsamen Parkplatz eines Elektrofachgeschäftes zum Stehen brachte. Es war Sonntag, alle Geschäfte waren geschlossen. Das hinderte meine Erzeugerin nicht daran, mich trotzdem aus dem Auto zu ziehen und vor einem Schaufenster zu platzieren.

»Schau mal an! Jetzt sind wir hier«, sagte sie so ehrfürchtig, als stünden wir vor einer Grabkammer im Tal der Könige.

Kompliment! Für eine Kind-kotzt-Konversation hätte sie keinen eigenartigeren Ort auswählen können. Wir blickten auf Waschmaschinen, Geschirrspüler, geöffnete Kühlschränke mit Plastiktomaten und ein Pappmännchen in grüner Latzhose, auf dessen Kopf jemand eine schmutzige Kaffeetasse abgestellt hatte.

»Was machen wir hier?«, fragte ich, während ich hoffte, dass es keine direkte Verbindung von kalorienhaltigen Kühlschränken über eine kotzende Tochter hin zu waschenden Maschinen gab. Wenn meine Mutter solch einen komplexen Zusammenhang herstellen könnte, wäre sie zweifelsohne ein Genie.

»Stell dir mal vor, hier hat damals deine Tante Edeltraud eine Waschmaschine gekauft«, antwortete sie prompt. »Ich glaub sogar, du warst dabei.«

War meine Mutter tatsächlich ein Genie? Die Verbindung lag auf der Hand: die von bösen Kalorien gepiesackte Edeltraud und eine kotzende Waschmaschine alias Diana. Was käme wohl als Nächstes?

»Und rate mal, bei wem? Beim Wildecker Herzbuben höchstpersönlich!«, meinte Mama, und das Blut gefror mir in den Adern – trotz sommerlicher Temperaturen.

»Beim Herzbuben?«, fragte ich, während »WIR SIND ALLE DICK!« durch meinen Kopf schallte.

»Ja. Der hat damals in diesem Elektroladen gearbeitet. Lustig, was?«

Nee, das war nicht lustig. Auch nicht, als meine Mutter mich in den Arm nahm und sagte: »Keine Angst. So dick werden wir bestimmt nicht.«

Statt »keine Angst« bekam ich nun besonders viel Angst. Nicht nur, weil in meiner Familie keine ernsthaften Gespräche geführt werden konnten, sondern auch, weil sich die bösen Kalorien und ihre Folgen offenbar komplett durch unser Leben zogen – und sei es in Person der Wildecker Herzbuben.

»Wenn du so viel Langeweile hast, dann geh doch mal wieder in die Römer-Therme«, schlug Mama vor und zeigte in Richtung des Kurparks.

Ohne große Umwege waren wir beim Römersport angekommen. Geschockt floh ich ins Auto. Nach einigen Minuten des Sonderangebote-Scans im Schaufenster kam meine Mutter nach. Wir fuhren nach Hause, wo ich erneut über Menschen, die eigentlich »gar nicht sooo dick« waren, aufgeklärt wurde, bis ich mich schließlich jeder Hoffnung beraubt in die letzte Sofaecke verkrümelte.

Ausgerechnet meinem Bruder Horst fiel jetzt zum ersten Mal in seinem Leben auf, dass es seiner Schwester nicht gutging.

»Was ist los, Diana?«, fragte er.

»Mama hat mir erzählt, dass Tante Edeltraud beim Wildecker Herzbuben eine Waschmaschine gekauft hat«, jammerte ich.

»Ja, schlimm, oder? Und daheim musste sie feststellen, dass es gar keine Waschmaschine, sondern eine CD war!«, lachte Horst.

Mal wieder so ein blöder Scherz.

»Was sagst du eigentlich dazu, dass in unserer Familie alle essgestört sind?«, fragte ich.

»Nichts! Wir sind eben verflucht«, antwortete Horst und biss grinsend in einen Schokoriegel.

»Verflucht? Wir?«

»Eigentlich nur du«, schmatzte Horst. »Dich haben damals die Dicken verflucht. Seitdem bist du so … so dick!«

Neunundneunzig Prozent der Dinge, die große Brüder ihren kleinen Schwestern unter psychotischem Grinsen erzählen, konnte man getrost streichen. Man – ich nicht! Zumindest in diesem Moment nicht. Ich dachte an die ehemals dicke Beate, die mich verflucht haben könnte, so dass all ihr fieses Fett nun an mir haftete.

Schleunigst erhob ich mich vom Sofa und trat vor den Spiegel im Flur. Horst folgte mir. Ein Blick auf mein Spiegelbild genügte und ich fühlte mich dick … dicker … am dicksten …

»Ich sag nur: fett verflucht«, bestätigte Horst meine Gedanken und blies dabei auch noch seine Backen auf wie ein Hefegebäck. So albern es klingen mochte: Wer konnte mir schon beweisen, dass ich mit meinem Dauer-Erbrechen nicht wirklich unter einem Fluch stand?

Ausgerechnet in dem Moment gesellte sich auch noch Mama zu uns, schaute leicht mitleidig auf mein Spiegelbild und meinte: »Diana, versprich mir bitte, dass du nicht mehr spuckst!«

»Ja, mit sechzehn sollte sie das wirklich mal langsam in den Griff bekommen«, lachte Horst und machte Gesten, die an sabbernde Babys erinnern.

»Ich verspreche es dir, Mama«, antwortete ich, löste meinen Blick vom Spiegel und ging ins Bad – diesmal nicht, um zu kotzen, sondern um mir eine Dauerwelle zu machen. Die Wirkung war allerdings ähnlich verheerend …

Mein »Spuck-nicht-Versprechen« hielt ich. Eine Woche lang.

Brechbrüche

Denn eine Woche später lief ich am Wurstregal vorbei, was nichts Ungewöhnliches war, da ich an Wurst und Fleisch immer vorbeilief. Nur stand diesmal mein Exfreund Gunnar davor – jener Gunnar, der mich vor einem knappen Jahr durch LSD ersetzt hatte. Das nahm ich zumindest bis zu diesem Zeitpunkt noch an. In seiner Hand hielt er ein Glas mit Bockwürstchen, und die andere hielt … Händchen! Mit Beate! Jawohl, mit der mich eventuell verflucht habenden, ehemals dicken Beate. Sie zog auch jetzt ihr neues Schlechtwettergesicht und wirkte weder verknallt noch vergnügt.

Schnell drehte ich mich zur Käsetheke um. Was für eine Scheiße!

»Was für eine schöne Frisur«, sagte die Käsefrau, die in Erwartung einer Bestellung freundlich auf meine eigenartige Dauerwelle schielte.

Ich bestellte brav hundert Gramm Gouda, um nicht wie der totale Idiot rüberzukommen, und nahm dann die Abkürzung über die Shampoo-Abteilung zur Kasse. Draußen betrachtete ich mein Spiegelbild im Schaufenster, bekam den üblichen Schock und wollte gerade nach Hause flüchten, als eine Stimme sagte:

»Na, Diana, Käse gekauft?«

Sie gehörte zu Oliver. Dem schönen Oliver, der vor zwei Jahren meine erste, große und unerfüllte Liebe war, die ich – neben Gunnar – einfach nicht vergessen konnte (es gab ja auch nur die beiden). Oliver schien hingegen seine Erfüllung gefunden zu haben, da er bei diesen Worten seinen Arm um Maja legte – die nicht kotzen könnende Maja, die für mich nur ein kurzes »Hey, Di Fey« übrighatte, was wie fernöstlicher Singsang klang.

Wie viele negative Passagen meines Lebens würden mir heute eigentlich noch über den Weg laufen? Ich stand nicht nur allein und ungeliebt vor den Menschen, die mich in den Wind geschossen hatten, sondern trug zudem auch noch eine dämliche Dauerwelle auf dem Kopf und eine Papiertüte voller Käse in der Hand.

»Ja, Käse gekauft«, sagte ich.

»Bye, Di Fey«, singsangte Maja, bevor sie mir ihren Rücken zuwandte und den schönen Oliver hinter sich herzog.

»Und diese Biene, die nicht bricht, ja, die heißt Maja. Kleine, dumme, blöde Biene Maja …«, sang Mia in mir, als sei sie Karel Gott. Das machte es auch nicht besser. Aber Mia wollte es ja auch nicht besser machen. Sie wollte etwas ganz anderes.

»Majaaaaa … Maaaaajaaaaa … Maaa…«

»Ruhe!«, schimpfte ich ihr in Gedanken zu.

»Ähem – du weißt schon, dass Honig nichts anderes als Bienenkotze ist?«, entgegnete Mia. »Und dass eine Biene, die nicht kotzt … also, dass Maja …«

»RUHE!!!«, brüllte ich quer über den idyllisch friedlichen Parkplatz des Supermarktes. Damit war besiegelt, dass mich auch der letzte Besucher für vollends bescheuert hielt.

»Ich wollte dir nur helfen«, maulte Mia.

Tat sie aber nicht. Denn auch wenn die nicht kotzen könnende Maja keinen Honig auswürgte, hatte sie zumindest höhere Chancen auf eine Bestäubung, wie es der Mann meiner Träume an ihrer Hand vermuten ließ.

Unter den irritierten Blicken der Passanten schlurfte ich traurig nach Hause, wo ich den Gouda mit Cola erst hinunter-, dann wieder hinauf- und schließlich ins Klo spülte. Diesmal brachte mir noch nicht einmal das Übergeben etwas. Schon gar nicht brachte es mir einen Freund, nein, nicht einmal einen Mann, der auf mich stand. Wie auch, mit der Frisur? Wie auch, mit einer Bienenlieder summenden Bulimie an der Backe?

»Deine Laune ist echt zum Kotzen!«, meckerte Mia.

Da hatte sie recht. Meine Laune war zum Kotzen, weil ich genau darauf keinen Bock mehr hatte. Genervt öffnete ich den Wasserhahn und hielt meine Hände darunter. In Gedanken überflog ich meine Kotzzeit. Mittlerweile waren es schon achtzehn Monate, in denen ich mich bewusst übergab. Es war eine interessante Erfahrung. Aber nun war es auch genug.

Während das Wasser all den physischen und psychischen Schmutz von meinen Händen spülte, nahm ich mir zum ersten Mal ernsthaft vor, mein Brechtalent nicht weiter auszuüben. Ich hatte meinen Körper kontrolliert, und das lang genug. Außerdem war ich nicht dick. Zumindest nicht »sooo dick«. Essen wieder hochwürgen sollte man nur im Notfall, nicht zum Spaß. Kotzen war dreckig. Und ich wollte, verdammt noch mal, sauber sein! Für Oma, für Mama, für alle! Deshalb musste ich damit aufhören – sofort! Nur so konnte ich aller Welt – auch wenn sie noch nicht einmal davon wusste – beweisen, dass ich nicht verflucht, süchtig oder krank war. Dieses Kotzen heute sollte mein letztes Kotzen gewesen sein.

»Seht her, wie stark und toll ich bin, ich kann tun und lassen, was ich wie und wo will. Jederzeit! Für immer!«, rief ich innerlich aus. Nun gut, »für immer« war etwas zu weit hergeholt. Denn leider hielt mein zweiter Brech-Bruch auch nicht lange an – genauer gesagt nur vier kurze Tage. Die Bulimie hatte sich bereits zu sehr in mir breitgemacht, kontrollierte meine Gedanken und meinen gesamten Tagesablauf. Ich dachte pausenlos ans Essen. Essen in allen erdenklichen Formen, Farben und Fuhren – und immer wieder an das anschließende Essen-Erbrechen. Es waren furchtbare Gedanken. Aber ich konnte sie nicht stoppen, und sie wurden von Tag zu Tag penetranter.

Meine Sucht nach Süßigkeiten machte mittlerweile sogar Honey-Horst ernsthafte Konkurrenz – auch wenn ich das Verdauen der süßen Sünde nicht oft zuließ und deshalb nicht so zuckerzappelig wie mein großer Bruder war. Dafür konnte ich neuerdings verstehen, warum Horst für eine Tafel Schokolade morden würde. Naschwerk zog mich an wie einen Magneten. Und gelangte endlich etwas Süßes in meinen Mund, befahl Mia, die böse Kalorienbombe wieder zu erbrechen, aber zugleich, vorher noch mehr davon zu vertilgen. Der Kraftakt sollte sich schließlich lohnen, denn »wer steckt sich schon für zwei Quadratzentimeter Schokolade extra seine Finger in den Mund?«

Als wäre das alles nicht belastend genug gewesen, kam es noch fieser. Papa sagte immer, der Vorteil unserer Kleinstadt sei, dass jeder jeden kenne und man sich immer wieder über den Weg liefe. Für mich war das ein Nachteil. Das nächste Mal sah ich Turtelpärchen Oliver & Maja nämlich in der sengenden Mittagshitze. Ausgerechnet am Badesee. Ausgerechnet im Bikini. In nur vier popeligen Metern Entfernung lagen die beiden wild knutschend auf ein großes Badetuch gebettet, während ich meines bloß mit Osejava teilte. Am liebsten hätte ich mir irgendwas in den Mund gesteckt und es kurz darauf wieder erbrochen. Stattdessen aber griff Osejava nach meinem Arm und zerrte mich ins Wasser. Dort hätte ich mich dann tatsächlich fast erbrochen. Allerdings aus einem anderen Grund: Etwas glitschig Schleimiges hatte sich an meinem Bein verheddert. Als ich es in die Hände bekam und aus dem Wasser holte, konnte ich mir einen lauten Aufschrei nicht verkneifen. In meiner Hand lag ein toter Fisch, der, einmal aus dem Wasser gehoben, einen Verwesungsgeruch sondergleichen verströmte.

Auch Osejava schrie. Allerdings war das ihre Art zu lachen. Ich schämte mich. Erst Käse, jetzt Fisch, verwesender Fisch, wohlgemerkt – das konnte wohl nicht mehr getoppt werden. Konnte es dann aber doch. Und zwar von Osejava, die lauthals über den ganzen Badesee rief: »Meine vegetarische Freundin hat zum ersten Mal gefischt!«

Mehr wütend als traurig sprang ich aus dem Wasser, ergriff mein Handtuch und lief nach Hause. Osejava rannte mir hinterher.

»Hey, jetzt sei doch nicht sauer wegen eines Süßwasserfisches.«

Der erste blöde Scherz, über den ich lachen musste. Osejava stupste mich in die Seite. »Und jetzt vergiss Gunnar und Oli endlich mal!«

Was nicht so einfach war, wenn man sich andauernd über den Weg lief. Ich seufzte laut.

»Du wirst jemand anderen finden. Ganz bestimmt.«

Ganz bestimmt nicht, dachte ich.

»Schmink dich. Und trainier deinen Babyspeck ab. Das ist gut fürs Selbstbewusstsein.« Sprach's und bohrte ihre knochigen Finger in meinen Bauch – meinen leicht wabbeligen Bauch. Das war gemein. Das trieb mich direkt wieder zum Übergeben. Obwohl ich doch gerade damit aufhören wollte.

»FKK!«, schrie Mia von innen. »Jawohl, wir machen jetzt ein Fress-Kotz-Kränzchen, und dann ist's wieder gut!«

Kaum daheim angekommen, tat ich das auch. Gut war es danach aber trotzdem nicht. Und so beherzigte ich Osejavas ersten Ratschlag und fixierte mich auf mein kosmetisches Erscheinungsbild. Das konnte ich freilich nur verschlimmern. Nach zwei Stunden mit Mamas Make-up sah ich aus wie ein buntbepinselter Clown, was meine Erzeugerin sofort dazu bewog, neben den Süßigkeiten nun auch noch ihr Schminkzeug zu verstecken.

Auch wenn die Neunziger schräg waren: Der Frauentyp »Clown« kam bei den Männern sicher noch schlechter an als der

Frauentyp »graue Maus«, weshalb mein Taschengeld wohl besser in einer Diät angelegt wäre. Gute Idee! »Du bist, was du isst« statt »Du (er)brichst, was du frisst«. Tatsache: Kein Make-up dieser Welt konnte einen speckigen Bauch kaschieren; aber ein gesunder Apfel konnte sehr wohl zu einer schönen Haut beitragen.

Eine Diät also – mit 16! Auf diese Idee konnte man nur kommen, wenn man nur noch eine gegen das Dickwerden kämpfende Hülle war, die sich ausschließlich über das Ansehen der anderen und demzufolge über das eigene Aussehen definierte. Tat ich das? O ja!

Denn schon am nächsten Tag kaufte ich mir einen Diätratgeber. Tausendzweihundert Kalorien und keine einzige mehr durften es täglich sein. Ich kontrollierte sämtliche Nahrungsmittel auf deren Kaloriengehalt und wog fertiges Essen penibel genau ab. Damit hatte ich Kontrolle in Form von Zahlen. Eigentlich eine narrensichere Sache – mit einem kleinen Haken: Ich musste mich beherrschen und knallhart an die Regeln halten. Konnte ich das? Nicht immer – eigentlich fast nie. Je mehr Essen ich mir versagte, desto öfter erwähnte Mia reichgedeckte Tische, die ich komplett aufessen und anschließend ins Klo katapultieren könnte. Es war verlockend – furchtbar verlockend. Und auch der sündhaft süße Geschmack im Mund fehlte mir mehr als je zuvor. Teilweise fühlte ich mich wirklich wie ein Junkie auf Entzug. Dazu schmeckte es mir bei Tisch hin und wieder so gut, dass ich gar nicht bemerkte, wie der Inhalt eines prall gefüllten Tellers ruck, zuck in meinem Inneren verschwand. Was dann? Nun ja, sie war noch immer da, meine »Option«. Neuerdings war das Kotzen für mich kein »Talent« mehr, nein, jetzt war es eine »Option«, eine Möglichkeit, ausnahmsweise mal etwas mehr zu essen, um sich dann – ebenso ausnahmsweise – wieder zu erbrechen.

Das hatte die Bulimie clever angestellt. Auf Sparflamme konnte sie ja ebenso existieren. Hauptsache, es drehte sich weiterhin

60

alles ums Essen, so dass in regelmäßigen Abständen doch wieder gekotzt wurde.

Die liebe Familie machte es mir auch nicht gerade leicht. Meine widersprüchliche Mutti, die sich selbst noch immer »viel zu dick« fand, kaufte und kochte ungeniert all das, was ein rotes Preisschild trug. Wenn der Tausend-Kalorien-Fettkloß nun einmal reduziert war, wurde er auch gekauft und gekocht – basta! Wenn Mama »rot« sah und in ihren Sonderangebot-Rauschzustand kam, war es ohne Bedeutung, dass unsere Familie ernsthafte Essprobleme hatte, teilweise verflucht war und die Tochter bereits einmal beim Kotzen erwischt wurde. Es war egal, dass die Gefriertruhe im Keller zwar mit der Größe eines Mittelklassewagens gesegnet, aber dennoch mit Schnäppchen, deren Mindesthaltbarkeitsdatum mein Geburtsdatum zum Teil längst überschritten hatte, vollends überladen war. Und so bahnte sich ein zusätzliches Kalorien-Problem an, wann immer ich das sehr nahrhafte Essen meiner Mutter zu mir nahm (und das kam viel zu oft vor).

Zum Glück war meine Nahrungsaufnahme uninteressant für meinen Vater geworden, der gerade mal wieder keine Diät machte und sich deshalb mehr darum scherte, dass andere ihm beim Essen zuschauten. Auch Horst interessierte sich nicht für meine Kalorienzufuhr, vielmehr wandelte er »meine Kalorien« in »seine Kalorien« um, indem er immer öfter meine Süßigkeiten stibitzte.

Mein kleiner Bruder war das zweite Problem. »Sieh an, Billy ist jetzt ein Michelin-Männchen«, kicherte Horst eines Tages. Das war wirklich gemein. Aber leider hatte er nicht unrecht, denn Billy war tatsächlich extrem auseinandergegangen. Ich mochte meinen kleinen zartbesaiteten Bruder – ich mochte ihn sehr. Am liebsten wäre ich ihm ein Vorbild gewesen. Doch was für ein Vorbild konnte ich schon sein? Schaute Billy zukünftig zu mir auf, wäre er in der Folge ein Bulimiker geworden. Schaute ich weiter tatenlos zu, gedieh aus ihm ein dritter Wildecker Herzbube. Ich war hin- und hergerissen, ob ich aus meinem kleinen Bruder einen Kotz- oder einen Herzbuben machen sollte. Schließlich hatte ich keine andere Wahl, als mich für Zweites zu entscheiden und Billys Nahrungskonsum zu ignorieren.

Doch selbst das gelang mir nicht immer. Sehr oft teilten Billy und ich uns sein Leid und daraufhin auch seinen Schokoladenriegel. Derartige Aktionen hinterließen ein Zusammenhaltsgefühl bei meinem kleinen Bruder; bei mir weckten sie bloß Mia, die lautstark »Und jetzt wieder auskotzen!« schrie.

Warum setzte ich mich nur dermaßen unter Druck? Warum glaubte ich den Schwachsinn über meinen »dicken Umfang«, den Osejava mir einredete? Und warum nötigte ich meinen Körper dazu, für jemanden »gut« auszusehen, der offensichtlich keinerlei Interesse an mir hatte – oder den es schlichtweg nicht gab?

Ganz einfach: Ich hatte längst noch nicht realisiert, dass die Bulimie mich bereits komplett kontrollierte. Um die Kotzsucht zu beenden, hätte ich nicht nur Selbstbewusstsein entwickeln, sondern die Krankheit als solche erkennen sowie den Sinn und Zweck dahinter verstehen müssen. Dies erst hätte eine Veränderung meiner Lebensumstände herbeigeführt, und das wiederum wäre der einzige Ausweg aus meiner Essenshölle gewesen. Doch davon war ich weit entfernt.

Nein, Dinge wie Erkennen und Verstehen waren für mich als 16-Jährige extrem uncool. Das klang wie Schule, wie Pauken, wie Streben. Ich aber war ein fauler Teenager, für den Lernen einfach nur belanglos war. Ich konnte nicht einmal meinen kleinen Bruder vorm Dickwerden bewahren, wie sollte ich da eine derart anstrengende und unangenehme Reise zu mir selbst auf mich nehmen? Und das nur, um eine Krankheit aufzulösen, die ich noch nicht als Krankheit, sondern als »Freundin« sah – mit freundschaftstypischen Hochs und Tiefs – und die mir vermeintlich mehr Nutzen als Schaden zufügte? Ich hatte keine Schmerzen, ich fühlte mich nicht krank. Mir taten nur all die Menschen leid, die ich Tag für Tag belog, hinterging oder zu weiteren Nachtschichten trieb. Mag sein, dass ich auch ein wenig Angst davor hatte, einem »dicken Fluch« erlegen zu sein. Aber sonst? Sonst war das Erbrechen doch gar nicht so schlimm ...

»Genau«, sagte Mia, die sich nie ausruhte, stattdessen immer weitere Methoden erfand, um mich noch tiefer in die Misere zu ziehen. Ich erlernte neue Taktiken, um Mama nicht hinter mein altes und nun wieder neues Geheimnis kommen zu lassen. So schlug ich zum Beispiel zwei Fliegen mit einer Klappe, wenn ich mir Toilettenpapier um die Hand wickelte. Das Klopapier diente als Schutz des Handrückens vor weiteren Bisswunden, gleichzeitig dämmte es Geräusche und sorgte durch den Papiergeschmack für schnelleres Erbrechen. Toll!

Und wenn ich doch mal am Kotzen zweifelte, rollte Mia umgehend das alte Rechtfertigungsplakat aus: *Die Römer haben das doch auch immer gemacht!*

Recht hatte sie. Oder etwa nicht?

Schulab-Brecherin

In meinem Leben waren die Dinge oftmals nicht das, was sie zu sein schienen. Der anscheinend doch nicht so schwer verliebte schöne Oliver machte jedenfalls nach wenigen Wochen mit Maja Schluss. Ob es daran lag, dass sie nicht kotzen konnte?

Und wie es der Zufall (oder die Kleinstadt) wollte, lief ich ihm kurz darauf wieder über den Weg. Ich war mit Osejava im Supermarkt, als wir Oliver vor dem Gemüseregal erspähten.

»Jetzt oder nie«, flüsterte Osejava und zerrte mich zu ihm. Sie tippte Oliver mit einer Zucchini auf die Schulter und sagte dann: »Hallo, Oli, schau, hier ist Diana.«

Nun hatten wir den Salat. Oliver wusste ja schon lange, wer ich war. Und er hatte mich bereits einmal mit Verachtung gestraft. Vor zwei Jahren, im Bus, auf dem Weg zur Konfirmandenfreizeit. Weil er damals annahm, ich hätte gefurzt. Das hatte ich zwar nicht, aber wie bitte soll man das beweisen?

Am liebsten hätte ich mich mit den Karotten im Boden versenkt. Damals wie heute.

»Und das ist Heike«, sagte Oliver und legte seinen Arm um ein Mädel, das ein Gesicht wie eine Zwiebel machte. Vielleicht sah das aber auch nur so aus, weil sie einige davon in ihren Händen hielt. Ich brachte kein Wort heraus, spürte nur, wie ich tomatenrot wurde. Hilfesuchend blickte ich zu Osejava, die wieder das Wort ergriff: »Kennen wir uns?«

»Ich … komme … von … weit … her. Ich … mache … hier …

Urlaub …«, antwortete Heike so künstlich betont, als müsse sie mit Doofen oder Ausländern kommunizieren. Mag sein, dass ich mit meiner Dauerwelle ziemlich doof und Osejava wie eine Ausländerin aussah, gemein war es aber trotzdem.

»Heikes Eltern haben im Feriendorf ein Ferienhaus«, strahlte Oliver.

»Mensch, Oli, du hast ja ein Tempo! Drei Frauen in so kurzer Zeit«, entgegnete Osejava.

Drei Frauen? Mit mir war Oliver nie zusammen gewesen. Er grinste trotzdem, weil er das für ein Kompliment hielt. Heike nicht. Wütend stürmte sie aus dem Laden. Osejava klopfte mir mit der Zucchini auf die Schulter: »Jetzt ist er wieder frei.«

War er nicht. Denn nachdem sein Hirn realisiert hatte, dass Vielweiberei vor Frauen nicht gut ankam, rannte Oliver Heike hinterher. Und wenn ich mich nicht irre, weinte er sogar. Oliver war wohl wirklich verliebt. Wie süß …

Und wie blöd, dass kein Mensch in mich verliebt war. Ich blickte mich im Supermarkt um: Alle über fünfzig oder unter fünf. Und zum Großteil miteinander verwandt. Scheiß Kleinstadt! Scheiß Nichtvorhandener-Freund! Ich griff mir zwei Tafeln Luftschokolade, die ich daheim essen und erbrechen würde.

Als ich zu Hause ankam, passierten jedoch ganz andere, seltsame Dinge. Papa war gerade dabei, die Badezimmerschlösser durch einfache Türverriegler aus biegsamem Plastik zu ersetzen. Während er das dritte und letzte WC mit solch einem Plastikschalter ausstattete, der bei »Besetzt« sogar einen roten Punkt anzeigte, zeigte mir Horst wiederum, wie einfach die verschlossenen Türen in Zukunft zu öffnen seien – selbstverständlich von denen, die ungefragt ins Badezimmer platzen wollten. Er nahm ein Markstück, steckte es in den äußeren Schlitz, drehte den Schalter um und öffnete auf diese Weise die Tür.

»Wie geil! So kann ich dich aufm Klo überraschen!«, rief er.

Oder davor, schoss es mir durch den Kopf. Ich schluckte. Wie sollte ich hier jemals wieder sorgenfrei kotzen können?

»Diana, Telefon!«, rief meine Mama. Es war Osejava. Sie weinte. Gutes Timing. Ich weinte sofort mit. Schließlich waren nicht nur mein zukünftiger Freund, sondern auch mein ungestörtes Kotzen in unerreichbare Ferne gerückt. Warum aber weinte Osejava? Im Hintergrund hörte ich ihre Eltern reden, es klang wie: »Wschteschtewschte …. Osejava … wschteschtewschte …«.

Osejava schluchzte, dann gab auch sie ein paar »Wschtesch-tewschte« von sich und wimmerte zu guter Letzt nur noch.

Ich ließ ein paar Sekunden verstreichen und fragte dann: »Osejava, alles in Ordnung?«

»Nein. Wir müssen weg.«

Ich nahm meine Jacke vom Haken und fragte: »Okay, und wo gehen wir hin?«

»Zurück!«

»Zurück – wohin?«

»Diana, meine Familie muss zurück – zurück ins frühere Jugoslawien!«

Mir entglitten sämtliche Gesichtszüge.

Wenn unsere Ämter auch sonst nicht gerade fix waren, in diesem Fall ging alles sehr schnell. Schon eine Woche später wurde Osejavas Familie zurück auf den Balkan geschickt.

»Ich werde dich niemals vergessen!«, rief mir der kroatische Strand ein letztes Mal zu. Ich sollte Osejava nie wiedersehen.

In der Schule wurde ich zunehmend betrachtet wie ein Alien. Ohne Osejava hatte ich auch tatsächlich das Gefühl, nicht mehr hierherzugehören. Zum Glück waren es nur noch zwei Wochen bis zu den Sommerferien.

Ich erklärte Mama und Papa, dass ich dringend mein eigenes Geld verdienen müsse und deshalb noch vor dem Abitur zu einer Berufsausbildung tendierte. Für meine Eltern klang das sehr wirtschaftlich und demzufolge überzeugend – jedenfalls überzeugender, als wenn ich ihnen den wahren Grund meines verfrühten Schulabgangs genannt hätte: Jeder, der eine Schultoilette kennt, weiß, dass es dort zugeht wie in einem Taubenschlag. Es gab zwar zehn Klos, aber die klebten förmlich nebeneinander in einem großen Raum, nur durch dünne Wändchen voneinander getrennt. Dort hatte ich kaum Chancen, tagsüber ungestört meinem Römersport zu frönen. Ich musste mich immerzu erst vergewissern, dass außer mir wirklich niemand sonst im Toilettenraum war, der meine verdächtigen Kotzgeräusche hätte hören können. Und das war natürlich genauso selten der Fall wie die Möglichkeit, daheim ungestört kotzen zu können. Entsprechend hoch war für mich der Stressfaktor, wenn es mich zum Übergeben trieb. Die Perspektive auf eine schöne, ruhige, saubere und mit einer echten Tür versehene Bürotoilette erschien mir da verführerisch.

Die beruflichen Perspektiven in unserer kargen Gegend waren hingegen weniger berauschend. Mir blieb nicht viel übrig, als mich für einen simplen Bürojob zu entscheiden, bei dem ich erneut auf meine langen, dünnen Finger bauen konnte. Im Bürosektor gab es laut Tageszeitung immerhin fünf freie Ausbildungsstellen. Ich bewarb mich auf ausnahmslos alle, egal, worum es ging – mir ging es ja nur ums ungestörte Kotzen –, und wählte schließlich unter all den Absagen die einzige Zusage. Die wiederum kam von einer staubtrockenen Behörde mit eindruckschindendem Wappen. So begann ich im Herbst des Jahres 1996 eine mehrjährige Ausbildung in einer Kreisverwaltung.

Damit war meine Schulzeit vorüber. Fortan verbrachte ich die Tage in einem zur Behörde umgebauten ehemaligen Krankenhausgebäude – gebettet auf knarrenden Siebziger-Jahre-Stühlen mit Blick auf knatternde Bildschirm-Schreibmaschinen oder kuriose Trümmerfrau-Frisuren. Ich beschäftigte mich den lieben langen Tag mit Paragraphen, dem Zählen der Minuten und dem

Gefühl, am falschen Ort zu sein. Letzteres allerdings nur, insofern es nicht ums Erbrechen ging. In dem Bereich hatte der Ort nämlich gewisse Vorzüge: Als ehemaliges Krankenhaus verfügte er über eine überschaubare Kantine und unzählige Klos, die sich nicht in einem Raum befanden und zudem besonders schallgedämmt waren.

So schlängelte ich mich lieb und brav durch meine stocksteife Ausbildung, bestand nebenher den Führerschein und bekam nach erfolgreicher Abschlussprüfung im Frühjahr 1999 einen eigentlich ganz netten Job in der Führerscheinstelle. Ein fester Job, ein solider Arbeitgeber – von außen betrachtet sah das ja ganz toll aus; und dennoch verging kein Tag, an dem ich nicht vor der Kloschüssel stand. Vor der vom Amt, wohlgemerkt, denn daheim war ich im Badezimmer nicht mehr sicher. Neben den unlogischen Türverrieglern schien auf magische Weise auch die Dämpfung unserer Wände rapide abzunehmen. Ja, plötzlich konnte man unten im Wohnzimmer fast schon das hören, was einer unterm Dachboden in die Schüssel gleiten ließ, während die vorbeirauschenden Güterzüge nicht mehr nur die Scheiben zum Klirren, sondern neuerdings auch die Schränke zum Kippen brachten.

Wenn das kein Auszugsgrund war! Dies und die Tatsache, dass ich mich – unmittelbar nach meiner Volljährigkeit im Jahre 1998 – unsterblich verliebte, in einen Schönling namens Tom, der einmal mehr meinen exzentrischen Männergeschmack unterstrich. Vom Tekkno-Typ zum Tuning-Tom. Mein Freund Tom holte nicht nur alles optisch Mögliche aus seinem tiefergelegten Golf GTI, sondern auch aus sich selbst. Das machte ihn zum solariumverwöhnten Schwarm aller Frauen und wies selbstredend darauf voraus, dass unsere Beziehung kein gutes Ende nehmen würde.

Dieses nicht so gute Ende folgte 1999: Kaum war ich eingearbeitet, versetzte man mich von der für Amtsverhältnisse phantastischen Führerscheinstelle ins fürchterliche Abfallamt, wo ich mir den ganzen Tag nichts als »Müll« anhörte, mich entsprechend wertlos fühlte und meinen behördlichen Brechrekord aufstellte. Ich weiß nicht, ob es daran lag, aber zur gleichen Zeit wurde ich von Tom betrogen. Das sorgte nicht nur dafür, dass die Eifersucht ab nun eine immer größere Rolle in meinem Beziehungsleben spielen sollte, sondern ich fühlte mich dank dieser Erfahrung noch wertloser als schon zuvor.

Schließlich sah ich nur noch einen Ausweg: Weg! Raus aus dieser beengenden Kleinstadt mit all ihrem Kehricht – rein in die grenzenlose Großstadt!

Das liebe, brave Liebdingli allein in der großen Stadt? Welch Schock für meine Eltern. Hauptsächlich für meine Mutter. War sie doch nun ebenso allein, jedenfalls allein unter Männern, denn auch die Hündin nahm ich mit (ganz allein traute ich mich dann doch nicht in die weite Welt).

Nach anfänglicher Seelennot nähte mir Mama schließlich ansehnliche Vorhänge, während Papa den Umzugswagen besorgte und bepackte, Billy weinte und Horst … nun ja, umgehend in mein Zimmer zog. Eins erkannte ich in dem Moment: Wenn ich sie brauchte, waren meine Eltern immer für mich da – ich musste nur den ersten Schritt machen. Und auf diesen ersten Schritt in ein neues Leben freute ich mich ganz besonders.

»Und ich mich erst!«, jubelte die Bulimie.

Teil 2

Wie is(s)t's?

1999 bis 2004

Großkotzige Großstadt

Wenn schon Großstadt, dann auch Groß-Amt, dachte ich mir, pokerte hoch und bewarb mich im Innenministerium. Kurz darauf heuerte ich tatsächlich dort an und stellte nach einer eintägigen Euphoriephase fest, dass sich mein neuer Job nicht großartig von meinem bisherigen unterschied. Doch, einen Unterschied gab es: Ich verdiente weitaus weniger als zuvor.

Nach dem Schreck über meine erste Gehaltsabrechnung heftete ich die verklausulierte Information über sogenannte »Landesbediensteten-Abzüge« (von denen ich zuvor nie gehört hatte) an meine Pinnwand und durchbohrte sie mehrfach mit einem Briföffner. Dann stattete ich der Kantine einen kurzen Besuch ab und entweihte anschließend die »staatlich übergeordnete« Toilette – was die Sehnsucht nach meinem »gebietskörperschaftlichen« Gehalt freilich nicht linderte.

Wer die Abgeschiedenheit sucht, einen Hund hat oder einfach zu wenig verdient, den zieht es in eine Wohnung am Stadtrand. Genau eine solche bezog ich zusammen mit Bonnie. Nach ein paar Wochen musste ich sie allerdings wieder in mein Elternhaus zurückbringen. Denn ihre sensiblen Hundeohren trauerten kurioserweise dem Lärm meiner Familie hinterher und konnten nun mit solchen Dingen wie Ruhe, Stille und Alleinsein nichts mehr anfangen. Vielleicht vermisste sie auch Billy, der nach dem Verlust seiner großen Schwester freudig Bonnies Rückkehr entgegensah. Und ich vermisste fortan Bonnie – sehr sogar.

Obwohl ein Umzug in die Großstadt und ein neuer Job Veränderung versprachen, blieb ich die alte Kotztante. Vielleicht, weil die Veränderung im Nachhinein gar keine war? Schließlich hing ich jetzt schon wieder in der Einöde fest, selbst wenn es sich um eine Stadtrand-Einöde handelte. Zudem saß ich meinen Hintern und den Großteil meines Tages in einer begeisterungslosen Behörde platt, durfte weder selbständig noch in irgendeiner Weise kreativ arbeiten und definierte mich mal wieder ausschließlich über mein »kalorienfreies« Aus- und Ansehen.

Dabei war ich die einzige Person unserer Familie, die sich auch weiterhin nicht mit ihrem Essproblem auseinandersetzte: Horst kaufte sich statt Süßigkeiten inzwischen Proteinshakes, baute einen eisernen Buggy, den er von einem Drachen ziehen ließ, und wurde so etwas wie eine Kite-Kanone. Billy ging neuerdings in den Turnverein. Papa machte ästhetische Obsttage und Mama athletischen Sport in Form ganztägiger Shoppingtouren, bei denen sie nicht mehr nur einkaufte, sondern nun auch noch umtauschte.

Bei mir gab es keine Veränderung, bei mir gab es eine Steigerung: Mein nunmehr fünfjähriges Erbrechen stellte nach meinem Umzug neue Rekorde auf, während gleichzeitig die Zahl an speziellen Freundschaften stetig zunahm. Gab es ihn am Ende doch, den Dickenfluch? Der hätte zumindest erklärt, warum Roman, Cleo und Karl in mein Leben kamen.

An einem warmen Sommertag im Jahre 1999 saß ich in einem Café der Innenstadt und nippte an einer Cola-Light. Optisch hatte ich mich nicht großartig verändert. Aus einer kleinen Sechzehnjährigen war eine kleine Neunzehnjährige geworden, die fünfzehn Kilo Haarspray auf der letzten Dauerwelle ihres Lebens trug. Ich spielte nervös mit meinen langen, dünnen Fingern an Mamas schönem Ring und dachte mal wieder daran, wie dick ich doch war.

Viertel nach zwei – wir waren seit einer Viertelstunde verabredet, und der Typ war noch immer nicht da. Der Typ hieß Roman, betrieb einen kioskähnlichen Computerladen und spendete seine gesamte Freizeit der freiwilligen Feuerwehr. Seine sogenannten Freunde hatten mir bereits gesteckt, dass er kein Geld habe und einer Frau nichts außer einem halbwegs gutgebauten – wenn auch nach Schweiß stinkenden – Mini-Körper bieten könne; und dass er ansonsten alles und jeden mit seinem lauten Organ und verbalem Dünnschiss in Grund und Boden reden würde.

Das hatte mich überzeugt – diesen Mann wollte ich unbedingt kennenlernen! Obwohl er mit seinen Ein-Meter-fünfundsechzig doch eher zu den Männchen zählte. Eine Chance auf Wachstum bestand bei dreiunddreißig Lebensjahren wahrscheinlich auch nicht mehr. Aber das sah ich alles nicht so eng. Einzig die Info seiner Exfreundin machte mir etwas Bammel: Roman sei psychisch krank, da ihn sein Vater als Kind zur Strafe immer mit Handschellen an die Bahngleise gekettet und diese erst kurz vorm Passieren eines Zuges gelöst habe. Das konnte ich so gar nicht glauben. Exfreundinnen erfinden doch stets irgendetwas, um ihren Verflossenen in ein schlechtes Licht zu rücken.

Halb drei. Unglaublich! Mich lässt man nicht warten, schon gar nicht so ein Roman. Ich musste handeln, sprich gehen. Also rief ich die Bedienung zu mir und bezahlte meine leichte Cola. Ich erhob mich gerade von meinem Platz, als mir jemand eine Hand auf die Schulter drückte und dabei ein schroffes »Setz dich!« von sich gab. Ich sah nach unten und schaute in wunderschöne blaue Augen. War das Roman? Romännchen? Wie süß! Hätte ich keine Plateauschuhe angezogen, wären wir gleich groß gewesen.

Auf meine Frage, warum er so spät zu unserer Verabredung erscheine, antwortete er trocken: »Ich war nicht zu spät. Ich habe dich von draußen beobachtet! Ich mache mir immer erst ein Bild von außen.«

Oje.

»Und außerdem wollte ich, dass du deine Cola selbst zahlst. Das haste ja jetzt getan. Also, hier bin ich.«

Ich war fassungslos. Ob Romans Antworten auf sein Schienen-Trauma zurückzuführen waren? Oder darauf, dass ich mir systematisch die speziellsten Tassen aus dem Schrank holte? Wie dem auch sei, der Kerl war bestimmt nicht ganz koscher – aber das war ich ja auch nicht.

»Suchst du was Festes?«, riss er mich aus meinen Gedanken.

»Wie bitte?«

»Na, einen Mann fürs Leben, zum Heiraten und Kinderkriegen halt!«

»Na ja, also ich …«, stotterte ich überrumpelt, doch er unterbrach mich:

»Mit Sicherheit! Du bist Widder. Eine Frau, die gut putzt, fleißig ist und viel Geld verdienen kann.«

Ich musste wahrlich einen Sockenschuss haben, mich mit solch einem Idioten zu treffen. Also stand ich auf, um zu gehen. Roman, der solche Reaktionen auf seinen Charme wohl gewohnt war, packte mich sogleich am Arm und schrie ein energisches: »Halt!«

»Hab ich was vergessen?«, fragte ich kess.

»Yep! Du musst noch mein Bier bezahlen.«

Erst jetzt fiel mir die Maß in seiner Hand auf. Nicht nur, dass der Kerl sich aufführte wie eine Primadonna; nein, er soff schon nachmittags wie ein Loch.

»In meiner Welt zahlt beim ersten Date das Weib!«

Stammte er aus der Unterwelt? Ich knallte ein Zwei-Mark-Stück auf den Tisch, auch wenn ich wusste, dass das für sein Bier nicht reichen würde, und verließ fluchtartig das Café. Keine drei Minuten später verfolgte mich ein uralter, rostiger und grellgrüner Fiat Panda, der mehr an einen rollenden Pappkarton als an ein Auto erinnerte. Roman kurbelte ein quietschendes Fenster herunter und rief mir zu: »Ach komm, sei doch nicht so. Ich spendier uns ein Essen. Jetzt steig schon ein!«

Da ich bereits einen ganzen Nachmittag für diesen Menschen vergeudet hatte, kam es auf den Resttag auch nicht mehr an. Nach dem obligatorischen Nachdenk-Schmollen ging ich um das Auto herum. Auf der Heckscheibe fiel mir ein Aufkleber ins Auge: »Überholen Sie ruhig – wir schneiden Sie dann raus. Ihre freiwillige Feuerwehr.«

Wie beruhigend … Ich stieg ein – und löste dabei fast die Tür aus ihrer selbstgebastelten Verankerung.

Tatsächlich zeigte mir Roman nun seine nette Art. Er lud mich in die Currywurstbude um die Ecke ein und spendierte einmal Pommes rotweiß. Für mich ein absolutes Kalorien-No-go, gab es doch kein Klo weit und breit. Folglich mimte ich ganz die Diät-Tussi und aß nur ein, zwei Kartoffelstäbchen, was Roman sichtlich erfreute.

»Ich kann keine Weiber leiden, die mir alles wegfressen. Du bist geil.«

Ich denke, es war dieser »magische« Moment, der uns zu einem Paar machte.

Roman hatte das Sternzeichen Zwilling abbekommen. Laut meinem großen Buch der Sternzeichen war er »total schizophren«. In der Tat redete er in einem Augenblick so asozial daher, als komme er gerade vom Treffen der Knastbrüder, gleich darauf erklärte er mir dann die psychologischen Zusammenhänge von Kindheitstraumata auf eine so ruhige und intelligente Art und Weise, die selbst praxiserfahrene Therapeuten in den Schatten stellte.

Das passte zu mir, denn ich war ja nicht minder wechselhaft. Mal mimte ich die feine, kleine Diät-Tussi, die nur an einem Glas Wasser nippte, dann wiederum langte ich beim Essen zu wie ein ausgehungerter Alligator. Manchmal setzte ich mich schamlos vor Roman aufs Klo, dann wieder schloss ich mich total frigide im Badezimmer ein. Roman nahm dies alles gelassen hin. Es sei denn, er bekam einen seiner intellektuellen Anfälle, bei denen er mir erklärte, dass meine plötzliche Scham von kindlichen Vergewaltigungen herrühren müsse und meine tiefste Psyche bereits zerschlagen sei …

Dass diese Beziehung unter keinem guten Stern(zeichen) stand, war uns beiden von Anfang an klar. Dennoch fühlten wir uns magisch voneinander angezogen. Und welch peinliches Ende das alles einmal nehmen würde, konnten wir zum Glück nicht absehen.

Ich ekelte mich vor Romans dreckiger Einzimmerwohnung im achtzehnten Stock eines schmutzig grauen Ghetto-Plattenbaus. Doch die Sucht, ihm und seinen kranken wie coolen Sprüchen nahe zu sein, war so groß, dass ich gerne eingewickelt in seinem nach altem Nachtschweiß stinkenden Bettlaken lag und acht Stunden am Stück üblen Mundgeruch inhalierte. Ich musste diesen Kerl einfach lieben. Oder total bescheuert sein. Oder beides.

Wirklich gut taten wir uns nicht. Das einzige Geschenk, das Roman mir jemals machte, war ein Geschirrtuch, während meine sündhaft teuren (und nicht zufällig ausgewählten) Parfümgeschenke kommentarlos an den Vater weiterverschenkt wurden. Gönnten wir uns den Luxus, in ein Restaurant zu gehen, saßen wir spaßgebremst vor den billigsten Beilagen; Roman zählte das Geld und ich die Kalorien.

Und doch war da noch eine andere Seite. Wie oft lag ich in Romans Armen und fühlte mich einfach nur pudelwohl, verstanden und gehört? Romans Butze war meine Fluchthöhle. Und häufig tat mein Freund es meinen Tieren gleich, indem er mir einfach nur zuhörte. Das genoss ich. Ganz besonders dann, wenn ich gerade wieder ein sprachgestörtes Telefonat mit meinen Eltern hinter mich gebracht hatte, bei dem wir wie üblich wild aneinander vorbeiredeten und zum Schluss keiner so recht wusste, um was es eigentlich ging.

Meistens verliefen diese Telefonate so:

Ich: »Hallo?«

Im Hintergrund hörte man meine Eltern miteinander reden, einen Zug vorbeifahren und Radiomusik, die sich mit den Geräuschen des laufenden Fernsehers vermischte.

»HALLOOO?? Ich leg gleich wieder auf!«

Endlich hörte ich Mamas Stimme: »Hallo, Schatz! Geht es dir gut?«

Bevor ich ein »Alles bestens« von mir geben konnte, klackerte sie schon wieder davon. Dafür sagte plötzlich mein Vater etwas, das mir die Starre ins Gesicht trieb:

»Spuck nicht … Fünf!«

Vor ein paar Minuten hatte ich in der Tat das fünfte Kotzen dieses Tages hinter mich gebracht. War mein Vater neuerdings mit hellseherischen Fähigkeiten ausgestattet?

Bevor ich mir weitere Gedanken darüber machen konnte, sprach er den Satz noch einmal aus, diesmal richtig: »Sputnik Fünf … startete vor fast vierzig Jahren in den Weltraum … mit zwei Hunden, vierzig Mäusen und zwei Ratten …«

»Was für eine Tierquälerei!«, konterte ich.

»Das muss ja gestunken haben«, bemerkte meine Mutter aus der Ferne.

Meine Eltern telefonierten grundsätzlich über die Lautsprecherfunktion. Die war praktisch, wenn man telefonierte, aber eigentlich keine Lust dazu hatte. So konnten meine Eltern nebenher fernsehen (wie es Papa gerade tat), den Raum verlassen (wie es Mama gerade tat), oder parallel sogar Gäste in Empfang nehmen (was ich dem Klingelgeräusch und den neuen Stimmen entnahm).

»Keine Tierquälerei! Einen Tag später kamen sie schon wieder auf die Erde zurück«, sagte mein Vater.

»Wahrscheinlich tot«, murmelte ich.

»Nee«, erwiderte er, »dermaßen lebendig, dass einer der Hunde bald darauf Welpen bekam.«

»Die Schweine! Im Weltall!«, ertönte nun auch noch die Stimme unseres Nachbarn. Dann meldete sich wieder mein Vater: »Einen Welpen schenkte man der Tochter vom amerikanischen Präsidenten. Wie hieß der noch gleich? Washington?«

»Schinken isst sie doch gar nicht!«, rief Mama, ihre Schuhe klackerten wieder näher ans Telefon. »Wenn sie überhaupt mal was isst.«

»Ja, gerne. Aber nur ein Brot. Ich hab erst gegessen«, entgegnete unser Nachbar.

Während ich mich fragte, was wohl diesmal der Grund ihres Anrufs war, meinte Mama plötzlich: »Horst hat mir eine CD von den Wildecker Herzbuben geschenkt.«

»Aber hören tut sie die nicht«, ergänzte Papa.

Natürlich nicht. Die hatte Horst ja auch nur gekauft, um den Dicken-Fluch aufzufrischen. So komisch es auch klang, mit diesem Anruf wollte mich meine Mutter offenbar bloß daran erinnern, dass es da sehr wohl noch ein unausgesprochenes Spuck-Problem gab. Bestimmt war sie nach wie vor der Meinung, dass ich mir die Seele aus dem Leib kotzte, auch wenn sie es nur auf ihre persönliche Art ausdrücken konnte. Und sicher schöpfte auch Roman bereits Verdacht in diese Richtung. Mein Glück – und das von Roman – war die Tatsache, dass er es nicht offen ansprach.

Wenn ich mit ihm auf der Couch lag, nichts gegessen hatte oder gerade vom abgeschlossenen Badezimmer zurückkam und Roman dann seinen Arm um mich legte – ja, dann mochte ich dort einfach nur noch versinken und alles um mich herum vergessen. Auf diese Weise hielten wir es eine gute Zeitlang miteinander aus.

Herzens-Brecher

Endlich, nachdem wir so ziemlich alle Höhen und Tiefen einer jungen Beziehung (üb)erlebt hatten, beschloss Roman, mich seinen Eltern vorzustellen – immerhin waren wir nun schon ein halbes Jahr liiert. Mir graute es vor diesem Tag im Januar des neuen Jahrtausends. Zum einen, weil ich mich mal wieder sehr unwohl in meiner Haut fühlte und mir sicher war, dass der nächste Kotzanfall nicht mehr lange auf sich warten lassen würde, zum anderen, weil Eltern eines solchen Sohnes vielleicht auch nicht ganz knusprig waren.

»Halt die Klappe und grins einfach nur nett, dann wird dir auch nichts passieren!«, war Romans Antwort auf meine Bitte, das Familientreffen um ein paar weitere Wochen zu verschieben. »Die bringen dich schon nicht um – zumindest *noch* nicht! Haha!« Sprach's und schubste mich unsanft in seine fahrbare grellgrüne Rostkiste.

Meine Panik stieg ins Unermessliche. Umso mehr staunte ich, als wir in dem kleinen Vorort ankamen und vor einem gepflegten Fachwerkhaus hielten. So hatte ich mir die Aufwachsstätte meines Kaltherzmannes wirklich nicht vorgestellt. Ein grinsender Mittfünfziger stand im Vorgarten und winkte uns freundlich zu. Als ich das kitschige Türschild mit der Aufschrift *Hier wohnen die drei glücklichen Rs: Rainer, Renate und Roman* sah, fühlte ich mich fast wie in einem romantischen Heimatfilm.

»Du musst Diana sein, Romans Prinzessin. Du bist doch ein

Glückspilz, mein Sohn!«, begrüßte uns Romans Vater. Roman grinste.

Dieser freundliche Peter Lustig sollte seinen Sohn mit Handschellen an Bahngleise gekettet haben? Wohl kaum. Wie konnten Menschen nur solch unverschämte Lügen verbreiten? Frustrierte, verlassene Frauen waren wohl wirklich zu allem fähig.

»Dann kommt mal rein, wir haben lecker gekocht. Käseauflauf und Sahnepudding!«

O Scheiße!

In der Küche stand eine ebenso nette, rundliche Frau, die mich gleich in ihre prallen Arme schloss und mir einen dicken Kuss auf die Backe drückte. Entweder war ich im falschen Film oder Roman in der falschen Familie. Es gab nur eine Erklärung: Der Kerl war adoptiert – vielleicht ein armes sibirisches Straßenkind, dessen eiskalte Vergangenheit einfach nicht vergehen wollte.

Noch viel brennender aber interessierte mich, warum mein lieber Freund ein halbes Jahr vergehen ließ, bis er mich diesen wunderbaren Menschen vorstellte. Immerhin durfte er meine Familie schon nach zwei Wochen kennenlernen und ich seine Feuerwehrfreunde gleich am ersten Abend.

»Roman hat mir gesagt, dass du Vagabundin bist. Ich habe deshalb extra einen Auflauf ohne Fleisch gekocht, dafür mit viel Käse – das ist doch hoffentlich in Ordnung, oder?«, fragte Romans Mutter.

»Das heißt VEGETARIER«, knurrte Roman. »Und die isst, was auf den Tisch kommt!«

Romans Mutter lächelte mich an, ich lächelte schüchtern zurück, und schon tat es einen Klatsch, und ich hatte gut fünf Kilo triefende Käsemasse auf meinem Megateller.

Scheiße, die Zweite!

»Nun iss mal schön, Diana. Unsere Renate wäre enttäuscht,

wenn es dir nicht schmeckt. Das ist nämlich ihr aufwendigster Auflauf. Schon seit heute Morgen kocht sie sich den Wolf – nur für dich!«, trällerte Romans freundlicher Vater.

Scheiße, die Dritte!

Alle langten zu, als hätten sie seit Jahren nichts gegessen, und ich spürte den prüfenden Blick von Romans Mutter. Mir blieb nichts anderes übrig, als es ihnen gleichzutun und ordentlich reinzuhauen. Auf diese Weise war mein weiteres Tagwerk vorprogrammiert. Kaum daheim angekommen, würde ich sofort »duschen« gehen …

»Wir übernachten übrigens heute hier – ich will mit Vati einen trinken«, entgegnete Roman, als könne er meine Gedanken lesen.

»Aber ich … ich habe doch gar keine Schlafsachen dabei«, stotterte ich.

»Kein Problem, mein Kind, wir haben genug Nachthemden hier«, antwortete Renate so freundlich, dass ich gar nicht widersprechen konnte.

Roman klatschte seine Hand mit voller Wucht auf mein Bein und sagte: »Kannst ja auch mal nackt schlafen. Wir übernachten hier. Basta! Und jetzt iss Muttis Auflauf, sonst hassen wir dich.«

Wie ausweglos war das denn? Nun gut, dann musste ich eben bei Romans Eltern »duschen«.

Nachdem Renate auch noch satte zwei Kilo ihres hausgemachten Sahnepuddings in meinen Teller sinken ließ, hatte ich wirklich keine andere Wahl mehr. »Ich … ich bin heute Morgen nicht mehr zum Duschen gekommen«, sagte ich leise. »Könnte ich eventuell bei euch duschen?«

Renate umfasste liebevoll meine Hand. Wahrscheinlich spürte sie mein Unbehagen und antwortete in ihrem mütterlich sanften Tonfall: »Mein Kind, das ist doch gar kein Problem.«

Für Roman schon. Mal wieder hatte er nichts Besseres zu tun, als mir mein essgestörtes Leben zur Hölle zu machen: »Aber erst heute Abend. Wir entkalken und heizduschen hier, da ist es nach zweiundzwanzig Uhr günstiger. Wegen dem Nachtspeicher.«

»Lass doch das Mädchen duschen, wann es will!«, mischte sich nun Rainer zu meinem Gekübel-Glück mit ein. »Diana, die Dusche ist oben.«

Puh, Schwein gehabt!

Leider nur für den Bruchteil einer Sekunde. Denn Rainer setzte plötzlich nach: »Wir haben nur leider keinen Schlüssel in der Tür, weil unser lieber Roman den vergraben hat.«

»Was?«, fragte ich geschockt.

»O Mann, Papa, erzähl es doch richtig!«, meckerte Roman.

»Roman hat als Kind mit den Schlüsseln ›Schatzsuche‹ gespielt. Er hat sie allesamt vergraben. Zum Glück konnte ich sie wieder ausbuddeln. Alle – bis auf den Badezimmerschlüssel. Der ist bis heute unauffindbar geblieben«, erklärte Rainer so freundlich wie ein Grundschullehrer das Abc.

»Der Schlüssel liegt irgendwo auf den Eisenbahnschienen, das habe ich euch doch schon hundertmal gesagt!«, fuhr Roman seinen Vater an.

»Aber Roman, gerade dort haben wir immer wieder gesucht – obwohl es auf den Schienen so gefährlich ist. Weißt du das nicht mehr? Wie oft kam plötzlich ein Zug angerauscht? Zweimal konnte ich dich noch im letzten Moment von den Schienen schubsen. Der Schlüssel ist und bleibt wie vom Erdboden verschwunden«, sprach Rainer in einem etwas energischeren, doch immer noch sanften Tonfall.

Von wegen, der Vater kettete den Sohn zur Strafe an Eisenbahnschienen. Die beiden suchten dort nur harmlos nach Schlüsseln. Eines musste man der Ex von Roman lassen: Sie hatte eine außerordentlich ausgeprägte Phantasie.

»Und ein neuer Schlüssel ist halt einfach zu teuer«, antwortete Roman. »Deshalb hab ich als Ersatz ein Türschild gebastelt.«

»Genau, dreh es einfach auf ›Besetzt‹ – dann werden wir dich beim Duschen schon nicht stören«, sagte Rainer.

Scheiße, scheiße, scheiße …

»Gut, ich geh dann mal«, sagte ich. »Vielen Dank für das leckere Essen, es hat wirklich sehr gut geschmeckt.«

Ich erhob mich von meinem Platz und sah Roman prüfend in die Augen – er hatte diesen animalischen Blick aufgesetzt, den er mir sonst nur kurz vorm Sex zuwarf.

Langsam stieg ich die Treppen hinauf und bewunderte die vielen Heile-Welt-Bilder von den drei glücklichen Rs: Urlaubsschnappschüsse, Geburtstagsfeiern – selbst für Romans dämliche Feuerwehrabzeichen war noch Platz an der Ahnentafel. Mein Freund musste wirklich einen totalen Hau haben, sich bei diesen liebevollen Eltern zu solch einem Gift und Galle spuckenden Zwerg zu entwickeln. Auf der anderen Seite: War das bei mir etwa anders?

Im Bad angekommen, drehte ich erst das vergilbte Schild auf *Besetzt*, dann zog ich die Tür hinter mir zu, drehte die Dusche vollends auf und öffnete den Klodeckel. Nein, hier konnte ich nicht ins Klo reihern – was sollte ich tun, wenn doch jemand die Tür öffnete? Ich war hier einfach nicht sicher. Also stellte ich das Wasser wieder ab und dachte scharf nach.

Schließlich kam mir eine Idee. Ich nahm die Klobürste aus dem Bürstenbehälter und legte sie in die hinterste Ecke. Den Klobürstenbehälter wusch ich im Waschbecken sauber (*igitt!*), um ihn anschließend in die Duschkabine zu stellen. Dann wusch ich meine Hände zehnmal hintereinander (wegen *igitt!*) und zog mich schließlich aus.

Ich ging in die Duschkabine, stellte das Wasser an, drehte den Brausekopf jedoch zur Seite, hielt stattdessen den Bürstenbehälter vor mich und entfremdete ihn sofort als Brech-Behältnis. Dann flitzte ich zur Toilette, leerte meinen kleinen Kotztrog aus und flitzte wieder zurück zur Dusche. Es klappte! Verdammt, war ich gut! Ungefähr zehn Bürstenbehälter voll, und ich wäre wieder schön, begehrenswert, frei von bösen Kalorien. Auf diese Weise zog ich mein Ersatz-Erbrechprogramm anstandslos durch.

Die Rechnung hatte ich allerdings ohne den Wirt gemacht – und meine Intuition hatte mich bereits gut vorgewarnt. Roman, der Geile, freute sich schon während des Essens auf Sex in der Dusche seiner Erzeuger. Leise schlich der erregte Wicht die Stufen nach oben, während ich nichtsahnend seinen elterlichen WC-Bürstenbehälter entweihte … Nun ja, so, wie der aussah, war er schon vorher entweiht, wenn auch auf andere Art und Weise. Meine Intuition schrie noch: »Kotz schneller, kotz schneller!«, doch da tat es bereits einen Schlag, und die Badezimmertür sprang auf. Ich zuckte zusammen wie ein erschossenes Reh.

Scheiße, die wievielte …?

Zum Glück hatte der Wasserdampf das Badezimmer bereits in ein undurchsichtiges Nebelfeld gehüllt. Ich nutzte die mir noch verbliebenen Sekunden und schrubbte mir schnell alle Spuren von Mund und Händen. Dann nahm ich das Duschgel und goss es auf den oberen Rand des Bürstenbehälters. Währenddessen zog sich Roman aus und gab dabei stöhnende sexuelle Laute von sich, die an das Röhren eines Hirsches erinnerten. Egal, Hauptsache, er schaute nicht ins Klo!

»Nun wird's geil«, hechelte mein Freund, als er die Duschkabine betrat, gefolgt von »Jetzt seif ich dich mal so richtig ein!«

Zitternd stand ich vor ihm, in der einen Hand das Duschgel, in der anderen den Bürstenbehälter. Ich war unmittelbar davor, meine Essbrechsucht vor Roman zu offenbaren. Doch in jenem Moment ahnte er noch nichts davon. Er grunzte nur, nahm mir das Duschgel aus der linken Hand und legte es auf den Boden. Dann traf sein Blick den Bürstenbehälter in meiner rechten Hand. Fragend starrte er das Teil an, bevor seine Hände danach griffen und es zur Nase führten, die sofort interessiert daran schnüffelte. Die Duschgelhaube zeigte ihre geruchsübertönende Wirkung – leider zu gut. Denn nun passierte das, was wohl zum traurigen Höhepunkt unserer jämmerlichen Beziehung wurde: Roman schüttete den Inhalt des Bürstenbehälters in seine Hand.

Oberscheiße!

Als das, was sich unter dem Duschgel befand, Romans Hand erreichte, gab er einen gellenden Mädchenschrei von sich und ließ den Bürstenbehälter fallen. Entsprechende Spritzer trafen uns wie Granatensplitter.

Von Romans Girlie-Gekeife angelockt, gesellten sich nun auch noch seine Eltern zu uns ins Bad. Die drei glücklichen Rs scherten sich weder um das *Besetzt*-Schild noch um Privatsphäre. Irgendwie hatte ich es geahnt.

Und es kam noch schlimmer: Papa Rainer öffnete ungefragt die Duschkabine – und erstarrte zur Salzsäule.

Yep, so ein Anblick ist nicht ohne …

Während ich damit beschäftigt war, meinen Scham- und Brustbereich mit Armen und Händen zu bedecken, verließ Renate das Badezimmer mit einem energischen »Mir wird schlecht!« (gut, dass sie das nicht zum Anlass nahm, einen Blick in die Kloschüssel zu werfen). Rainer blieb. Eine gefühlte Ewigkeit stand er uns regungs- und kommentarlos gegenüber. So lange, bis Roman plötzlich Würgelaute von sich gab. Keine zwei Sekunden darauf nahm das nächste Übel seinen Lauf – im wahrsten Sinne des Wortes.

Immerhin ließ dank Romans Erbrechen Rainers Regungslosigkeit nach. Er schüttelte sich und fragte dann: »Hat's euch denn überhaupt nicht geschmeckt?«

Zu allem Überfluss verstopfte nun auch noch das Abflussrohr, weshalb wir uns nicht einmal saubermachen konnten.

Natürlich übernachteten wir an diesem Tag nicht mehr bei

Romans Eltern. Die Uhr schlug gerade einmal zwei, als wir schon wieder auf dem Rückweg waren.

Beschämt starrte ich vor mich hin. Gegen dieses Geschehnis war der Tag, als Mama mich beim Brechen im Bad überraschte, der reinste Kindergeburtstag. Während der gesamten Heimfahrt richtete ich meinen Blick aus dem Fenster, um jeden Blickkontakt mit Roman zu vermeiden. So lange, bis mir plötzlich auffiel, dass Roman uns nicht zu seinem Plattenbau, sondern zum Stadtrand chauffierte. In den vergangenen sechs Monaten unserer Beziehung hatte ich fast ausschließlich bei ihm übernachtet. Dieses Ziel, meine Wohnung, hatte eine Bedeutung. Mein Herz schlug schneller, während Roman aufs Gas trat und den Motor seines kleinen Fiats mehrfach aufheulen ließ. Kaum hatte er das Auto geparkt, sagte Roman das, was ich bereits erwartete. Obwohl: Nein – derartig konnte nur er selbst denken und reden.

»Reiherste regelmäßig?«

Ich nickte bedröppelt.

Roman atmete tief ein und legte dann seinen Schizo-Schalter von »asozial« auf »akademisch« um: »*Bulimia nervosa*. Hab ich schon mal von gehört. Die Prävalenz ist in der Adoleszenz besonders hoch. Darüber solltest du doch schon hinaus sein, oder?«

Sollte ich das? War er es denn selbst? Das, was wir beide gerade in seinem Elternhaus fabriziert hatten, konnte man beim besten Willen nicht als »erwachsen« bezeichnen.

»Dann ist die Dysthymie auch nicht weit entfernt«, fuhr er fort.

Ich verstand überhaupt nichts mehr. Allerdings nur so lange, bis Roman seinen Schalter wieder auf prollig zurücklegte:

»Fress-Brechen! Weißt du eigentlich, wie eklig das ist?«

Nein, wusste ich nicht. Ich sah mir schließlich nicht selbst dabei zu. Außerdem machte ich mich anschließend wieder sauber. Extrem sauber!

»Hat dir schon mal jemand gesagt, dass du einen psychischen Defekt hast?«, fragte Roman.

»Hat dir schon mal jemand so was gesagt?«, schimpfte Mia zurück, während meine Augen immer größer wurden. Ich – geisteskrank?

»Ich kann noch weniger mit kranken Menschen als meine Eltern«, tönte es aus Roman. Er unterstrich seine Worte mit einem angewiderten Blick. »Schade, weil süß bist du ja schon. Aber nee … nee, das geht echt nicht. Belassen wir es also dabei.«

Wobei? Bevor ich etwas erwidern konnte, erwähnte Roman salopp, mir am nächsten Morgen meine Sachen vor die Tür zu stellen. Dann dirigierte er mich aus seinem Auto und fuhr mit quietschenden Reifen davon. Weg war er.

Weinend stellte ich mich unter die Dusche. Gunnar hatte mich gegen LSD ausgetauscht, Tom gegen eine andere Frau, und Roman verließ mich wegen … Mia!

»Sex, Drugs and Rock'n'Roll«, meldete sich diese in dem Moment. »Das Leben ist zum Übergeben!«

Vielleicht war es das wirklich. Ich beschloss trotzdem, mich erst einmal abzulenken, und flüchtete in den Stadtpark – wo ich auf Cleo traf.

Bulimie & Bigamie

Die hochgewachsene und gertenschlanke Cleo sah aus wie ein Engel: blonde Locken, blaue Augen und ein wohlgeformter Schmollmund. Cleo wurde schnell mein Ersatz für Roman. Wenn auch nur auf platonischer Ebene. Sie war ein richtig nettes Mädchen. Überhaupt nicht essgestört und trotz ihres komischen Namens nicht vom Abschieben bedroht. Ja, mit Cleo hatte ich sie gefunden, eine Freundin, die es vielleicht für immer bleiben würde.

Wir lernten uns im klirrend kalten Stadtpark kennen. Ich beobachtete Cleo dabei, wie sie sich unentwegt mit den klitzekleinen Spatzen unterhielt, die nur darauf aus waren, große Stücke aus dem Croissant zu stibitzen, das sie in der Hand hielt. Weil dieses Verhalten ganz und gar nicht zu ihrem äußeren Erscheinungsbild (stylische Stadt-Tussi) passte, sprach ich sie voller Neugier darauf an. Sie erwies sich als bemerkenswert vertrauens- und redselig. So erfuhr ich, dass Cleo nur ein halbes Jahr älter war als ich, Tiere mehr liebte als Menschen und außerdem stets darum bemüht war, ihr leichtes »Nimm«-Problem – auch bekannt unter dem Namen Kleptomanie – besser in den Griff zu bekommen. Sie erzählte mir, dass sie bald ihr Psychologie-Studium beginnen und dafür frei von »psychischen Defekten« sein wolle. Mit ebendiesen Worten kam mir prompt wieder Roman in den Sinn – und mit ihm der Herzschmerz.

»Oh, 'tschuldigung«, holte mich Cleo aus meinem Kummer,

»das gehört natürlich dir.« Salopp drückte sie mir mein Portemonnaie in die Hand.

Ein wenig verdutzt blickte ich Cleo in die kristallklaren Augen. Verdammt, war sie schön – wunderschön! Dermaßen schön, dass ihr bizarres Verhalten dahinter vollkommen verblasste. Auf mein Nachfragen hin erfuhr ich, dass Cleo leider noch bei ihren »katastrophalen Eltern« wohnte und in einer »komplizierten Beziehung« steckte – was auch immer das zu bedeuten hatte. Besser eine komplizierte Beziehung als gar keine, dachte ich, versuchte aber, mir meinen Liebeskummer nicht anmerken zu lassen.

Es kam, wie es kommen musste: Wir waren uns sympathisch. Die Chemie stimmte einfach. Wofür es eine Erklärung gab, von der ich zu diesem Zeitpunkt noch nichts ahnte.

Kaum war Roman also Geschichte, schaute Cleo täglich bei mir vorbei. Zum einen, weil ihr meine Wohnung gefiel, vor allem aber deswegen, weil sie es bei ihren katastrophalen Eltern nicht mehr aushielt. Mit kuriosen Menschen hatte ich ja bereits so meine Erfahrungen gemacht. Cleos Eltern schienen allerdings besonders speziell zu sein. Ihr Vater, ein evangelischer Pfarrer, trug sein liturgisches Fledermaus-Gewand angeblich auch in der Nacht, während ihre Mutter, eine Religionslehrerin, nicht nur den ganzen Tag, sondern auch die ganze Nacht hindurch betete, erzählte Cleo. Nun gut, da hatten eben zwei ihre berufliche und religiöse Erfüllung in Einklang gebracht. Und deshalb offenbar wenig Zeit in die Erziehung ihrer einzigen Tochter investiert.

»Ja, und das habe ich dann durch Kleptomanie ausgeglichen«, erklärte Cleo. Ich fragte mich natürlich, ob eine Tochter solcher Eltern vielleicht auch nicht die heiligste Kerze in der Kirche war – aber nein, sie sprach so offen über ihren psychischen Diebstahl-Defekt und tat sogar etwas dagegen; was sollte es da sonst noch geben? Außerdem fühlte ich mich ohne Bonnie und ohne Roman schrecklich einsam und verlassen. Cleo war da eine willkommene

Ablenkung. Demzufolge ließ ich bereits nach zwei Wochen des Kennenlernens Taten sprechen. Ich drückte meiner mittellosen, da in den Anfängen ihres Studiums steckenden Freundin meinen Zweitschlüssel in die Hand und untermalte das mit den Worten: »Ab jetzt kannst du jederzeit und solange du willst bei mir wohnen.«

Cleo gab daraufhin nur ein ausdrucksloses »Okay-dokey« von sich – wohl ihre persönliche Art von Euphorie.

Von da an ging meine neue Freundin täglich in meiner Wohnung ein und aus. Mit dem Übernachten hatte sie allerdings so ihre Probleme. Wenn ich sie darauf ansprach, murmelte sie meist etwas, das in etwa klang wie: »Ob das für Jonas in Ordnung wäre ...?« Oder sagte sie Thomas? Irgendwie konnte ich mir den Namen ihres Freundes nicht merken.

Ich tätschelte Cleo aufmunternd die Schulter: »Bring deinen Freund ruhig mit zu mir. Fühlt euch hier wie zu Hause.« Mir war klar, dass sich eine Studentin so ohne weiteres keine eigene Wohnung leisten konnte.

Cleo nickte teilnahmslos vor sich hin, und *plumps* – fiel ihre edelsteinbesetzte Cartier-Uhr auf den Boden. Die Krone sprang ab und rollte unter das Sofa. »Egal, das Teil war mir eh zu groß«, murmelte Cleo und steckte die havarierte Uhr schnell in die Tasche ihres Chanel-Trenchcoats. Auch wenn ich längst ahnte, wie Cleo an eine sündhaft teure Uhr und an Unmengen unbezahlbarer Klamotten gekommen war, hatte ich dennoch Mitleid mit ihr.

Apropos Mitleid: Eine gefühlte Ewigkeit überlegte ich, Cleo von meinem psychischen Defekt alias meiner Kotzerei zu erzählen. Es war mir schon wichtig, mit jemandem darüber reden zu können. Frauen, vor allem Freundinnen, gingen damit sicherlich anders um als Männer, die uns Frauen ja sowieso nicht verstanden, am allerwenigsten mich. Ich bereute es noch immer, Osejava nie von der Bulimie erzählt zu haben. Doch komischerweise hatte ich auch bei Cleo Bedenken. Würde sie mich ebenfalls für einen kranken Spinner halten und mir die frische Freundschaft kündigen? Andererseits wollte ich endlich einen Menschen an der Seite haben, der mich wirklich und wahrhaftig kannte – und dies nicht dank einprägender Duscherlebnisse.

Also entschied ich mich dazu, es Cleo zu sagen, trotz aller Risiken. Es war ein verschneiter Februar-Nachmittag im Jahre 2000, wir saßen auf meinem Bett und krümelten Butterkekse auf die Bettwäsche. Cleo trug lediglich einen Slip und ihren Push-up-BH. Das war ein Tick von ihr: Sobald sie meine Wohnung betrat, entledigte sie sich sämtlicher Kleidungsstücke.

Ich betrachtete Cleos perfekte Figur. Sie besaß kein Gramm Fett, und das, obwohl sie täglich Unmengen von Fressalien in sich hineinstopfte. Dazu die langen blonden Locken. Selbst eine Jennie Garth wäre bei diesem Anblick vor Neid im Erdboden versunken.

»Was würdest du sagen, wenn du wüsstest, dass ich eine Gabe hätte, die andere nicht haben?«, fragte ich sie.

»Hast du so was denn?«

»Ja!«

»Ach so«, sagte Cleo, bevor sie mich durch einen Blick aus dem Fenster ersetzte und die nächsten fünf Minuten gebannt auf den schneebedeckten Altpapiercontainer starrte.

Ich unternahm einen weiteren Versuch: »Also … ich entscheide nämlich selbst, was in meinem Bauch bleibt und was nicht.«

Nach einigen Minuten des Nachdenkens oder Langweilens ertönte Cleos Stimme so monoton wie die Zeitansage: »Du bist also schwanger – Glückwunsch.«

Die Nächste, die mir eine Schwangerschaft ohne Freund unterstellte.

»Nein, Cleo! Ich habe … also, ich habe …«

»… einen neuen Freund«, beendete Cleo mein Gestotter.

»Cleo, nein, ich rede nicht von Männern und Kindern. Ich rede von … von …«

»… Gefühlen.«

»Nein. Vom Essen!«

So, jetzt war es raus. Gespannt sah ich Cleo ins Gesicht, die noch einmal ausgiebig gähnte, um dann ganz gedämpft zu antworten:

»Ach so, Diät.«

»Nein, Cleo, nein, ich esse, was ich will. Aber ich habe eine Möglichkeit, es direkt wieder rauszuholen.«

Statt perplexem Staunen erntete ich nur penetrantes Schweigen.

»Also, ich würge es einfach wieder hoch, hier, mit meinen Fingern, das geht ganz einfach …«, mit schlangenmenschähnlichen Gesten veranschaulichte ich ihr die Bulimie. Danach wartete ich gespannt auf Cleos Antwort. Sie fiel genauso denkfaul und desinteressiert aus wie die meisten ihrer Antworten: »Ach so, Würgen.«

Nun war Cleo also in meine Kotzerei eingeweiht. Und es war in Ordnung. Sie diskutierte nicht darüber, sie wertete nicht, nein, sie ließ mich einfach machen. Ganz so, als ginge sie mein Leben überhaupt nichts an. Das war zwar einerseits eine interessante Erfahrung, doch auf der anderen Seite erwuchs in mir der Verdacht, meiner Freundin schlichtweg egal zu sein.

»Du, Didi«, holte mich Cleo aus meinen Gedanken, »Jonas kommt gleich vorbei! Sag bitte nichts wegen Thomas, das macht Jonas nur traurig.«

»Wer ist Jonas? Und wer zum Teufel ist Thomas?!«

Und was sollte plötzlich dieses »Didi«? Sah ich aus wie Hallervorden?

Cleo streifte sich die enge Jeans über ihren knappen Slip. Dann suchte sie nach ihrem Top. »Stimmt, du hast die beiden ja noch gar nicht kennengelernt! Du, er kommt jetzt wirklich jeden Moment. Ganz easy, sag einfach kein Wort über Thomas, sonst fängt Jonas wieder mit dem Gejammer an.«

Warum sollte ich über jemanden reden, von dem ich noch nie etwas gehört hatte? Und warum beantwortete sie meine Fragen nicht?

Da meine Phantasie gerade auf Hochtouren lief, konnte ich mir das alles auch einfach selbst beantworten. Jonas war offenbar Cleos Freund, und Thomas wäre das wohl auch gerne, oder umgekehrt. Vielleicht hatte sich Cleo noch nicht zwischen den beiden entschieden? Sonst würde sie mich schließlich nicht bitten, den Namen Thomas vor Jonas – oder war es Jonas vor Thomas? – geheim zu halten.

»Machst du das bitte, Didi?«

»Ja, mach ich.«

Und schon klingelte es. Vor der Tür stand ein riesengroßer Strauß Blumen auf zwei Beinen und stolperte direkt ins Wohnzimmer. Dort angekommen, sank der Strauß langsam nach unten, und ich erblickte das Gesicht eines schlaksigen, nett aussehenden jungen Mannes mit auffallend grünen Augen: Thomas – oder Jonas.

»Jonas, das ist Diana, meine beste Gastgeberin.«

Und auch die Einzige, dachte ich mir.

Jonas streckte mir die Blumen entgegen, merkte dann aber, dass seine Hände nicht für die Stiele und mich ausreichten, und gab mir schließlich einen Ellenbogen. Er war mir auf Anhieb sympathisch.

Wir setzten uns an den Tisch, und ich spürte, wie angespannt Cleo war. »Du, Didi, wäre es schlimm, wenn ich jetzt mit Jonas in dein Schlafzimmer gehe? Du kannst ja solange dein Essen wieder hochwürgen, oder so.«

Nötigte mich meine Freundin soeben zum Kotzen – und das

auch noch vor den Augen eines mir bislang völlig unbekannten Dritten?

Wie dem auch sei, ich hatte ihr meine Wohnung zugesagt, und solange es sich nicht um Spuck-nicht-Gelübde handelte, hielt ich meine Versprechen auch. Zudem sprach Cleo in solch einem naiv-freundlichen Tonfall zu mir, dass ich gar nicht böse werden konnte.

»Essen hochwürgen, haha – nein, kein Problem«, lenkte ich ab »Ich kann mich schon beschäftigen. Bis später, ihr zwei.«

Jonas sah mich fragend an, während Cleo ihn hinter sich her ins Schlafzimmer zog, die Tür zuknallte und den Schlüssel umdrehte. Hallo?! Ich konnte sehr wohl etwas mit dem Begriff »Privatsphäre« anfangen. Im Gegensatz zu Romans Eltern. Schon waren meine Gedanken wieder in der Vergangenheit, und ich verzweifelte an meinem Kummer.

»Kannst doch dein Essen hochwürgen, oder so!«, äffte Mia Cleo nach.

Ich beschloss stattdessen, ein wenig spazieren zu gehen. Gleich um die Ecke gab es einen kleinen Tante-Emma-Laden, der genügte mir fürs Erste. Cleos Würge-Idee war vielleicht gar nicht so schlecht, wenn auch einen Ticken zu direkt. Ich kaufte ein paar Kekspackungen, verschiedene Sorten von Eiscreme, Schokoriegel und was das Kotzer-Herz sonst noch so begehrte. Anschließend regte ich mich über die teuren Preise auf, während ich die vollbeladenen, bleischweren Tüten nach Hause schleppte. Puh, Kotzen war wirklich eine teure und mühsame Angelegenheit. Vor allem jetzt, wo der Löwenanteil nicht mehr von den Eltern oder dem Exfreund finanziert und nach Hause gekarrt wurde.

Als ich daheim ankam, war Jonas schon wieder weg. Cleo stand halbnackt im Bad und knetete wohlriechenden Schaum in ihre goldenen Locken.

»Na, wie war's?«, fragte ich.

»Das ist doch egal – wichtig ist, wie es wird«, antwortete sie aufgeregt.

»Ach so«, erwiderte ich, um Cleo zu zeigen, wie ätzend Gleichgültigkeit war.

Aber Cleo grinste nur und sagte: »Gleich kommt Thomas – jetzt geht es um Leben und Tod: Absolut kein Piep über Jonas, okay? Sonst schlägt Thomas alles kurz und klein …«

Cleos Tempo war ja kaum zu übertreffen! Moment. Sprach sie gerade von Schlägen? Ich blickte sie noch fragend an, doch da klingelte es schon. Cleo warf sich ihr Top über und sauste an mir vorbei zur Haustür. Diesmal stand ein aufblasbares Krokodil im Türrahmen, dahinter stand ein Zwei-Meter-Schrank namens Thomas. Mit einer Mordskraft und einem »Haste bei mir vergessen« presste er das Krokodil gegen Cleo, die dabei fast umfiel. Dann traf sein finsterer Blick aus fiesen Augen mich. »Wer is'n die?«, fragte er schroff.

»Thomas, das ist Diana, meine beste Gastgeberin.«

Das klang verdammt nach Wiederholung. Und so war es auch. Wieder saßen wir kurz am Tisch, wieder wurde Cleo nervös, nötigte mich zum Kotzen, nahm ihren bulligen Lover und schloss sich mit ihm in meinem Schlafzimmer ein.

Nachdem ich mich geschlagene zweieinhalb Minuten mit dem aufblasbaren Matratzenkrokodil beschäftigt hatte, wurde mir wirklich etwas langweilig. Also entschied ich mich, Cleos Vorschlag in die Tat umzusetzen. Den Anfang machte eine Packung Kekse, die ich mit einer halben Flasche Wasser (wichtig!) hinunterspülte. Zum Hauptgang gab es Vanille-Eiscreme, Stracciatella-Eiscreme und Eiscreme mit Keksstückchen. Darauf folgte eine zweite Packung Kekse, schließlich noch ein Milchgetränk und zum Schluss so viele Schokoriegel, wie in meinen Magen passten (nicht wenige). Ich aß, nein, fraß immer schneller und gieriger, bis Mia in mir frohlockte: »Schalala, die Kotzpflicht ruft!«

Ach verdammt, das Übergeben an sich geht wahrscheinlich allen Bulimikern irgendwann gehörig auf die Nerven …

Auf dem Weg zum Klo stellte ich mir die gleichen Fragen wie eh und je: Wird es heute funktionieren? Bekomme ich restlos alles raus? Oder muss ich später noch einmal nachtrinken und nachkotzen? Ist es vielleicht sogar das letzte Mal, dass ich in meinem Leben kotzend über der Kloschüssel hänge, weil ich es danach nie wieder tun werde?

Vor dem Klo stehend, zählte ich das Procedere ab: Wie viele Brechladungen waren vonnöten, um zumindest das Minimum an bösen Kalorien wieder loszuwerden? Eine, zwei, drei? Nein, heute würden es mindestens acht Würge-Aktionen sein – initiiert durch meine wunderschönen Finger, die nicht mehr zu tun hatten, als den Teil meiner Zunge nach unten zu drücken, an dem diese in meinem Mund befestigt war.

Sprach ich von acht Brechladungen? Aber nein, das wären zu wenige, sagte ich mir, schon mitten im Procedere. Sechzehn Würge-Aktionen mussten es schon sein. Und als ich diese Pflicht hinter mich gebracht hatte, folgten als Kür noch vier weitere. Schließlich noch ein letzter Stoß, dann ein allerletzter und ein allerallerletzter – der Output gab es her; oder sollte ich besser sagen, das Feedback …?

Dann war es mal wieder geschafft! Dreiundzwanzig Würge-Aktionen hatte ich vollbracht.

Nach vollendeter Tat schaute ich in den Spiegel, der wiederum auf die Toilette zu starren schien. *Spieglein, Spieglein, an der Wand, wer ist die beste Erbrecherin im ganzen Land?*

Meine Güte, sah ich scheußlich aus. Meine Haut war so weiß wie Schnee, meine Augen so rot wie Blut und meine Nase so verstopft wie das Klo eines Bulimikers.

Ich wusch meine Hände und mein Gesicht, spülte meinen Mund aus, putzte mir mehrmals Zähne und Nase (dort befindet sich meist der allerletzte Rest) und schrubbte zu guter Letzt noch Klo, Waschbecken und meine Hände, bis sie allesamt nach *Eau de WC-Stein* dufteten. Diese Putzrituale waren für mich stets ein wichtiger Abschluss, eine Beruhigung und eine Wiedergutmachung – ein »mich wieder ins Reine Bringen«.

Als ich ziemlich betüdelt aus dem Badezimmer torkelte, saß Cleo schon wieder in Unterwäsche auf der Couch – vor dem laufenden Fernseher. Allein. Thomas war bereits gefahren.

Ich sackte neben ihr aufs Sofa und legte meinen zweitausend Kilo schweren Kopf auf ihre zarte Schulter. Cleo sah mich nicht an, schaute stattdessen apathisch in den Fernseher, der eine hechelnde Hündin zeigte, die sich durch die Fluten eines reißenden Flusses kämpfte.

An diesem Abend sprach ich nicht mit Cleo über meine Reiherei, genauso wenig, wie wir über den lieben Jonas oder den schroffen Thomas sprachen. Für diesen Moment war das auch akzeptabel, nach dem Erbrechen arbeitete mein Hirn ohnehin eine Weile unter Lassies Level.

Grundsätzlich aber schuf Cleos Desinteresse eine Barriere zwischen uns, die für mich immer ungemütlicher wurde. Obwohl ich ihr Verhalten irgendwie verstehen konnte; nach zwanzig Jahren mit ihren katastrophalen Eltern bevorzugte Cleo wohl ein Leben in Askese.

Kaum stieg Lassie kraftlos aus den Fluten, verließ Cleo kommentarlos meine Wohnung, mit ihrem Matratzenkrokodil und so, wie es aussah, auch mit meinem Bernstein-Armband. Ich streifte mir Handschuhe über und bezog mein Bett neu. Doch nicht nur das: Mit Staubsauger, Wischmopp und Desinfektionsspray bewaffnet, »entseuchte« ich jeden noch so entlegenen Winkel meiner Wohnung. Ich fühlte mich erst wieder wohl, als mein Zuhause der glänzenden Kulisse eines Meister-Proper-Werbespots entsprach.

Seltsam fand ich das nicht. Nein, da gab es viel absurdere Menschen auf diesem Planeten als eine brechende und putzende Diana Fey. Zum Beispiel einen Rapper namens Puff Daddy, der nur in sein eigenes Klo pinkeln konnte und es deshalb quer über den Globus trug. Allerdings fand ich die Vorstellung schon markant, mein eigenes Kotzklo durch die Gegend zu karren. Auf der anderen Seite sollte man eine waschsüchtige Würgerin lieber nicht mit einem hypochondrischen Hiphopper vergleichen.

Am nächsten Morgen schien mir die Sonne ins Gesicht, und neben mir – in meinem sauberen Bett – lag eine sanft atmende Cleo. Ihre Ankunft hatte ich gestern Nacht gar nicht mehr mitbekommen. Egal. Dies war ein historischer Moment: Cleos erste Übernachtung in meinem Heim. Mit einem leisen, zufriedenen Seufzer wandte ich ihr meinen Kopf zu – und stellte fest: Sie war es nicht einmal. Nein, es war ein Kerl!

Für dieses bizarre Bild gab es zwei Lösungen: Entweder war mein Kopfinhalt dank unzähligem Erbrechen, uninteressantem Einheitsjob und unglaublichen Erlebnissen bereits auf Hamsterhirngröße geschrumpft, oder es handelte sich um eine simple Halluzination. Für Letztere roch der Typ allerdings zu real. Quiekend vor Schreck sprang ich aus dem Bett.

Cleo stürmte in mein Zimmer und zerrte mich hinter sich her: »Sorry, Diana, komm bitte schnell mit ins Bad!«

Ja, gerne sogar – zurück ins Bett wollte ich sicherlich nicht. Cleo schloss die Badezimmertür ab und flüsterte dann: »Gestern Abend kam Jonas noch spontan vorbei. Und etwas später musste dann prompt auch noch Thomas vor der Tür stehen. Die beiden können sich einfach nicht an die verabredeten Zeiten halten. Tja, und du hast ja auch schon geschlafen.«

Das klang fast wie ein Vorwurf. Ich blickte mich in meinem eigentlich sterilen Badezimmer um. Klodeckel und -ring waren nach oben geklappt, Zahnpastareste klebten im Waschbecken, der

Boden war gepflastert mit Klopapier und … Unterhosen, sowohl männlicher als auch weiblicher Herkunft.

»Jonas war so müde, der hatte zu tief ins Glas geschaut. Da habe ich ihn spontan mal schnell zu dir ins Bett gehievt. Thomas hätte ihn doch sonst umgebracht! Und ihr zwei habt da so süß gelegen. Putzig …«

Potz Donner! Mein fester Schlaf schockierte mich zutiefst. Ebenso die Tatsache, dass Cleo sich gerade ungefragt meiner Ohrringe bediente – die waren auch das Einzige, was sie in jenem Moment trug. Und wofür um alles in der Welt hatte ich gestern eigentlich drei Stunden lang geputzt? Mit meinem Fuß bugsierte ich die benutzten Buxen in eine Ecke des Badezimmers.

»Warum entscheidest du dich nicht einfach für einen der beiden?«, fragte ich.

»Ich habe mich doch schon entschieden: Ich will beide. Das geht halt nicht so einfach. Du weißt doch, wie das mit der Eifersucht so ist.«

»Und wie lange läuft das schon so?«

»Knapp zwei Jahre. Das ist in etwa so wie dein Würgen. Eine Zwei-Männer-Sucht. Eine Krankheit geradezu. Bigamie!«

Immerhin hatte sie meine Essstörung trotz aller Gleichgültigkeit zur Kenntnis genommen. Dass Bulimie tatsächlich eine Krankheit war, hatte ich mittlerweile schweren Herzens akzeptiert. Krankheiten waren für mich allerdings dann Krankheiten, wenn sie über kurz oder lang zum Tode führten. Aber Bigamie? Wo bitte war bei einer Zwei-Männer-Sucht der Krankheitsverlauf? Wann und wie konnte Bigamie gar tödlich sein?

»Kennen sich die beiden?«, fragte ich irritiert.

»Ja!«

»Wie hältst du das dann seit zwei Jahren geheim?«

»Jonas hält dicht, er weiß Bescheid. Aber Thomas darf nichts von meiner Beziehung zu Jonas wissen, er tötet uns sonst alle.«

»Ach – Jonas akzeptiert, dass du ihn als Zweitmann hältst?«

»Nein, ich sage ihm immer, dass bisher noch keine Gelegenheit für eine Trennung von Thomas war.«

»Seit ZWEI Jahren??«

»Ja!«

Unglaubliche Szenen spielten sich in meinem Kopf ab. Vor allen Dingen aber machte ich mir langsam Gedanken über mich selbst. Wem hatte ich da gutmütig meinen Wohnungsschlüssel anvertraut?

»Thomas ist schon ins Kickboxtraining gefahren. Er ist Profi, er muss da jeden Tag hin. Lassen wir Jonas noch ein wenig schlafen, okay? Wir beide können ja jetzt Frühstück machen. Dann kann ich später mit Jonas allein sein, und du würgst das Frühstück wieder hoch – so hast du auch was zu tun«, schlug Cleo nüchtern vor.

Wie rührend sie sich doch um mich kümmerte … Verdammt, noch war ich mein eigener Brech-Bestimmer! Ich musste nicht von anderen zum Kotzen gedrängt werden.

Tatsächlich sah ich Cleo nach diesen Worten zum ersten Mal mit anderen Augen. Sie war kein Engel. Sie war auch kein Bengel. Emotional gesehen war sie nichts. Wirklich nichts. Ihre Launen, ihre Gefühle, alles blieb unverändert gleich – wenn es überhaupt jemals existierte. Cleo war stets angenehm höflich und außerordentlich hübsch anzusehen, aber da waren keine Emotionen. Keine Ecken, keine Kanten, keine Wutausbrüche, keine Freudenfeste, nichts. Konnte so jemand überhaupt eine Freundin sein? Für mich, für Jonas – oder Thomas? Nein, Cleo war weder eine Frau in einer Beziehung noch eine Frau ohne Beziehung – zu welchen Wesen auch immer. Sie war eine schöne, gefühllose Bigamistin, die zu allem Überfluss nach ihrem Studium auch noch Ehetherapeutin werden wollte – *Ehetherapeutin!* Wie sollte jemand, dem seine Mitmenschen dermaßen am Arsch vorbeigingen, auch nur im Entferntesten deren zwischenmenschliche Probleme erkennen, geschweige denn lösen können? Cleo bedrückten ja nicht einmal die Lügen, die sie ihren beiden Kerlen am laufenden Band auftischte.

Nein, bei diesem Mädel passte gar nichts zusammen. Dazu dieser ganze Dreck: Cleo gab sich zwei Kerlen hin … ohne zwischendurch zu duschen oder sich auch nur die Hände zu waschen. Pfui Teufel! Das war viel schmutziger als eine kotzende Diana, denn die machte sich immerhin anschließend sauber.

Ich war nun wirklich sauer! Schnell öffnete ich den Wasserhahn und schrubbte meine Hände wie eine Besessene, während Cleo sich anzog und dann das herrichtete, was eine Stunde später wieder im Klo landen würde – zumindest in meinem Fall. Immerhin: Gut gekotzt ist halb gefrühstückt.

Nach drei gefühllosen Monaten dieser Art verhielt ich mich meinem Dauergast gegenüber genauso, wie Cleo selbst es anderen gegenüber tat: absolut gleichgültig. Das aber war nur mein äußerer Schein; in meinem Inneren brodelte eine Wutsuppe sondergleichen, die ich nur durch regelmäßiges Kotzen in den Griff bekam. Unter »regelmäßig« verstand ich drei- bis fünfmal täglich. Die Atmosphäre meiner Wohnung war von Cleos Männergeschichten dermaßen besudelt, dass ich aus dem Putzen kaum noch herauskam. Es half nicht, es fühlte sich trotzdem alles irgendwie schmutzig an.

Bei der Arbeit war es auch nicht besser: Mein Tagwerk im Ministerium bestand aus einem getippten Text, den ich ausdruckte, kopierte und zu guter Letzt in die Poststelle brachte, von wo aus ich jedes Mal einen Umweg zur Kantine plus Kotz-Umweg zum Klo nahm. Die restliche »Arbeits«-Zeit verbrachte ich damit, an die Wand zu starren und über Kalorien und Cleo nachzudenken, was mich über kurz oder lang erneut zum Klo trieb. Zu meiner jämmerlichen Stimmung trug außerdem bei, dass es in der Großstadt auch nicht so toll war wie ursprünglich angenommen.

Manchmal fühlte ich mich hier noch einsamer als in dem Nest, aus dem ich stammte.

Doch zurück zu meinen Eltern und ihrem Misstrauen gegenüber einer spuckenden Tochter und meinem alten Lügenleben wollte ich genauso wenig. Wie hätte das denn ausgesehen? Mit 19 als Teenie einen auf erwachsen machen und das Mutternest verlassen, um ein knappes Jahr darauf als jammernder Kleinkind-Twen wieder vor der Tür zu stehen? Nein, einen Ministolz hatte ich schließlich auch.

Obwohl, hatte ich den? Als ich nämlich gerade mit dem Gedanken spielte, der Großstadt Goodbye zu sagen, um jammernd zu Mama und Papa zurückzukehren, wollte es das Schicksal doch anders und schickte zwei echte Highlights in mein Leben.

Zuerst traf ich auf Randy, einen Fotografen, der mich für seinen optischen Auftritt entdeckte – warum auch immer. Jedenfalls »schmückten« bald Fotos von meinem Pausbackengesicht sein kleines Atelier. Auch wenn ich es nicht verstand, fühlte ich mich dennoch geehrt und frisierte mich wie blöd.

Just in dieser Zeit durfte ich mich auch nicht mehr allzu blöd benehmen. Das Ministerium verlangte plötzlich – oder endlich – einen klaren Kopf von mir, denn dort kam jemand auf die Idee, dass ich anderen etwas beibringen könnte. Und zwar, wie man einen PC bedient. Das konnte ich tatsächlich, und die erste Gruppe von sechzigjährigen Sekretärinnen stand schon in den Startlöchern, bewaffnet mit Blöcken und Bleistiften, um zumindest ihre Schreibmaschinen in den wohlverdienten Ruhestand zu schicken.

Kaum zeigten andere auf solche Weise Interesse an mir, fand auch ich mein Leben wieder interessant und holte alles aus meinem Typ und meinem Kopf heraus. Auch wenn es einem Kunststück gleichkam, beim täglichen Wegkotzen bigamistischer Gleichgültigkeit überhaupt noch einen kühlen und gar schönen Kopf zu bewahren.

Die bigamistische Gleichgültigkeit namens Cleo ließ es sich derweil gutgehen. Ihr Studium pausierte seit den Anfängen, und sie genoss das süße Nichtstun. Das konnte sie sich problemlos leisten, denn alles, was sie brauchte, wurde vom gutbetuchten und schwer beschränkten Kickboxer Thomas finanziert. Da Cleo keine Gefühle besaß, war es ihr auch egal, von wem sie gesponsert wurde oder bei wem sie lebte, weshalb ich sie nach wie vor meist bei mir daheim antraf.

Vielleicht hatte ich es tatsächlich der Egal-ität meiner dauer-anwesenden Möchtegern-Freundin zu verdanken, dass trotz Foto- und Job-Highlight nach einigen Wochen erneut der Groll in mir wütete. Schon wieder kotzte mich ausnahmslos alles an: Cleo; meine durch Cleos Vielmännerei missbrauchte Wohnung; das Foto im Schaufenster von Randys Atelier, auf dem ich so dämlich an einem Baum lehnte, als wolle ich mit dem ein Kind zeugen; Menschen, denen ich in meinen sogenannten »Mitarbeiter-Schulungen« zehnmal hintereinander erklären musste, dass man bei einem Computer nicht den Ausschalter betätigt, nur weil man sich vertippt hat. Ja, alles kotzte mich an – und ich kotzte es aus.

Was war nur mit meiner Freude am Leben passiert? Wurde die etwa von der Bulimie aufgefressen? Wenn ja, dann hatte Mia das wirklich clever angestellt. Erst machte sie mich zum Kotz-Junkie, und an einem Punkt, der mir offenbarte, dass selbst Kotzen meine Probleme nicht lösen konnte, nahm sie mir auch noch den letzten Krümel Lebensfreude. Was für ein Leben sollte mir ohne Lebensfreude bevorstehen? Eine einzige Depression?

»Cleo ist klasse!«, jauchzte Mia just in diesem Moment.

Ja, eine einzige Depression …

Es gab nur eine Lösung für mich: Weg mit den schlechten Gefühlen. Weg mit Cleo!

Natürlich bekam ich weder das eine noch das andere auf die Reihe. Sooft ich Cleo auch bekümmert gegenüberstand, sooft ich sie auch tränenreich um eine Auszeit unserer merkwürdigen Beziehung anflehte, am darauffolgenden Tag war sie doch wieder da – sie war schließlich nicht nur gefühlsresistent, sondern auch im Besitz meines Zweitschlüssels. Und mit ihr blieben auch Jonas, Thomas und all der Groll in meinem Leben.

»Du brauchst einen Freund«, lautete Cleos leidenschaftslose Reaktion auf meinen letzten Heulanfall. Gesagt, getan: Schon zerrte sie mich in den Stadtpark.

Herzens-Erbrecherin

»Das ist Diana«, sagte Cleo zum vierzigjährigen Karl, der mehr aus Brille als aus Gesicht zu bestehen schien. Die Gläser vergrößerten seine Augen um ein Fünffaches, so dass ich meinen Blick schnell nach unten lenkte. Dort machte ich Bekanntschaft mit Karls Bauch, der aussah, als reife darin ein Känguru-Baby heran. Dieser Eindruck wurde noch verstärkt durch Karls enggeschnallte Gürteltasche, die die Funktion eines Wonderbras übernahm und seinen Bauch unglücklich nach oben schob. Überdies steckte er in einem drei Nummern zu klein gekauften Rentierpulli, einer viel zu kurzen Cordhose und … Schnabelschuhen. Puh!

Cleo hatte Karl erst vor einer Woche im Stadtpark kennengelernt. In das Beuteschema ihrer Vielmännerei fiel er zwar nicht, aber für mich schien er ihr offenbar bestens geeignet. Am liebsten hätte ich ihr die Gurgel umgedreht, während Cleo selbst kräftig die Werbetrommel rührte und Karl wie einen Lottogewinn anpries:

»Schau mal, Diana: Karl hat sooo schöne Haare!«

Wenn er sie denn mal waschen würde, dachte ich mit Blick auf seine angeklatschten aschblonden Strähnen. Im Ernst: Wie konnte Cleo nur denken, dass Karl mein Typ sei?

»Du bist genau sein Typ«, flüsterte sie mir ins Ohr.

Toll! Zu meinem Cleo-Problem sollte sich nun auch noch ein Karl-Problem gesellen. Und wie ich feststellte, gesellte sich Karl besonders gerne zu mir. Dabei zeigte sich jedoch, dass Karl mit einem großen Herz gesegnet war. Kaum kannten wir uns, brachte er mir Berge von Süßigkeiten ins Ministerium – und das jeden Tag. Geduldig füllte er den Besucherbogen aus, durchschritt den Metalldetektor und ließ das anschließende Filzen durch einen Polizeibeamten anstandslos über sich ergehen. Zu seinem Glück wusste er nicht, welchen wahren Zweck seine Süßigkeitenspende bei mir erfüllte.

Karl war zweifelsohne in mich verliebt. Und ich war zweifelsohne nicht in Karl verliebt. Aber ich mochte ihn. Er war mir um Längen lieber als die gefühllose Cleo, und so wurden wir platonische Freunde. Karl war mein erster männlicher Kumpel, und er machte seinen Buddy-Job wirklich gut. Er war intelligent, bewies zumindest in der Süßigkeitenabteilung einen exzellenten Geschmack und lenkte mich bei Spaziergängen und interessanten Gesprächen oft und gut von meinem einsamen und manchmal auch recht trostlosen Dasein ab.

Unsere gemeinsame Zeit hätte wunderbar werden können, hätte er mir nicht eines schönen Märzmorgens anstatt Süßigkeiten eine selbstgekochte Suppe auf den Schreibtisch gestellt.

Auf meinen leicht irritierten Blick hin machte er ein besorgtes Gesicht und sagte: »Cleo hat mir gestern am Telefon erzählt, du leidest unter Stierhunger. Sie meinte, du würgst mehrmals am Tag dein Essen aus.«

Hirn-Merkzettel: Cleo abklatschen – das war ein Geheimnis, verdammt! Dafür würde demnächst garantiert ein Dreier-Meeting mit Thomas und Jonas einberufen werden.

Schnell schloss ich die Tür zum Flur. Nicht auszudenken, was passierte, wenn das im Ministerium die Runde machen würde.

Karl ergänzte: »Ich kann bei so etwas nicht tatenlos zusehen.«

Das tat er ja auch nicht. Bisher jedenfalls. Ein wenig verlegen dachte ich an all die Kisten von Keksen, deren wahrhaftiges Schicksal Karl nun kannte.

»Ich habe mir etwas überlegt.« Verunsichert kramte Karl in seiner Gürteltasche und zog schließlich ein verschmiertes Zettelchen hervor. »Hier ist eine Therapeutin für Essstörungen. Ich hab schon bei ihr angerufen. Sie hätte noch einen freien Platz für dich.«

Wie bitte? Cleo petzte Karl die Bulimie, und der rief sogleich einen Anti-Spei-Service ins Leben? Das war ja nun wirklich zu viel des … Guten? Ich stutzte.

Besorgt blickte mir Karl ins Gesicht. Hinter seinen kolossalen Brillengläsern verbargen sich auffallend treuherzige Augen. Zudem zeigte er ehrliches Interesse an mir. Dass sich überhaupt mal jemand für mich interessierte, war schon außergewöhnlich. Ja, hier war jemand, der es wirklich ernst mit mir meinte. Wie rührend das doch war.

Aber verdammt, warum war ich bloß so oberflächlich? Warum konnte ich nicht über Körperfett, Klatschfrisur und Geschmacksverkalkung hinwegsehen und mich in Karl verlieben?

Während ich so entsetzt wie möglich auszusehen versuchte, ergänzte Karl: »Keine Angst, das wird nichts kosten. Deine Krankenversicherung wird die Therapie höchstwahrscheinlich übernehmen.«

Das musste Karl wissen, denn er war selbst Angestellter bei einer Krankenkasse. »Ruf doch einfach deren Hotline an«, empfahl er.

Wozu? Ich konnte jederzeit von alleine mit dem Brechen aufhören. Konnte ich doch, oder?

»Bitte!« Karls Augen waren glasig, aber das konnte auch an den Brillengläsern oder seinem Schweiß liegen. »Nimm diese Krankheit nicht auf die leichte Schulter. Je früher du dir Hilfe holst, desto eher bist du wieder gesund.«

Ich war weder krank noch hilflos.

»Ach Karl, wie kannst du nur denken, dass ich bulimiekrank bin?«, versuchte ich, die Situation zu entschärfen, und sah dabei eindringlich … auf Karls Gürteltasche.

»Ich wusste, dass diese Gegenfrage kommt«, konterte Karl, holte einen anderen Zettel hervor, las etwas nach und meinte dann: »Als Nächstes sagst du, dass du vielleicht mal bulimiekrank warst, aber dass dies schon einige Zeit zurückliegt …«

Mist! Das hätte ich jetzt wirklich gesagt.

»Und als Nächstes erzählst du mir, seit wann du es nicht mehr tust, und belügst uns damit beide.«

Ja, tatsächlich befand sich auch dieser Satz in der Warteschleife.

»Zudem kannst du mir nicht in die Augen sehen, während du dich rechtfertigst«, las Karl weiter von seinem Spickzettelchen ab.

War es vielleicht doch schon viel ernster als gedacht?

»Die Entscheidung liegt bei dir«, sagte Karl, während er den Reißverschluss seiner Gürteltasche schloss. »Ich lass dich jetzt in Ruhe.« Mit diesen Worten schlurfte er traurig von dannen.

»Von dem lassen wir uns die Suppe nicht versalzen«, geiferte Mia, während ich nachdenklich in einer solchen rührte. Wie bekloppt war diese Welt eigentlich? Ein Schizophrener warf mir einen psychischen Defekt vor? Eine heimliche Bigamistin stellte mich öffentlich an den Pranger? Fehlte eigentlich nur noch, dass Karl mich zu Kontaktlinsen nötigte – oder zu einer Diät. Aber nein, er nötigte mich bloß zu einer Therapie. Und das ging schon gar nicht.

Also entschied ich, keine Therapie zu machen.

Eine Woche darauf tat Karl dann etwas, das dem Buben das Herz raushaute. Während wir zusammen durch den Stadtpark spazierten und über das Wetter und das Großstadtleben philosophierten, erwähnte er unvermittelt in einem Nebensatz: »Ich hab übrigens gestern mit deiner Mutter telefoniert. Wegen der Bulimie.«

»Was??«, schrien Mia und ich gleichzeitig.

»Ja. Sie bereut zutiefst, dass sie dich hat wegziehen lassen. Und ich bin auch ziemlich traurig.«

»Aber ... aber ... es ist doch alles in Ordnung«, stammelte ich.

»Nein. Cleo meinte, dass du nach wie vor über der Kloschüssel hängst, anstatt dir Hilfe zu holen.«

Hirn-Merkzettel 1: Meeting mit Cleo, Jonas und Thomas schon auf heute Abend legen.

Hirn-Merkzettel 2: Mama die nächsten zwei Jahre nicht mehr kontaktieren.

»Leute ...!«, schimpfte ich mit Blick in Richtung von Karls Gürteltasche, die plötzlich Tröpfchen abbekam. Regnete es? Nein, viel schlimmer: Karl weinte!

»Bitte, Diana, so lass dir doch helfen! Bitte ...«

Herrje, nun hatte ich wirklich keine andere Wahl mehr. Schweren Herzens und Gewissens machte ich mich, kaum daheim angekommen, sogleich ans Werk: Ich griff zum Hörer, um Mama mit einem neuen Spuck-nicht-plus-Therapie-Versprechen zu beruhigen. Danach wählte ich die Hotline meiner Krankenkasse. Für Bulimie und Therapie reichte mein mickriges Gehalt beim besten Willen nicht aus.

Nachdem ich gut eine halbe Stunde lang von A nach Z verbunden wurde und damit auch gleich die gesamte Krankenkasse über meine Kotzerei im Bilde war, landete ich endlich bei einer netten Dame. Sie erklärte mir, ich habe das Recht auf eine kostenlose Therapie und eine vorherige, ebenso kostenlose Komplettuntersuchung durch meinen Hausarzt.

In meinem Fall Hausärztin. Die war weit weg. In meiner Heimatstadt. Ich bekam trotzdem kurzfristig einen Termin, und das, obwohl ich meine Hausärztin seit bestimmt zehn Jahren nicht mehr gesehen hatte.

Als ich eine Woche darauf ihre Praxis betrat, verstand ich allerdings auch gleich, warum. Aus meiner Hausärztin war eine depressive Spätrentnerin geworden; eine arme alte Frau, die allem Anschein nach das Ableben ihres Ehepartners in den Achtzigern niemals verkraftet hatte und ihre Berufsrolle seitdem dafür missbrauchte, Patienten verbal in den Tod zu treiben – gewissermaßen als Eigentherapie. Dem süßlich modrigen Praxisgeruch nach zu urteilen, schien ihr Mann quasi noch immer im Nebenraum zu sein. Oder war das bloß ihr Parfüm?

Nachdem ich ihr zutiefst beschämt von der Essbrechsucht berichtet hatte, wartete sie erst noch ein paar quälend lange Minuten ab, nur um mir dann urplötzlich und mit leicht irrem Grinsen mitzuteilen, dass ich genauso gut auch Selbstmord begehen könne; denn wenn ich mir schon jeden Tag den Finger in den Mund stecke, warum dann nicht gleich eine Pistole?

Mir entglitten sämtliche Gesichtszüge. Sie aber fuhr kühl lächelnd fort: »War nicht ganz ernst gemeint! Aber diese neumodischen Wohlstandskrankheiten sind einfach nicht mein Spezialgebiet.«

Ach nein? Wie schön, dass ich hier war!

Nachdem sie meinen Bauch abgetastet hatte, als suche sie nach etwas, das mein bevorstehendes Ableben zusätzlich rechtfertigen könnte, fragte sie völlig tonlos:

»Meinen Sie, eine Therapie bringt bei Ihnen noch etwas?«

»Ja, wieso? Ist es etwa schon so schlimm?«

»Nun ja, es ist nicht dermaßen schlimm, als dass es nicht heilen könnte. Aber es ist auch ein großes Stück Arbeit, den Kampf gegen die Krankheit anzugehen. Wollen Sie das wirklich auf sich nehmen?«

»Deshalb bin ich doch hier«, erwiderte ich perplex, während ich mich gleichzeitig tatsächlich fragte, warum ich überhaupt hier war.

»Nun ja, manche Patienten lassen sich von mir auch über Folgeerkrankungen in Kenntnis setzen, die sicherlich auch bei Ihnen nicht mehr lange auf sich warten lassen.«

Na danke, dachte ich, entgegnete aber: »Nein danke!«

»Gut, dann überweise ich Sie mal zur Gesprächstherapie.«
Hoffnungslosen Blickes drückte sie mir eine Überweisung in die
Hand.

Nun war es also so weit: Meine erste Bulimietherapie stand unmittelbar bevor. Und meine Ansprüche waren hoch. Sehr hoch!
Würde das Problem meiner so ess- wie sprachgestörten Familie
komplett durchleuchtet und am Ende sogar aufgelöst werden?
Würde ich endlich verstehen, was mit meiner Gefühls- und
Wahrnehmungswelt nicht stimmte und warum mein Weg mich
zur Bulimie geführt hatte? Würde ich als Konsequenz nie wieder
kotzen? Ich war gespannt auf das, was mich erwartete.

Kotzkameraden

Heidi Rosner – Therapie nach Vereinbarung stand auf dem rosafarbenen Türschild der hellblau gestrichenen Haustür des ansonsten grau gehaltenen Stadthauses, das ich ein paar Tage später betrat. Leicht zögernd betätigte ich die Türklingel.

Keine Sekunde später öffnete mir der Bulle von Tölz die Tür, als habe er dort seit Tagen auf mein Erscheinen gewartet.

Aber nein, das war gar kein Mann. Männer tragen kein rosafarbenes Kleidchen – oder?

»Guten Tag, ich bin Heidi Rosner, Sie sind sicherlich Frau Fey«, sprudelte es aus ihr oder ihm heraus, während ich meinen Blick nicht von dem viel zu kleinen Puppenkleidchen abwenden konnte. Oben an der Brust war es dermaßen eng geschnürt, dass man das Gefühl bekam, nach einem kurzen Countdown würden einem gigantische Atombrüste entgegenschießen, die man mit der Umkreisung unserer Erdumlaufbahn beauftragt habe. Eine Verbindung zu Karl war optisch eindeutig gegeben. Vielleicht waren die beiden sogar verwandt?

Meinen Kopf einziehend, um mich nicht an dem Traumfänger aus Ästen, Perlen und den Resten einer Taube zu stoßen, betrat ich das Innere des Hauses. Dort bekam ich dann aber doch noch einen Schlag: Eine junge Frau rannte frontal in mich hinein. Anstatt sich zu entschuldigen, packte sie mich am Arm, zog mich hinter sich her und schrie dabei immer wieder: »Bloß raus hier, bloß raus hier!«

Auf diese Weise lernte ich Ella kennen.

»Geh da bloß nicht rein. Unglaublich, was ich dort erlebt habe«, schnaufte sie, während sie mich weiter hinter sich her durch die Straßen zerrte.

Nach etwa zehn Minuten meinte ich ebenfalls schnaufend: »Ich glaube nicht, dass sie uns noch einholen wird.«

Wir setzten uns auf eine Bank.

»Du hast auch Bulimie«, sagte Ella und lachte mich an.

Ich blickte fragend zurück.

»Die Narben, die Narben«, sagte Ella und zeigte auf meinen Handrücken. Es gab sie also doch: Menschen, die das sahen.

So erfuhr ich nicht nur von Ellas Essstörung, sondern auch von ihrer ersten Therapiestunde, die noch nicht einmal eine Stunde zurücklag.

»Stell dir mal vor, alle Wände waren mit Fanplakaten von Alice Schwarzer gepflastert!«

Frau Rosner war also ein *Emma*-Groupie. Darüber konnte ich hinwegsehen und zuckte nur mit den Schultern.

»Und das Therapiezimmer erst. Alles aus dunklem Holz; eine Wand voll mit Spiegeln. Das hatte mehr was von Folter als von Therapie.« Die erste Bulimikerin, die ich kennenlernte, sah also genauso ungern in den Spiegel wie ich. Sehr interessant. Auch deshalb, weil Ella sehr gut aussah. Ihr dichtes blondgesträhntes und schulterlanges Haar umrahmte ihr hübsches gebräuntes Gesicht, aus dem mir leuchtend grüne Augen entgegenstrahlten. Ella war ein klassisches Beach-Babe, das passenderweise – oder unpassenderweise, wenn es um ihre Selbsteinschätzung ging – als schöne Sekretärin im Bereich Sonnenschutz eines pharmazeutischen Unternehmens tätig war.

»Ich wusste nicht, dass Waden Knöchel bedecken können«, fuhr sie fort, »und auch nicht, dass sich drei Zentner Fleisch so problemlos in einen kleinen Stuhl pressen lassen.« Zimperlich sprach sie nicht gerade von der drallen Frau Rosner. »Aber es klappte, und kaum war das geschehen, also der … die … das Rosner und sein Stuhl eine Einheit geworden, da fragt es mich, was mir fehlt! Hallo? Hätte die gute Therapeutin vielleicht mal einen Blick in meine Krankenakte werfen können? Ich will gerade antworten, da fragt die allen Ernstes, ob sie uns 'ne Pizza bestellen soll.«

An dieser Stelle dankte ich dem Schicksal, Ellas Therapie vor die meinige geschoben zu haben.

»Als ich ihr erkläre, dass ich mich fünfmal täglich bewusst übergebe, fragt die tatsächlich *mich*, warum ich das tue. Hallo? Was war noch mal ihr Job? Therapeutin? Ursachenforscherin? Ich schaue wie ein Auto, sie sagt daraufhin ›Ohne Mampf kein Kampf‹, dampft in die Küche und kommt mit einer riesigen Pyramide aus Gehacktes-Brötchen wieder. Ich hoffe noch, dass sie wenigstens auskaut, bevor sie weiterspricht, aber nein, schon landet eine Mischung aus Worten und Gekautem auf meinem T-Shirt. Also echt, wer ist hier eigentlich essgestört?«

Jetzt schaute auch ich wie ein Auto, während Ella wie wild an ihrem T-Shirt herumzog und den Wasserfall ihrer Wörter weiter auf mich einstürzen ließ:

»Sie sabbert mir also entgegen, dass es egal sei, wie ich aussehe. Gut, wenn mir eine Claudia Schiffer so was sagen würde, könnte ich es sicher annehmen. Aber dieses Rosner ist doch noch nicht mal eine Frau, selbst wenn ihre Fettverteilung für Melonenbrüste gesorgt hat! Apropos, hast du ihre Brustbehaarung gesehen?«

Hatte ich zum Glück nicht.

»Dieses pelzige Etwas ist also felsenfest davon überzeugt, dass Schönheit die unwichtigste Nebensache der Welt sei; erzählt irgendwas von Alice Schwarzer und fragt zum Schluss *mich*, ob ich denn überhaupt eine Frau sein wolle.«

»Wie bitte?«

»Hab ich auch gefragt und ihr dann gesagt, dass ich doch schon eine Frau bin – seit einundzwanzig testosteronfreien Jahren. Daraufhin meint sie, dass ich ihrer Ansicht nach eher ein Kerl sei. Frechheit! Statt sich zu entschuldigen, fängt die an, von einer inneren und äußeren Frau zu sprechen, und fragt, ob ich die innere Frau in mir überhaupt sähe?«

»Und, hast du sie gesehen?«, fragte ich etwas irritiert.

»Nee, ich hab nur spekuliert, dass dieses Rosner wahrscheinlich eine Frau verschluckt und sich anschließend deren Kleidchen übergestreift hatte. Anders hätte die nicht auf eine ›innere‹ und ›äußere‹ Frau kommen können.«

Ja, das leuchtete mir ein.

»Ich sage also ›nein‹, und sie meint daraufhin, es sei schwer, die innere Frau zu sehen, wenn der innere Mann sie verdränge. Deshalb sei ich leider keine richtige Frau! Die Bulimie sei nämlich einer von zwei männlichen Parts in mir, die meine innere Frau verdrängten!«

In meinem Kopf tanzten die Fragezeichen. Wenn Bulimie männlich war, warum hingen dann wir Frauen für irgendein Schönheitsideal tagtäglich reihernd überm Klo? Warum betitelte jemand, der augenscheinlich mehr Mann als Frau war, eine absolut weibliche Frau als Mann? Und wenn das alles schon so sinnlos war, was wäre dann erst der zweite Part?

»Der zweite Part ist die Schminke«, fuhr Ella fort. »Schminken ist in Rosners Augen männlich! Ich solle ab sofort mein Gepinsel weglassen, weil das nur alberne Fassade sei, die eine Frau Ella Meister nicht brauche. Hallo? Und damit ich das schaffe, solle ich mir immer wieder die Geschichte von den Enten vor Augen führen.«

»Das Märchen vom hässlichen Entlein?«, fragte ich noch verwirrter als zuvor.

»Nee, das würde ja Sinn ergeben. Das Rosner ist sinnlos, deshalb macht es plötzlich einen auf Heinz Sielmann und erzählt vom bunten Treiben auf dem Ententeich. Ich erfahre, dass es bei den Enten die Männchen sind, die einen auf bunt und schön machen, und das auch nur, um ein Weibchen zu erobern. Die Weibchen aber müssen niemanden beeindrucken und ergo auch kein Trara veranstalten. Deshalb könne ich von den ungestylten weiblichen Enten lernen.«

Und das sprach eine/r im rosa Tussikleid! In Gedanken suchte ich vergeblich nach kotzenden Männern, die auch noch ein Trara für Eroberungen veranstalteten. Und plötzlich fielen sie mir ein: die Römer. Mit ihren Kleidern … und ihren Federn im Mund. Federn? Entenfedern? Und hatte Frau Rosner nicht eine verdammte Herzbuben-Ähnlichkeit? Wie unheimlich war das eigentlich?

»Dann wurde es auch noch gruselig. Rosner wollte plötzlich, dass ich laut nach meiner inneren Frau rufe. Weil sich die Unsichtbaren meist erst dann zeigten, wenn man laut nach ihnen rufe …«

»Und, hast du's getan?«

»Hallo?!« Ella verdrehte die Augen »Ich hab gar nichts getan, und da meinte das Rosner, ich sei zu verkrampft und solle beim Anruf meiner inneren Frau ruhig locker an meine Titten packen. Geht's noch?!«

Nee, das ging gar nicht.

»Ja, und dann ging's munter weiter. Mit dem Unterschied, dass ich nicht mehr zugehört habe, aber das, was ich sehen musste, war ja auch nicht besser. Brötchen um Brötchen verschwanden im Rosner-Schlund, einmal blieb ein Zwiebelring an den Bartstoppeln ihres Kinns zurück und wanderte dann weiter in ihr behaartes Dekolleté. Nach vielen, vielen Minuten dachte ich endlich, das sei es jetzt gewesen, aber nein, nun stöhnte die mir auch noch einen vor. Wie in 'nem billigen Porno.«

Arme Ella, dachte ich.

»»Von jetzt an spüren Sie daheim Ihren kompletten Körper, Frau Meister. Fangen Sie bei Ihren Füßen an! Und immer schön laut mitreden: ›O ja, ich spüre meine Füße!‹, ›O ja, ich spüre meine Waden!‹ – bis hoch zum Kopf! So bekommen Sie ein Gefühl für sich selbst. Auf diese Weise spüre auch ich mich! Das ist immer wieder aufregend.‹ Ja, das waren ihre Worte …«

Wie konnte dieses eingeschnürte Wesen überhaupt noch etwas spüren? Ich schluckte.

»Dann folgte ihr Höhepunkt: die Tanzshow. Erst zieht sie sich die stinkenden Schuhe aus, weshalb ich fast eingehe. Und dann lädt sie mich ein – in ihren ausladenden Körper!«

Ach du Sch…

»Die hüpft vor ihre Spiegel und fängt plötzlich an zu tanzen, winkt mir dabei auffordernd zu und meint, ich solle mittanzen, wann immer mir danach wäre. Danach war mir aber nicht. Bei ihr sah das nämlich schon aus wie die Uraufführung vom sterbenden Schwan … als ob Bud Spencer in die Rolle des Schwans geschlüpft, der Schwan bereits tot sei und die wenigen Bewegungen durch Blähgase im Körper erzeugt wurden. Ich konnte nicht anders und brach den Schwachsinn ab. Ja, und als die mich gerade an der Haustür abfing und zurück ins Zimmer schickte, hast du geklingelt. Zum Glück!«

Ja, zum Glück. In diesem Moment schloss ich Ella in mein Herz. Ich freute mich so sehr, endlich jemanden gefunden zu haben, der mich verstand – weil wir das gleiche Problem vor uns herschoben. Und wenn ich eines aus Ellas erster Therapiestunde gelernt hatte, dann, dass ich mir meine sicherlich sparen konnte.

Wir tauschten unsere Telefonnummern samt E-Mail-Adressen aus, und ich beschloss, Ella noch am selben Abend anzurufen. Sie ging nicht ans Telefon. An den darauffolgenden Tagen auch nicht. Ich schrieb ihr E-Mails, die sie ebenso wenig beantwortete. Irgendwann bekam ich Angst, dass ihr etwas passiert sein könnte. Da poppte plötzlich eine SMS von ihr auf, kurz und knapp: »Wenig Zeit, melde mich bald!« Na, zumindest lebte sie noch …

Im Würgegriff des Unterbewusstseins

Dass Frau Rosner viele wahre Worte gesprochen hatte, sollte ich erst einige Jahre später verstehen. Als Karl mich daheim besuchte, schilderte ich ihm das Ganze natürlich in möglichst negativen Farben und weit übertriebener Form – und natürlich ohne die Info, dass es sich dabei nicht um *mein eigenes* Erlebnis handelte.

»Oh, das tut mir unfassbar leid«, antwortete er, während er verlegen in seiner Gürteltasche bohrte. »Aber deshalb sind doch nicht gleich alle Therapeuten für die Füße. Kannst du nicht noch einem anderen eine Chance geben?«

»Nein, das schaff ich nicht noch mal!«, jammerte ich.

Karl sah das als Aufforderung, meine Hand zu halten. »Schon gut, Diana. Es ist ja auch meine Schuld. Ich werde mich ewig dafür ohrfeigen, das versprech ich dir. Ich hoffe nur, du kannst mir jemals verzeihen.«

Aus vergrößerten Augen blickte er mir mitleidig entgegen. Er war so unfassbar gut. Doch das kam in dem Moment gar nicht gut bei mir an.

Ich war auf einem üblen Trip. Ich beschwerte mich über Cleos nicht vorhandene Gefühle – doch mit meinen eigenen sah es nicht viel besser aus. Ich hätte allen Grund dazu gehabt, froh über Karls Engagement zu sein, denn er kümmerte sich um mich wie kein anderer. Doch zufrieden war ich nur dann, wenn alle bösen Kalorien wieder in der Kloschüssel lagen.

Fakt war, dass die Bulimie mittlerweile meinen gesamten Alltag beherrschte. Wie einen Roboter lenkte sie mich zum Kühl-schrank, dann ins Bad und von dort ins Bett, wo ich wie ein Ausnüchternder schlief, der am nächsten Morgen wieder mit einem ordentlichen Negativpegel erwachte, so dass alles von vorne begann.

Bis auf Ella war alles endlos blöd: Cleo mit Thomas, Cleo mit Jonas, Cleo ohne alles. Mein Job, meine weit entfernte Familie. Und ganz vorneweg mein Kumpel Karl mit seinem ausgeprägten Helfersyndrom.

»Ich glaube, es ist meine Bestimmung, dir zu helfen«, sagte Letzterer, um das unangenehme Schweigen zu brechen.

»Ich brech gleich zusammen! Helft mir!«, schluchzte es da von draußen.

Was war das denn?

Ich sprang auf und lief zur Haustür. Draußen stand Cleo. Nein, sie stand nicht, sie saß – zusammengekauert auf der Treppe – und weinte wie ein Schlosshund. So hatte ich sie noch nie gesehen. Waren das etwa Gefühle? Echte Gefühle? Bei Cleo? Wow!

»Was ist denn los?«, fragte ich.

»Thomas hat mich verlassen. Ich kann nicht mehr.«

Dann plätscherte es aus ihr heraus: Thomas wollte Cleo nach seinem Kickboxtraining überraschen, erwischte sie aber stattdessen in flagranti mit Jonas – und zwar in Cleos Auto. Zuerst schlug er Jonas krankenhausreif. Dann packte er Cleo, steckte sie in den Kofferraum und fuhr ihr Auto vor einen Baum, was sogar okay war, denn er selbst hatte Cleo das Auto einst geschenkt. Cleo hatte Glück, ihr war im Kofferraum nichts passiert, denn dieser war dank Jonas' Schlafsack gut gepolstert. So steckte sie die Aktion locker weg.

»Ich bin von Thomas noch Schlimmeres gewohnt ...«, schniefte sie.

Meine Güte!

Heute tat Thomas allerdings etwas Neues. Er fuhr zu Cleos Elternhaus, ging in Cleos Kinderzimmer und packte dort *sein* gesamtes Hab und Gut ein. Wurde es materiell, wurde es auch für Cleo ernst. Sie erkannte, dass Thomas sie endgültig verlassen wollte.

»Ich brauch Thomas doch!«, jammerte Cleo und verschluckte sich fast an ihren Tränen.

»Und Jonas?«

»Ach, der ist doch jetzt eh im Eimer. Und außerdem: Thomas ist mein Versorger! Jonas ist nur eine Art Großmutter für mich.«

Das waren eindeutig mehr Informationen, als ich vertragen konnte. Nicht nur, dass mir der arme Jonas wahnsinnig leidtat, denn er war ein guter Junge. Nein, auch die Tatsache, dass Cleo ihren sexuellen Gespielen einer alten Frau gleichstellte, deutete für mich auf tiefste seelische Abgründe hin. Wenn jemand dringend therapeutische Hilfe in Anspruch nehmen musste, dann Cleo!

Den Abend verbrachten wir also damit, Karl über Cleos Bigamie aufzuklären und mittels unzähligen Ratgebern, Broschüren und Verzeichnissen, die inzwischen stets in Karls Kofferraum auf ihren Einsatz warteten, nach Lösungsmöglichkeiten zu suchen. An diesem Abend war Karl richtig stolz über seinen tristen Sachbearbeiter-Job bei einer großen Versicherung. Ganz besonders, als wir auf etwas stießen, das sogar für mich interessant war: die Hypnosetherapie.

»Hier steht, dass während der Hypnosetherapie verdrängte oder unterdrückte Erinnerungen wieder bewusst gemacht und positiv verarbeitet werden können. Als stützende Therapie zur Umprogrammierung und Neuorientierung wird die Hypnose in der Psychotherapie und Medizin immer häufiger angewandt«, las Karl vor.

Das war die Lösung! Nicht nur für Cleo, sondern auch für mich! Ruck, zuck könnten wir die negative Ursache meiner Kotzerei finden, sie an Ort und Stelle positiv umkehren, und keine drei Minuten später würde ich als geheilt aufwachen. Dauer: eine knappe Stunde. Wirkung: lebenslang. Perfekt!

Und bei Cleo würde es auch funktionieren. Man hätte zwar etwas mehr Arbeit, weil ihre komplette Familie von »katastrophal« zu »normal« umzuprogrammieren wäre, aber das würden die Hypnotiseure schon hinbekommen – waren ja schließlich Profis.

»Cleo, das machen wir!«, rief ich. »Eine Bulimie-Bigamie-Hypnosetherapie! Was meinst du?« Voller Euphorie strahlte ich sie an.

Karl freute sich auch. Allerdings nicht lange: »Oh, das fällt leider nicht unter die Kassenleistungen. Und günstig ist es auch nicht.«

»Was kostet es denn?«, fragte ich.

»Um die hundertfünfzig Mark pro Stunde«, antwortete Karl, durchstöberte ein Verzeichnis und entgegnete schließlich: »Aber hier in der Nähe gibt es einen Therapeuten, der euch für hundertzwanzig sogar anschließend heimfährt.«

Da ich mir sicher war, dass maximal zwei Stunden für die Entfernung der Kotzeritis ausreichen würden, wollte ich die Therapie trotzdem durchziehen. Bei Cleo spielte Geld keine Rolle – Thomas hatte sein Portemonnaie bei ihr vergessen. Nun ja – vergessen …?

Gesagt, getan. Wir entschieden uns für den Hundertzwanzig-Mark-Heimfahrservice alias Doktor Blick, einen sehr erfahrenen, langjährigen Hypnotiseur, wie Karls Verzeichnis versprach – auch in der vagen Hoffnung, dass sein Name Programm sei.

Tags darauf erklärte uns eine angenehme männliche Stimme am Telefon sämtliche Details, und schon fuhren wir mit der Bahn und jeweils hundertzwanzig Mark im Handgepäck zu Doktor Blick. Wir waren so aufgeregt, dass wir uns an den Händen halten mussten.

Schließlich erreichten wir die Praxis – vielmehr: das Wohnhaus des Herrn Doktor. Davor parkte ein in die Jahre gekommener lilagefleckter VW-Bus, auf dessen rechte und linke Seite jemand mit schäbiger Fingerfarbe ein schiefes Dreieck mit einem Auge in der Mitte gepinselt hatte, das eher wie ein Fisch aussah. Wir schauten uns fragend an. Doch in dem Moment streckte sich auch schon ein Mittsiebziger aus dem Fenster und winkte uns fröhlich zu. Des Doktors Vater war wohl zu Besuch.

»Willkommen, meine Mädchen!«, rief er uns zu.

Er rannte zur Haustür – offenbar war der Gute noch recht rüstig – und nahm uns nacheinander erst einmal herzlichst in den Arm. Etwas zu viel Aufmerksamkeit für meinen Geschmack.

»Ich bin Doktor Blick«, sagte er stolz.

O nein!

»Dann wollen wir mal!«

Ich ließ Cleo den Vortritt, war sie es doch, die eine Hypnosetherapie um Längen nötiger hatte als ich.

»Zusammen oder getrennt?«, fragte der Alte.

»ZUSAMMEN!«, brüllte Cleo. Sie war nahezu starr vor Angst. Das freute mich, war es doch ein erneuter Anflug von Gefühlen.

Freundlich führte uns Doc Blick in ein kleines abgedunkeltes Besprechungszimmer und platzierte uns auf zwei kleinen IKEA-Stühlchen. Cleo kramte unterdessen die hundertzwanzig Mark hervor, doch unser Hypnotiseur winkte ab. »Erst zahlen, wenn die Stunde erfolgreich war.«

Da war ich optimistisch. Noch. Mit stolzem Gesichtsausdruck griff Doc Blick in eine alte Lederschultasche und holte zwei vergilbte Klatschzeitschriften hervor, die er uns in die Hände drückte:

»Hier könnt ihr beiden etwas über meine Arbeit erfahren.«

In Klatschzeitschriften? Wie auch immer. Ich blätterte in einer *Frau im Spiegel* aus dem Jahr 1968, während Cleo sich eine *Quick* von 1965 ansah.

»Wer zuerst den Artikel über mich findet, hat gewonnen«, quietschte unser Hypnotiseur. Er hatte starken Mundgeruch.

Ich gewann das Battle und stieß auf einen Artikel über eine Polizistin, die plötzlich panische Angst vor ihrem eigenen Ehemann bekam, nachdem dieser seine neue Arbeitsstelle als Kraftfahrer angetreten hatte. Dank Doktor Blicks Hypnosetherapie fand man die Ursache: Als Kind wurde sie vom kraftfahrenden Vater ihrer Schulfreundin die Haustreppe hinuntergestoßen. Autsch! Die gute Frau wurde nicht nur geheilt, nein, sie nutzte den angebrochenen Tag sogar dafür, ihren Peiniger trotz Verjährung selbst zu verhaften, wenn auch nur scherzweise als gestelltes Bild für die Kamera.

Auch Cleo wurde fündig: Eine junge Türkin entwickelte immer stärker werdenden Ekel vor Knoblauch, was für ihre Familie ein absolutes Unding war. Zwei Besuche beim weltbekannten Doktor Blick und – schwupps – fand man den Grund: Sie musste als Vierjährige mit ansehen, wie ihr Opa ein Huhn schlachtete, und es auch noch eigenhändig zum Ausbluten aufhängen. Links und rechts vom toten Huhn hingen Knoblauchzwiebeln. Doktor Blick heilte das türkische Mädchen und bekam dafür (neben seinem Wucherhonorar) einen selbstgemachten Döner mit extra viel Knoblauch, den er auf dem Bild stolz in die Kamera hält.

»Wie ihr Mädchen seht, habe ich es sogar in die Medien geschafft, denn meine Gabe ist einzigartig!«, triumphierte unser Hypnotiseur.

Wer Klatschblättchen als Medien bezeichnete, dem dürfte man eigentlich gar nicht weiter zuhören. Aber ich wollte nicht zu negativ an die Sache herangehen, immerhin war das Zimmer gepflastert mit Urkunden und Auszeichnungen aus den Sechzigern, die der Gute sich schließlich irgendwie verdient haben musste.

Wahrscheinlich hatte ich ein paar Sekunden zu lang an die Wand gestarrt, denn Doktor Blick bestand nun auch noch darauf, uns jede einzelne Urkunde und Auszeichnung detailgenau zu erklären. So vergingen zwei gute Stunden, bis plötzlich mein Handy klingelte. Meine Mutter.

»Ich bin's. Dein guter Freund Karl hat mir von deiner Hypnose erzählt. Wie war sie denn?«

Mein guter Freund Karl telefonierte offenbar schon bald mehr mit meiner Mama als ich selbst.

»Ähm, ich … ich bin noch in der Hypnosetherapie.«

»Immer noch? Oje, was das bei dem Stundenlohn kostet! Gut, dann will ich es nicht noch teurer machen. Also, bis später.«

Mama legte auf. Es klingelte direkt wieder. Diesmal war Karl dran.

»Ich bin's. Wollte mal hören, wie es gelaufen ist.«

Ich verkniff mir jegliche Bemerkungen und wiederholte stattdessen: »Ich bin noch in der Hypnosetherapie.«

»Wirklich? Du bist gerade in Trance? Dafür hörst du dich aber erstaunlich normal an.«

Irgendwie hatte das permanente Auf-die-Wand-Starren tatsächlich leichten Schwindel bei mir hervorgerufen. Aber Trance war mit Sicherheit etwas anderes.

»Nein, ich …« Doch da schnappte sich Doc Blick schon mein Handy und klappte es einfach zusammen.

»Mädels, nun wird es ernst. Mit wem fange ich an?«

Ich zeigte auf Cleo.

»Gut, dann fange ich mit Frau Schneider an. Frau Fey, Sie dürfen gerne beim Gespräch dabei sein, aber die Hypnose führen wir alleine durch.«

Und so gab ich mir das ganze Jonas-Thomas-Theater noch einmal. Anschließend verschwanden Cleo und Doc Blick im Nachbarzimmer. Blöd nur, dass die Wände nicht wirklich schalldicht waren. Ich hörte mehr, als mir lieb war, und konnte kaum glauben, dass Cleo sich in jenem Moment tatsächlich in einem Traumzustand befand. Einige Sätze des selbstbewussten Hypnotiseurs hatten anfänglich verdächtige Ähnlichkeit mit einem Softporno:

»Und tiefer und tiefer und tiefer und tiefer«, »… ja, wunderbar, ja, wunderbar!«

Dann wurde es etwas infantiler: »Und da ist sie, die kleine Cleopatra Schneider – kann sie mir sagen, was sie sieht?«, »Nein, die Oma muss jetzt zu Hause bleiben!«, »Nein, Mutter kann dir nichts mehr wegnehmen!«, »Sie haben dich beide lieb! Aber glaube dem guten Doktor Blick! Er sagt dir, dass du dich entscheiden musst!«, »Nein, beide kannst du nicht haben, nur die Mutter oder nur die Oma!«, »Nein, nicht beide!«, »Nein!«

Dann wurde es wieder pornographisch: »Oarrrrrrr!«, »Puh!«, »Das ist mir ja noch nie passiert …«, »Entschuldigung, sind Sie wieder bei sich?«, »Wollen wir noch einmal …?«

Ich wollte gar nicht mehr weiter zuhören, denn das, was ich mitbekam, machte mir Angst. Was, wenn Doc Blick mich in Trance zu irgendwelchen sexuellen Schandtaten oder Kleinkindgehabe triebe? Nein, bestimmt würde er das nicht tun, schließlich war ich nicht alleine hier, Cleo war doch bei mir. Obwohl: Selbst wenn Cleo bei mir war, benahm sie sich ja trotzdem wie Luft, und Luft war kein besonders großer Helfer.

Stopp! Ich musste mich ablenken. Also blätterte ich in den alten Zeitschriften und versuchte gar nicht weiter, auf die Stimme im Nachbarzimmer einzugehen. Die Werbebotschaften aus den Sechzigern waren noch schön einfach und direkt: *Heute bleibt die Küche kalt, wir gehen in den Wienerwald!* oder *Mutti! Mutti! Er hat überhaupt nicht gebohrt!*

Letzterer Slogan holte mich zurück auf den Boden der Tatsachen: *Didi, Didi, der Hypnose-Arzt hat mich gar nicht angebohrt! Kannst du das auch sagen?*

Neue Panik machte sich in mir breit. Zum (Un-)Glück kam just in dem Moment Cleo zurück ins Zimmer. Sie wirkte frisch und erholt, und das, obwohl sie eine angewiderte Schnute zog. Doc Blick folgte ihr und wirkte dabei sichtlich erschöpft. Er war völlig verschwitzt. Verdammt, wäre ich nur die Erste bei unserer Tortur gewesen, dann hätte ich es jetzt hinter mir. Doch es war, wie es war.

Nun kam ich an die Reihe, und damit musste sich Cleo mein komplettes Kotzprogramm geben. Sie erfuhr auf diese Weise von Tante Edeltraud, von meinem Geschichtslehrer, den Herzbuben und vom Duscherlebnis bei Romans Eltern, bei dem sie vor Lachen fast vom Stuhl fiel. Dann erwähnte ich meinen mich nicht zufriedenstellenden Broterwerb und meine ebenso unbefriedigenden zwischenmenschlichen Beziehungen, und da kam es mir für einen Augenblick so vor, als weckte ich bei meinem Hypnotiseur tiefstes Mitgefühl. Oder gar ein ganz anderes Gefühl?

Wir gingen in sein Hypnosezimmer, und ich versuchte, mir meine Angst nicht anmerken zu lassen. Der Raum sah aus wie ein ganz normales Arztzimmer. Es gab einen Stuhl und eine Liege, die Wände waren weiß und kahl, bis auf eine kleine Wand, an der ein Bild hing, auf dem viele kleiner werdende Kreise zu sehen waren.

Doc Blick zündete zwei Räucherstäbchen an und legte eine Decke auf die Liege. Erst jetzt fiel mir auf, dass es in seiner Praxis gar keine Sprechstundenhilfe gab. Langsam wurde ich panisch.

»Warum haben Sie eigentlich keine Sprechstundenhilfe?«, fragte ich ihn und traf dabei völlig unbeabsichtigt einen Nerv.

»Zum einen sind das zu hohe Kosten, zum anderen war ich zweimal mit meiner Sprechstundenhilfe verheiratet und zweimal geschieden. Im Klartext: Sprechstundenhilfen bringen es nicht!«, antwortete er so energisch, dass die Venen an seinem Hals hervortraten.

»Okay, okay …«, sagte ich so ruhig wie möglich.

»Sie sind hübsch, Frau Fey«, tönte es unverwandt aus ihm heraus.

O Gott, lass ihn sich in Luft auflösen, flehte ich innerlich.

»Aber nun zur Therapie: Bitte legen Sie sich auf die Liege. Wünschen Sie eine Decke?«

Eine Decke? Mir wäre eine Mauer lieber gewesen.

Mein Bibbern fasste er als »Ja« auf und wickelte mich prompt wie ein Neugeborenes in eine alte Wolldecke ein, die nach Cleos Parfüm roch.

»Liegen Sie bequem? Ja? Dann lenken Sie Ihren Blick nun bitte auf dieses Bild.« Er wies an die Wand. »Fixieren Sie einen der Kreise! Versuchen Sie nicht, woanders hinzuschauen, nur auf diesen einen Kreis – und hören Sie nur noch auf meine Stimme!«

Jetzt gab es kein Zurück mehr. Ich tat, wie mir befohlen wurde. Doc Blick begann nun, seine beruhigende, ausdrucksstarke Stimme einzusetzen – eine Stimme, die man einfach nicht vergessen konnte, so wie den Duft von frischgebackenen Weihnachtsplätzchen. Passenderweise sprach er nun auch noch vom Essen und einem gefüllten Bauch und schließlich von einer Treppe, die ich immer tiefer hinuntergehen sollte. Er bat mich, meine Augen zu schließen, wann immer mich ein Müdigkeitsgefühl überkommen würde – und das kam sogar recht bald. Tatsächlich ging ich eine rote Treppe hinunter, tiefer und tiefer, vorbei an Lebensmitteln in Hülle und Fülle. Bei jeder Stufe veränderte ich mich. Mal war mein Bauch dick, mal war er flach. Doc Blick fragte, ob ich bereits die kleine Diana sei. Ich verneinte, weshalb ich die Treppen noch tiefer hinuntergehen musste, so lange, bis ich plötzlich die kleine Diana war – vielleicht sieben oder acht Jahre alt. Doc Blick umklammerte meine Hand. Er begleitete mich nun auf dem Weg zum Ursprung meines Leides.

Unkontrolliertes Kotzkind

Plötzlich stand ich in der alten IKEA-Küche meiner Eltern, in meinen Händen die leere Verpackung einer Tafel weißer Schokolade, und weinte riesengroße Krokodilstränen. Doc Blick kniete sich neben mich, trocknete meine Tränen und fragte, warum ich so traurig sei. Ich schüttete ihm mein Herz aus.

Mein großer Bruder Horst hatte mir gerade die weiße Schokolade geklaut, die ich mir seit Wochen aufbewahrt hatte und auf die ich mich schon so lange freute. Süßigkeiten waren bei uns daheim wegen meines gefräßigen Bruders zu einer Rarität geworden. Drum versteckte Mama sie vor uns und holte sie selten, meist erst kurz nach ihrem Verfallsdatum, wieder hervor. Oft vergaß sie unseren süßen Nachtisch auch ganz. Denn sie war beschäftigt. Täglich. Mit meinem kleinen Bruder, mit dem sie in Papas Zügen auf Städtetour und von da auf Schnäppchenjagd ging.

Unseren Vater sahen wir noch viel seltener. Entweder arbeitete er den ganzen Tag, oder er arbeitete auch die ganze Nacht und lag dann am darauffolgenden Tag im Bett. Einer musste ja unser Haus und die ganzen Schnäppchen bezahlen.

Auf diese Weise wurden Horst und ich schon früh zu Schlüsselkindern, die ihr Sonderangebotsmittagessen selbst und nach Möglichkeit leise in die Mikrowelle schoben. Das war kein Problem – nein, Horst war mein Problem! In den letzten Jahren hatte er sich immer neue Tricks ausgedacht, um mir meine raren Süßigkeiten wegzunehmen. Meine Mama konnte mir dabei nicht helfen, ebenso wenig wie mein Vater. Sie waren ja beide nicht da.

Ich hatte über nichts Kontrolle, über rein gar nichts. Der Stärkere gewann, und das war immer Horst.

Ich war so verdammt allein. Mein einziger Verbündeter war der Kühlschrank. Auch wenn sich in ihm lediglich preislich reduzierte Schnäppchen befanden, lernte ich schnell, mir daraus kleine Festmahlzeiten zuzubereiten. Warum auch immer, gaben mir der Kühlschrank und sein Inhalt ein Gefühl von Geborgenheit und Sicherheit.

Bruder Horst aber machte das alles kaputt. Erst klaute er meinen Eltern Geld aus der Kaffeedose, dann nahm er mir die mühsam zusammengebastelten Sandwiches weg und stibitzte zum Schluss auch noch meine heißgeliebte Tafel Schokolade, die ich für den perfekten Genuss ins Eisfach gelegt hatte.

Als mein Vater wegen unseres Geschreis nicht gerade glücklich aus dem Schlafzimmer stürmte, bekam ich auch noch eins auf den Deckel, da Horst behauptete, er habe mich beim Diebstahl erwischt.

»Was lügst du mich an?«, zischte mein Vater.

»Ich lüge nicht«, jammerte ich.

»Mädchen, eins sag ich dir: Lüge weder mir noch deiner Mutter etwas vor!«

»Ich lüge nicht! Horst hat die fünfzig Pfennig genommen! Und er hat auch noch eine ganze Tafel Schokolade gegessen! Die gehörte mir!«

Niemand glaubte mir. Ich weinte und weinte. Dann brannte sich ein Satz meines Vaters in mein Hirn, den er zum Besten gab, nachdem er die zusammengeknüllte Schokoladenverpackung aus meiner Jackentasche fischte, die Horst dort hineingesteckt hatte: »Eins sag ich dir, du Lügenkind: Mach die Augen zu, dann siehst du, was dir gehört!«

In diesem Moment tippte Doc Blick meinen Vater an. Er wollte mir helfen. Jemand wollte mir helfen – für wunderbare Gerechtigkeit sorgen. Ich spürte, wie sich die Erleichterung, die Auflösung meiner Probleme näherte.

Doch was war das? Doc Blick bekam kein Wort heraus, nein, er hustete und hustete. Ich spürte, wie es nass auf meiner Schulter wurde. Und schon war ich wieder im Hier und Heute ...

»Entschuldigung, Entschuldigung!«, hustete es aus dem Hypnotiseur. Er hatte sich aufs Übelste verschluckt und mich dabei total bespuckt. Sein Kopf war feuerrot, und er schwitzte noch mehr als zuvor.

Und ich? Ich war wieder in der Gegenwart. Verdammt! Aber ich konnte mich auf einmal sehr gut an jene Kindheitsszene erinnern. Bis jetzt hatte ich das Geschehene total verdrängt. Nun erinnerte ich mich wieder.

»Ist diese Geschichte etwa die Ursache für die Bulimie?«, fragte ich erwartungsvoll, während Doc Blick sich mit einem Taschentuch den Schweiß von der Stirn tupfte.

»Nein«, antwortete er, »Dies war nur *ein* Einstieg.«

»Nur einer? Das kann doch gar nicht sein!«, konterte ich und spekulierte darauf, dass mich der hinfällige Hypnotiseur gerade mit Cleo verwechselte.

»Frau Fey, Bulimie hat immer mehrere Ursachen. Um diese Krankheit endgültig im Keim zu ersticken, werden mindestens dreißig Sitzungen notwendig sein.«

Ach herrje: dreißigmal hundertzwanzig Mark? Das war bei meinem mickrigen Verdienst beim besten Willen nicht drin. Erst recht nicht, wenn der Doktor während der Spuck-nicht-Hypnose einen Spuckanfall bekam und damit alles zunichtemachte.

Geheilt war ich durch diese Sitzung sicherlich nicht. Ich hatte lediglich erfahren, wo ich suchen musste, um zu verstehen, warum ich kotzte.

Cleo erwartete mich sehnsüchtig im Wartezimmer. Doc Blick setzte sich und teilte uns mit, dass er das Geld dann annehmen müsse, wenn es mit der Hypnose geklappt habe, was bei uns beiden der Fall sei. Wir bezahlten brav und vereinbarten einen neuen Termin (den wir natürlich niemals einhalten würden). Heimfahren ließen wir uns dann allerdings nicht mehr von ihm – dafür machten er und sein Fahrzeug doch einen zu rostigen Eindruck. Stattdessen nahmen wir die Bahn.

»Und, was ist dir in deiner Kindheit passiert?«, fragte ich Cleo auf der Fahrt.

»Ach, die übliche Szene. Ich war übers Wochenende bei Oma, weil Mama mal wieder auf irgendwelchen Religionstagungen war. Sonntags kam sie dann zurück und wollte mich mit zum Gottesdienst nehmen. Aber ich wollte nicht weg von Oma, und Mama sollte auch nicht schon wieder zu diesen dämlichen Kirchenleuten gehen. Also hielt ich beide, Oma und Mama, fest. Dann kam der Hypnotiseur und versuchte, meinen Handgriff zu lösen – zumindest von einer der beiden. Aber ich hielt beide so fest, dass es ihm nicht gelang. Irgendwann wurde es mir zu viel – ich hab ihm voll ins Gesicht getreten!«

»Du hast ihn getreten?«

»Ja, aber doch nicht mit Absicht! Ich war ein kleines Kind und wusste mir nicht anders zu helfen. Trotzdem war danach meine Trance vorbei. Ich bin aufgewacht, weil mit meinem Tritt sein Gebiss rausgeflogen ist – auf meinen Hals … Tja, und da bin ich natürlich hochgeschreckt, und das Gebiss ist nach unten gewandert. Ihhh! Wie eine Schleimschnecke, mit einer Speichelspur von meinem Hals zu meiner Brust.«

Eine groteske Szene. Mir wurde ganz anders.

»Und dann hat der Doc mir auch noch an die Brüste gepackt. Na gut, er hat das nur getan, um wieder an sein Gebiss zu kommen.«

Ich musste laut lachen. Dann erzählte ich Cleo von meinem Erlebnis, und wir kamen überein, dass der gute Hypnotiseur uns beiden auf die Dauer nicht helfen konnte, weil er leider etwas zu teuer und vielleicht auch etwas zu alt war. Dennoch brachte uns diese Aktion auf dem scheinbar unergründlichen Weg unserer Psyche weiter.

Daheim sprachen wir noch lange und intensiv über unsere Kindheit – und über unsere Familien. Abgesehen davon, dass Cleos katastrophale Eltern kirchengestört waren, gab es in ihrer Familie ein massives Erziehungsproblem. Cleos Vater war als Berufungspfarrer so gut wie nie zu Hause. Die Kleine wurde deshalb im Wechsel von ihrer halbwegs normalen, liebevollen Oma und ihrer dem Kirchenwahn verfallenen Mutter großgezogen. Das wäre kein Problem gewesen, wenn das Schicksal diese beiden Frauen nicht mit solch unterschiedlichen Charakteren und ebenso unterschiedlichen Erziehungsmethoden ausgestattet hätte. Irgendwann brauchte Cleo schließlich beide, Oma und Mutter, was später aller Wahrscheinlichkeit nach ihre Bigamie auslöste. Jonas war ihr Oma-Ersatz – nett, lieb, aber mittellos –, während der egozentrische, bekloppte, aber spendable und zupackende Thomas als Mutterersatz herhalten musste.

Ich empfand Mitgefühl für meine Freundin. Offenbar hatte ich ihr in den vergangenen Monaten oft unrecht getan. Dank ihrer Vergangenheit, einer nicht vorhandenen Vaterfigur und einer zweifachen, gegensätzlichen Mutterfigur hatte die Arme wohl gar keine andere Wahl, als ihr Leben nur noch mit Gefühllosigkeit und Zweimannwirtschaft zu meistern – oder mit kleptomanischen Ausbrüchen. Ihre Bigamie war kein sexueller Abgrund, nein, sie litt unter einem Kindheitstrauma. Das mag für Außenstehende relativ krank klingen, doch ein guter Therapeut könnte an dieser Stelle ansetzen und entsprechend schnell helfen.

In meinem Fall sah das leider anders aus. Wie Doc Blick bereits erwähnte, gab es gleich mehrere Faktoren, die der Bulimie Einzug in mein Leben gewährt hatten, bis es schließlich zum Ausbruch der Krankheit kam. All diese Faktoren galt es zu finden und in der Hypnose positiv umzukehren oder in der Gesprächstherapie aufzulösen.

Eines stellte ich an diesem Tag fest: Wollte ich Mia wirklich loswerden, so musste ich mich auf meinen gottverdammten Arsch setzen und endlich so schnell wie möglich etwas tun – oder ich tat eben nichts und ließ die Dinge so weiterlaufen, bis mir die Speiseröhre platzte.

Erkenntnis ist das eine, sie in die Tat umzusetzen leider das andere. War ich zu faul oder zu schwach? Jedenfalls ließ ich die Dinge trotz allem so weiterlaufen wie bisher.

Dieser Abend war auch der erste und zugleich letzte, an dem ich ein intensives und tiefgründiges Gespräch mit der sonst so oberflächlich und gleichgültig gehaltenen Cleo führte. Er blieb eine Ausnahme. Warum auch sollten andere etwas ändern, das ich selbst nicht hinbekam?

Brechbilder

Um endlich meine Ruhe vor Karls Bulimie-Bemutterungen zu haben, ließ ich ihn in dem Glauben, durch die großartige Hypnosetherapie nunmehr vollkommen geheilt zu sein. Genauso machte ich es mit meiner Mutter – telefonisch und sprachgestört wie eh und je. Beide nahmen es mir ab. Hatte ich etwa schauspielerisches Talent?

»Nein, mich«, antwortete Mia.

Wie dem auch sei. Wir befanden uns im April des Jahres Zweitausend. Und es lief gut – für die Krankheit. Jedoch nicht gut für mich. Denn die Realität sah folgendermaßen aus: Arbeiten, Einkaufen, Fressen, Kotzen. Kleine Kotzpausen. Einkaufen, Fressen, Kotzen. Noch kleinere Kotzpausen. Arbeiten, Einkaufen, Fressen, Kotzen.

Meinem Kumpel Karl öffnete ich die Tür nur noch sporadisch, je nachdem, ob Mia und ich Lust auf seine Anwesenheit hatten oder nicht. Meist hatten wir das nicht. Ähnlich hatte wohl auch Ella keine Lust auf mich, denn seit ihrer Ich-meld-mich-bald-SMS war schon fast ein Monat ins Land gezogen.

Cleo war nach einem kurzen Gefühlsrausch wieder mit Thomas und Jonas liiert, missbrauchte meine Wohnung und mopste mein Eigentum – seit kurzem allerdings löste sie sich immer öfter auch selbst in Luft auf. Manchmal bekam ich sie tagelang nicht zu Gesicht.

Fotograf Randy hatte genug Bilder von Bäumen und mir gemacht, und auch mein Behördenberuf war trotz Schulungen wieder so, wie man sich Amtsarbeit vorstellt: restriktiv, reizlos und infolgedessen zum Reihern. Das gestaltete sich im Ministerium äußerst abwechslungsreich. Das Gebäude war gigantisch, es gab unzählige Einzeltoiletten, und ich wählte mir jeden Tag eine andere aus. Ja, ich stellte meine Arbeitsstätte einem Schokoladen-Adventskalender gleich, bei dem ich jeden Tag ein anderes (WC-) Türchen öffnete und sich trotzdem immer das Gleiche dahinter abspielte.

Es lag auf der Hand, dass ich das alles zu sehr auf die leichte Schulter nahm. Und es war höchste Eisenbahn, dass das Schicksal mal wieder zuschlug. Was es auch tat: in Gestalt von Karl. Und zwar an dem Tag, als er mich beim Übergeben erwischte – zu meinem Glück nur indirekt, aber das genügte schon.

In ihrem Egal-Denken hatte Cleo nämlich Karl meinen Haustürschlüssel gegeben, und dieser nutzte sofort die Chance, mich daheim zu »überraschen«. Allein schon wegen Cleo schloss ich beim Reihern das Badezimmer ab. Auf die altbewährte Geräuschkulisse verzichtete ich allerdings. Als ich nach einem geräuschvollen Erbrechen, anschließender Waschorgie samt Singkonzert halb besoffen und *What a wonderful World*-lallend aus dem Badezimmer wankte, stand Karl kreidebleich im Wohnzimmer. Ich bekam den Schock meines Lebens, dann wurde mir schwarz vor Augen.

»Ich helfe dir«, meinten Karls Brillengläser, die alles waren, was ich wahrnehmen konnte, nachdem ich wieder zu mir gekommen war. Ich lag kraftlos auf meiner Couch, Karl stand konsterniert am Kopfende, seinen Oberkörper zu mir hinuntergebeugt, dass es den Anschein erweckte, als würde sein Bauch die Gürteltasche fressen. Eigentlich hätte ich über seine Dreistigkeit, einfach ungefragt in meiner Wohnung zu stehen, aufgebracht sein sollen. Doch die Tatsache, dass er nur vom Helfen sprach, neutralisierte die Situation um ein Vielfaches.

»Bitte ruf nicht wieder meine Mutter an«, flehte ich mehr, als dass ich es sagte.

»Nein, das tue ich nicht«, antwortete Karl. Ich atmete erleichtert auf, was sich jedoch änderte, als er noch ergänzte: »Der einzige Mensch, der dir noch helfen kann, bin ich.«

»Und wie?«, fragte ich, doch da lief Karl schon davon. Recht hatte er. Meine Übergebensgeräusche waren wohl wie ein grollendes Gewitter über ihn hereingebrochen. Mit Sicherheit war seine Vorstellungskraft weitaus entsetzlicher als meine Realität gewesen (von der ich ja auch nicht mehr mitbekam als das, was noch recht unverdaut im Klo landete). Karl war mit Sicherheit traumatisiert.

Während ich mich also darauf gefasst machte, dass unsere Freundschaft nun passé sei, stand Karl einige Stunden später plötzlich wieder vor mir. »Wenn dir andere nicht helfen können, tu ich das eben!« Mit diesen Worten legte er einen Schnellhefter und eine Stirnlampe auf den Tisch.

Was sollte das nun werden? Doktorspiele mit Karl?

»Ich weiß jetzt Bescheid. Das Problem liegt in deiner Persönlichkeit«, sagte er, während er auf dem Sofa Platz nahm und den Schnellhefter wie eine Serviette auf seinem Schoß drapierte.

»Oh«, bemerkte ich, während ich mich – teils interessiert, teils irritiert – neben ihn setzte.

»Diana, du bist ein lieber und belehrbarer Mensch. Deshalb liegt hier drin deine Lösung!«

»Oh«, bemerkte ich erneut. Und ich wiederholte dieses »Oh«, zog es in eine unglaubliche Länge, dass es fast wie ein »Uahhhh« klang, als Karl das Deckblatt entfernte. Mein Blick fiel auf Bilder von abgemagerten afrikanischen Kindern – im DIN-A4-Format.

»Ich habe ja so meine Kontakte«, sagte Karl und tippte auf eines der Bilder, genauer gesagt auf einen gigantischen Wasserbauch.

»Meine Güte, was für Kontakte?«, fragte ich panisch.

»Na, durch meinen Job«, antwortete Karl. »Ich hab Kontakte in die Therapiewelt.«

Ich war mir nicht sicher, ob er Therapiewelt oder Dritte Welt gesagt hatte. Das war eigentlich auch egal, denn es war so oder so gruselig. Wenn dies hier Karls Form von Hilfe war, dann bereute ich in jenem Moment, meine erste Rosner-Therapiestunde geschwänzt zu haben.

»Kurz und knapp«, sagte Karl und tippte dabei erneut auf eines der Kinder, »häng einfach dieses Bild an den Spülkasten deiner Toilette. Oder direkt darüber. Hauptsache, du hast das Kind im Blick, wenn du dich das nächste Mal übergeben willst. Das kannst du dann nämlich nicht.«

Wie bitte? Kinderbilder über der Klobrille als Kotzblockade? Ich wollte gerade aufstehen, als Karl nach meiner Hand griff:

»Bitte denk in den nächsten Tagen nur an das arme Kind, das nichts zu essen hat. Sein Bild wird deine Persönlichkeit dazu bewegen, dich nicht zu erbrechen. Sag dir immer wieder den Satz: *Ab sofort erbreche ich keine Lebensmittel mehr, die arme Menschen zum Überleben bräuchten!*«

Ob seine Schlechtes-Gewissen-Therapie bei mir höheren Erfolg verzeichnen würde als Rosners Männergebrabbel, war an dieser Stelle äußerst fragwürdig.

»Stattdessen«, sprach Karl weiter, während er die Stirnlampe in die Höhe hielt, als sei sie das olympische Feuer, »gehst du joggen – egal wie, wann und wo.«

Das alles musste sich erst einmal setzen. Vielleicht war Joggen gar keine so schlechte Idee. Aber der Rest? Ich warf einen Blick auf die Kinder. Sie hatten die wohl traurigsten Augen der Welt.

Moment mal! Ich sollte mir tatsächlich halb verhungerte Kinder aus Afrika übers Klo hängen?

Nein, sollte ich nicht. Denn auch diesen Job übernahm Karl.

Schon klebte er das erste Foto an meinen Spülkasten. Dann kam er zurück und griff erneut nach meiner Hand:

»Versprichst du mir, dieses Bild nicht auszutauschen, bis ich dir ein anderes gebe?«

Diesen ausgesprochen ungewöhnlichen Bilderrahmen hatte ich bis heute noch nie zur Kenntnis genommen, von daher konnte ich ihm das problemlos versprechen. Den zweiten Schwur »Übergib dich bitte niemals wieder in diesen vier Wänden« leistete ich nur mit starrem Blick auf Karls Gürteltasche. Den dritten (»Und diese Kinderbilder hängst du bitte an die Spülkästen deines Arbeitgebers!«) musste ich schon im Voraus brechen.

»Nein, Karl, das geht beim besten Willen nicht. Die weisen mich doch ein«, rechtfertigte ich Mia und mich.

»Dann versprich mir zumindest, dich im Amt nie mehr zu übergeben.«

Versprechen waren so eine fiese Sache.

»Ich verspreche es dir«, sagte ich zur Gürteltasche, während sich mein schlechtes Gewissen wie ein schottisches Gewässer in meinem Bauch ausdehnte.

Ohne es zu wissen, hatte Karl alles noch viel schlimmer gemacht. Denn die Lügen waren der Mammutteil meiner Kotzgründe. Und es wurde auch nicht besser, als er in der Woche darauf das afrikanische Kind durch eine halbverhungerte, uralte Frau aus Weißrussland ersetzte, deren Falten Magersüchtige wahrscheinlich für Fettrollen gehalten hätten.

»Und? Wirkt meine Therapie?«, fragte Karl, als er mit Tesafilm und Kinderbild enthusiastisch aus meinem Bad stolzierte.

Sie wirkte in der Tat – und zwar ziemlich behämmert. Aber das konnte ich ihm ja unmöglich sagen. Also nickte ich.

»Du übergibst dich also nicht mehr, richtig?«

»Ja …«, log ich. In Wahrheit tat ich das Gegenteil, schon allein deshalb, weil mein Blick beim Erbrechen generell in die

Kanalisation fiel und keineswegs auf den Kinderkopf am Spül-kasten.

»Dann hast du es verstanden: Das Leben ist zu schön, um sich zu übergeben, wie?«

Mag sein, dass es das war. Ich kotzte aber trotzdem.

Dessen ungeachtet, lächelte ich Karl an. Karl lächelte zurück. Dann versuchte er, mich zu küssen …

Okay, das war eindeutig zu viel. In diesem Moment hatte Karl unsere platonische Freundschaft leichtfertig aufs Spiel gesetzt – fürs bloße Testosteron.

»Karl!«, schrie ich ihn an.

»Ich … ich …« Er japste nach Luft.

»Was … was …!«, schrie ich.

»Aua!«, schrie es da von draußen.

Schnell rannte ich zur Tür. Draußen torkelte Jonas, während sein Blut auf den Boden tropfte.

»Ach du meine Güte, Jonas, was ist denn passiert?«

»Thomas …«

Wir halfen dem armen Kerl ins Wohnzimmer. Zum Glück sah es schlimmer aus, als es war. Auch wenn Thomas mal wieder ganze Arbeit geleistet hatte.

»Warum tust du dir das nur an?«, fragte ich, während Karl mich daraufhin so skeptisch musterte, als hätte ich mir die Frage selbst gestellt.

»Weil ich Cleo liebe«, antwortete Jonas, und so, wie er dabei aussah, tat er das wirklich.

»Ich liebe dich auch«, säuselte Mia, und da bekam ich ein richtig ungutes Gefühl – so, als würde ich gerade einen Abhang hinuntergleiten.

Ab diesem Zeitpunkt konzentrierten wir uns zur Abwechslung mal auf etwas anderes als die Bulimie: auf Jonas. Karl verarztete seine Wunden, und ich sprach mit ihm über seine Gefühle für

Cleo. Jonas war ohnehin nur zu mir gekommen, weil er Cleo hier vermutete. Die aber hatte sich schon seit längerer Zeit nicht mehr bei mir blicken lassen.

»Meine Gefühle für Cleo sind unsterblich«, sagte Jonas.

Wenn es so weiterging, müssten sie das wohl bald unter Beweis stellen. Jonas tat mir entsetzlich leid. Irgendwie schwand in diesem Moment der letzte Faden, der mich noch an Cleo band.

Ich musste mit den Tränen kämpfen. Der liebe, arme Jonas hatte sein Herz an eine gefühlskalte Bigamistin verschenkt, die seit Wochen – ach was, eigentlich schon immer – auch kein Interesse mehr an meiner Person hegte. Mit Letzterem konnte ich leben. Damit, dass Cleo meinen Wohnungsschlüssel kommentarlos weiterverschenkte, eher weniger.

»Gib mir bitte meinen Haustürschlüssel zurück«, bat ich den geknickten Karl, nachdem Jonas wieder gegangen war.

Seufzend kramte er in seiner Gürteltasche, legte den Schlüssel auf den Tisch und fragte unter Tränen: »Kannst du mir verzeihen?«

Ich konnte nur auf seine Gürteltasche blicken. Karls Kussaktion hatte irgendetwas zerstört.

»Kannst du mir wenigstens versichern, dass meine Hilfe dazu beigetragen hat, dass du dich nie mehr erbrichst?«

Das unangenehme Gefühl in meinem Bauch war einfach zu groß, als dass dort noch Platz für weitere Lügen gewesen wäre. Ich konnte nicht anders. Ich musste Karl die Wahrheit sagen. Die Wahrheit darüber, dass ein zusätzliches schlechtes Gewissen auf dem Rücken der Dritten Welt für mich nichts anderes als weiterer Ballast war, den ich verarbeiten musste, ähnlich dem Gefühl, zu dick, zu hässlich und was auch immer sonst noch zu sein. In der Folge brauchte ich doch wieder ein Ventil, um diesen Ballast loszuwerden. Und das wiederum konnte nur die Bulimie sein, denn ein anderes Ventil hatte ich nicht.

Ich atmete einmal tief ein und sagte es ihm so.

»Sport kann doch auch ein gutes Ventil sein«, erwiderte Karl, während seine Tränen kullerten. »Wann immer der innere Druck zu groß wird, läufst du einfach los.«

In dem Fall hätte mein neuer Alltag jedem Hochleistungssportler Konkurrenz gemacht. Ich wäre den ganzen Tag gerannt: im energielosen Innenministerium, wo jede schnelle Bewegung zwangsläufig auffiel; wenn ich auf die gefühllose Cleo traf; nach sprachgestörten Telefonaten mit meinen Eltern …

»Ich glaube nicht, dass Laufen meine Lösung ist«, sagte ich leise.

»Gibt es denn überhaupt eine Lösung?«, fragte Karl und sah mir tief in die Augen. Hinter seiner Hornbrille verbarg sich das Treueste, das ich je zu Gesicht bekommen hatte (von Bonnie einmal abgesehen). Karl meinte es verdammt ernst mit mir. Seufzend lenkte ich meinen Blick auf den Boden.

»Es gibt keine Lösung, richtig?«, flüsterte Karl.

Zumindest hatte ich keine. Oder besser gesagt, ich hatte mir noch nie zuvor Gedanken dazu gemacht. Schließlich hatte Mia meinen Frust- und Druckabbau bisher bestens übernommen.

»Weißt du, Karl, dieses Essbrechen läuft seit sechs Jahren. Es ist ein fester Bestandteil meines Denkens und Lebens geworden. Es ist kein Randproblem mehr, das ich durch Joggen ersetzen kann«, sage ich ehrlich.

»Wirklich nicht?«, fragte Karl traurig.

»Leider nein«, entgegnete ich »Bevor ich eine Essbrech-Alternative finde, sollte ich zuerst diese Verankerung lösen.«

»Und wie könntest du das tun? Könnte ich dir dabei helfen?«, fragte er.

Karl war der erste Mensch, der ernsthaftes Interesse an meinem psychischen Defekt zeigte.

»Indem ich die Ursache der Bulimie in Erfahrung bringe«, antwortete ich. »In der Hypnosetherapie habe ich erfahren, dass es nicht nur eine Ursache gibt, sondern ein Puzzle aus unterschiedlichen Teilen.«

»Welche?«

»Das weiß ich noch nicht so genau, aber es hat mit Minderwertigkeitsgefühlen und übertriebenen Ängsten zu tun, ja und natürlich … mit meinem schwachen Charakter allgemein.«

Verdammt, was war ich ehrlich!

Karl, der zu Beginn unserer Unterredung noch unsicher im Raum stand, hatte mittlerweile neben mir auf dem Sofa Platz genommen. Nun kam er näher und näher. Bevor er wieder auf dumme Gedanken kommen konnte, erzählte ich schnell weiter:

»All diese Puzzleteile müsste ich zusammentragen und ergründen, dann würde daraus ein klares Bild werden. Und erst durch dieses klare Bild würde ich alles verstehen, auch den Sinn der …«

Ich wollte eigentlich noch mehr erzählen, doch da spürte ich schon wieder Karls Lippen auf den meinigen.

Verdammt, so viel Klartext hatte ich noch nie gesprochen – nicht einmal zu mir selbst. Und Karl hatte wieder nur Testosteron auf den Augen. Jetzt war's endgültig genug!

Ich schubste ihn zur Seite und schrie »KAAARL!« – so laut, dass seine Brille erschütterte.

»Es tut mir so leid!«, jammerte Karl. »Aber ich liebe dich! Ich liebe dich! Ich liebe dich! Ich liebe dich!«

Nun war ich wirklich sauer. Ich sprang auf, lief ins Bad und wusch mir Gesicht und Hände wie eine Wahnsinnige.

Karl stand zitternd neben mir und jammerte seine Entschuldigungen herunter.

»Karl, lass mich in Ruhe! Lass mich allein!« Dies war das Einzige, das ich noch von mir geben konnte.

Mit gesenktem Kopf schlurfte Karl davon.

Und ich legte mich nach meiner Waschorgie ins Bett.

Allerdings nur für eine Stunde, dann klingelte es an der Tür.

Draußen stand Cleo und tat, als sei nichts gewesen. Gut, für sie war es auch so, schließlich schlug Thomas Jonas in einer derartigen Routine zusammen, dass sie es locker in ihren Alltag integrierte.

»Ich muss Pipi!« Cleo huschte aufs Klo, kam nach zwei Minuten mit leicht angewidertem Gesicht zurück und sagte: »Du solltest dir aber mal einen neuen Platz für das Bild deiner Oma suchen. Das sieht auf dem Spülkasten irgendwie komisch aus. Warum hast du das überhaupt dahin geklebt?«

»Mach ich«, antwortete ich Cleo-like, denn ich wusste, dass diese Antwort für sie vollkommen ausreichend war. War sie auch. Cleo pellte sich aus ihren Klamotten, durchwühlte mein Schmuckkästchen, stopfte den kläglichen Rest von Karls Keksen in sich hinein und schaltete zu guter Letzt auch noch den Fernseher ein.

Das Dilemma mit Karl schlug mir bereits auf den Magen, ich wollte nicht auch noch eines mit Cleo riskieren. Trotzdem war es wohl meine Pflicht, ihr von Jonas' Erscheinen zu erzählen.

»Jonas war hier«, sagte ich.

»Ach. Gut. Dann geht es ihm ja gar nicht so schlecht.«

»Wieso?«

»Weil der mir heute eine ›Ich liebe dich‹-SMS geschickt hat – nachmittags statt vormittags.«

»Und deshalb sollte es ihm schlechtgehen?«, fragte ich.

»Nun ja, Thomas hat die Nachricht gelesen. Und dann hat er sich gleich auf den Weg gemacht, um Jonas abzufangen.«

»Ja, und du?«, fragte ich fassungslos.

»Ja, was sollte ich da machen? Wenn Jonas sich nicht an vereinbarte Zeiten hält, muss er da eben durch.«

War es nicht vielmehr Cleo, die sich nicht an vereinbarte Zeiten hielt? Schließlich versprach sie Jonas seit zwei Jahren, sich von Thomas zu trennen.

»Tut dir Jonas denn überhaupt kein bisschen leid?«, fragte ich irritiert.

Cleo zuckte mit den Schultern, während sie sich durchs TV zappte. Langsam wurde mir das zu viel.

»Cleo, kannst du bitte mal den Fernseher ausschalten?«

»Wie du meinst«, sagte Cleo und warf sich in ihre knallenge Hose. »Dann geh ich mal wieder.«

Sie knöpfte sich gerade ihre Bluse zu, als mein Blick auf ihre zugegeben wunderschönen, langen und dünnen Finger fiel.

Das konnte doch nicht wahr sein!

»Cleo, DEN Ring nicht!«

»Was?«, fragte Cleo irritiert und sah an sich herunter.

»DIESEN Ring nicht!!«, schrie ich, nein, kreischte ich nahezu, während das Weihnachtsfest 1994 an meinem geistigen Auge vorbeirauschte.

Entsetzt sah mich Cleo an, streifte sich augenblicklich meinen wunderschönen Ring vom Finger und warf das gute Stück von sich, als würde es brennen. Ich hob ihn auf und stülpte ihn umgehend um meinen eigenen Finger. Mag sein, dass ich dabei ein wenig wie Gollum rüberkam. Aber das war mir in dem Moment egal.

»Bis bald«, sagte Cleo beim Verlassen meiner Wohnung.

Daraus sollte nichts werden.

Kotz-Protz

Als die Tür ins Schloss fiel, triumphierte plötzlich eine selbstbewusste Stimme in mir: »Bravo! Du weißt endlich mal, was du willst! Dann kann es ja jetzt losgehen!«

Diese Stimme gehörte nicht Mia. Aber sie kam trotzdem aus mir.

»Wer um Himmels willen bist du?«, fragte ich.

»Dein Ego«, sprach mein Ego, während es seine Koffer in meinem Hirn auspackte und mir damit unmissverständlich klarmachte, dass nun die Zeit für eine vollkommene Veränderung gekommen sei.

»Erst jetzt?«, fragte ich verdattert. Hatte man sein Ego nicht von Geburt an? Schickte man mir meines etwa mit der Post hinterher? Und verspätete sich dieses Paket dann um zwanzig Jahre?

»Ja, erst jetzt. Weil du heute zum ersten Mal frei von den Gestörten bist.«

Was für ein freches Teil! Die Gestörten waren schließlich auch nur Menschen. Menschen wie du und ich.

»Nee, wie du sicher nicht«, meinte das Ego und beschloss dann, dass ich zuerst einmal Härte zeigen müsse. Nach seiner Anweisung bastelte ich ein Schild, schrieb in großen Lettern *CLEO & KARL: HAUSVERBOT!* darauf und hängte es an meine Wohnungstür.

Währenddessen fragte ich mich, was für Menschen mir die Großstadt bis zu diesem April des Jahres 2000 bloß beschert hatte? Einen unromantischen Roman, den ich dank Duscherlebnis sogar von innen heraus kannte; einen liebestollen Karl, der einen ambulanten Pflegedienst ins Leben rief; und eine gefühllose Cleo, die mir meinen Römer-Ring klaute.

»Wir müssen einiges aus deinem Leben verbannen«, sprach da das Ego, und während ich noch auf bestimmte Menschen tippte, entgegnete es: »Für Süßes und Putziges ist ab heute kein Platz mehr.«

Keine Süßigkeiten? Wow! Mein Ego wollte mich augenblicklich vom Essbrechen erlösen. Zielstrebig lief ich zum Kühlschrank.

»Nein, ins Schlafzimmer!«, dirigierte das Ego. »Du brauchst keine Kuscheltiere mehr. Ab heute bist du nämlich erwachsen!«

Was das Ego von sich gab, war nicht nur selbstbewusst, sondern irgendwie auch logisch. Schließlich war ich vor ein paar Wochen zwanzig Jahre alt geworden und damit ein Twen. Ich kramte eine Kiste hervor und warf all meine Kuscheltiere hinein.

»Der Ring an deinem Finger kommt auch in die Kiste. Der ist viel zu konservativ!«

Was? Mein Römerring? Ich konnte es kaum glauben – Ego wollte die Bulimie von ihrem fetten Thron schubsen. Und tatsächlich, all die Kotzgedanken, die bis vor ein paar Minuten immerzu durch mein Hirn kreisten, waren plötzlich wie weggefegt.

Während ich meinen geliebten Steiff-Teddy in die Kiste legte, in der zwei Minuten später auch mein wunderschöner Weihnachtsring landete, lauschte ich gespannt der neuen Stimme, die ja tatsächlich ein Teil von mir war.

»Schluss mit diesen sinnlosen Freundinnen. Schluss mit diesen angeblichen Freunden. Allein sind wir viel besser dran. Wer braucht schon Mitmenschen? Deren Sinn ist einzig deine Selbstbestätigung! Unter dieser schlechten Haut steckt nämlich ein waschechter Hollywoodstar!«

Unter dieser schlechten Haut?

»Dieser schlechtgeschminkten Haut!«, korrigierte das Ego.

Gut, gut! Aber ich und ein Hollywoodstar? Das klang schon sehr überheblich. Vielleicht war ich ganz goldig anzusehen, gehörte aber mehr in die Abteilung »putziger Purzel aus der Pampa«. Von einem graziösen Hollywoodstar war ich so weit entfernt wie der Nordpol vom Südpol. Mindestens.

»Quatsch!«, sagte das Ego und verdeutlichte mir noch einmal, dass ich das Zeug zu allem hätte: »Du wirst zur attraktivsten Frau des Ministeriums.«

Nun ja, das war wirklich kein Kunststück. Der dortige Altersdurchschnitt lag bei Ende fünfzig.

»Du wirst zu einer Frau, um die sich alle Typen reißen. Zu einer Frau, die Männer wie heiße Kartoffeln fallen lässt, denn diese Rache haben die Dreckschweine verdient.«

Rache? Dreckschweine?

»Klar. Oder hat das andere Geschlecht jemals dein Leben bereichert?«

Jemals? Hm. Mir kam der schöne Oliver in den Sinn, der mich mit vierzehn Jahren abblitzen ließ, bloß weil er dachte, ich hätte gefurzt.

»Gleich der Erste war schon nichts weiter als heiße Luft«, kommentierte das Ego meine Gedanken.

Ich dachte an die Tekknozeit samt Gunnar.

»Gunnar war sogar Müll! Sondermüll! Sonder-Drogenjunkie-Müll!«, lästerte das Ego.

Dass meine Beziehung zu Schönling Tom auch ein Griff ins Klo war, bestätigte schon sein Fremdgehen, weshalb ich Ego gleich nach Roman fragte.

»Diese Schizo-Kacke hätt ich mir keine fünf Minuten gegeben.«

Ich tat es mehr als fünf Monate.

»Wie sieht es mit Karl aus?«, wollte ich wissen.

»Na, was der in Wirklichkeit von dir will, hat er ja heute zweimal unter Beweis gestellt.«

Damit hatten wir die Männerabteilung hinter uns gebracht. Ego kam flugs zu den Frauen: »Dass Osejava nicht zu dir passte, zeigte schon die Tatsache, dass sie mehr an deinem Bruder hing.«

So hatte ich es nie gesehen.

»Und diese gleichgültige Klepto-Cleo erst! Schert sich einen Dreck um dich! Die war nicht mit dir befreundet, sondern mit deiner Wohnung! Und falls du deine Ohrringe suchst …«

Jaja … das wusste ich bereits. Trotzdem war sie stets nett gewesen. Wenn auch auf eine gleichgültige Art.

»Diana, DU bist stets nett! Viel zu nett!«

Ella war auch nett gewesen.

»Eben: *gewesen*. Im Moment gibt es in deinem Leben nur eine Frau, und das bist du selbst! Wenn du ab sofort nur noch das tust, was ich dir sage, werden all diese Schmarotzer demnächst zu dir aufschauen und verdammt neidisch sein. Dann erkennen auch sie, dass du das Beste bist, was diese Welt zu bieten hat!«

Das klang größenwahnsinnig!

»Du wirst sehen, schon ganz bald ist es so weit«, fuhr die Stimme fort. »Dann regierst nur noch DU!«

Das klang noch viel größenwahnsinniger!

Ich willigte trotzdem ein. Schließlich hatte ich nichts zu verlieren. Außerdem war ich viel zu gespannt darauf, wie Lieschen Müller alias Diana Fey zum Hollywoodstarlett aufsteigen und die Welt regieren würde.

»Aufbrezeln! Extensions an die Haare klemmen und mit Megamähne und tollem Auftreten, immensem Intellekt und ordentlich Arroganz allen da draußen zeigen, wer du wirklich bist«, sagte das Ego.

Ja, und wer war ich *wirklich*? Darauf bekam ich keine Antwort.

Ego meinte stattdessen: »Schon bald wird es für jeden eine Ehre sein, sich dein Freund nennen zu dürfen!«

Und so wurde Egos Plan direkt in die Tat umgesetzt.

Den Feierabend begann ich mit einem Besuch im Sonnenstudio, beim Friseur oder der Kosmetikerin. Damit war mein Tagespensum dermaßen ausgefüllt, dass für Fressen und Kotzen überhaupt keine Zeit mehr blieb. Und wenn ich doch mal ein wenig Freizeit hatte, ging ich tatsächlich joggen. Und das tat wirklich gut.

So geschah es, dass meine Kleider innerhalb weniger Wochen zu weit wurden. Und da belohnte ich mich natürlich mit neuen, die wiederum – mit tieferem Ausschnitt und kürzerem Saum versehen – ihr Übriges zu meiner neuen Attraktivität beitrugen. Meine Wohnung glich dank Cleos Fernbleiben und meinem Putzdrang einer sterilen und nicht gerade einladenden Krankenhausstation, und das war auch so gewollt, denn ich brauchte ja keinen Besuch. Langweilig wurde es mir daheim trotzdem nicht, da ich jene Alleinzeit dafür nutzte, gesammelte kluge Zitate auswendig zu lernen, um diese wiederum im Ministerium zum Besten zu geben, denn das gehörte laut Ego zum Erwachsensein dazu. Genauso wie die Tatsache, ganz für mich allein zu leben, ohne Ablenkung und ohne sogenannte Freunde.

Immer wieder kam ich dabei ins Grübeln. Waren wir Menschen nicht eigentlich Gruppentiere? War es wirklich gut, sich dermaßen intensiv mit sich selbst zu beschäftigen? War das, was Ego von mir verlangte, nicht eine Spur zu egozentrisch?

Ego erklärte mir, dass das Ego nun einmal egoistisch sei – das sei sein Job! Es müsse auf mich aufpassen.

Stellte sich die Frage, warum es diesen seinen Job erst zwanzig Jahre nach Schichtbeginn antrat. War ich etwa mit einem Sadisten-Ego gesegnet?

»Quatsch, ich habe immer gehofft, dass du es von alleine schaffst«, entgegnete es. »Aber du musstest dich ja pausenlos mit Gestörten abgeben, denen du nicht mal ordentlich die Meinung geigen konntest. Nach der Knutschaktion mit Karl konnte ich nicht länger tatenlos zusehen.«

Nach all den bisherigen Pleiten, Pech und Pannen wollte mich Ego nun also auf Hochglanz polieren und gleichzeitig eine Schutzwand aufbauen, die niemand durchdringen könne. »Nicht einmal die Gestörten«, setzte es stolz nach. »Nach außen wirst du unnahbar sein. Und dein verletzliches Inneres bleibt dennoch perfekt geschützt.«

Zugegeben, das klang fast so gut wie das Produktversprechen meiner neuen, getönten Tagescreme. Mama und Tante Edeltraud schienen eindeutig mit schwächeren Egos gesegnet zu sein. Also beschloss ich, Ego all mein Vertrauen zu schenken.

In der Folge ignorierte ich Karls Liebesbriefe und auch seine Anrufe. Als zu meinem Verblüffen kurz darauf auch noch Cleo so etwas wie Reue zeigte, schenkte ich der surrenden Türklingel nebst singendem Handy ebenso wenig Beachtung. Dafür genoss ich natürlich das Gefühl, wie sehr die beiden mir hinterherrannten. In meiner Freizeit las ich Karriere-Bücher, die Ego für mich auswählte, oder imitierte diverse Fernsehszenen vor dem Spiegel, die mir laut Ego zu einem neuen Selbstbewusstsein verhelfen sollten – zum Glück hinter blickdichten Vorhängen.

Gleichzeitig engagierte ich mich mehr und mehr im Job und konnte bald mit meinem Arbeitseifer, meiner dauerhaft klugen Wortwahl und meinem immerzu perfekt gestylten Aussehen punkten, was mir jedoch in einer staubtrockenen Behörde weder einen Nutzen noch eine Gehaltserhöhung einbrachte.

»Tut uns leid, Frau Fey«, erwiderte die freundliche Personalsachbearbeiterin auf meine Nachfrage, »Sie leisten wirklich gute Arbeit, aber hier werden Sie nun mal nach Altersstufen bezahlt.«

… *und nicht nach Leistung,* hätte sie ruhig noch ergänzen können. Ja, das wusste ich – und das erklärte auch, warum meine »gutbezahlten« Kollegen im Alter meiner Eltern waren.

»Hier muss sich schleunigst etwas ändern!«, meinte das Ego.

Das erkannten auch meine Vorgesetzten, obwohl ihnen von

Amts wegen die Hände gebunden waren. Das Einzige, was sie mir anbieten konnten, war eine »Schreibzulage« in Form von fünfzig Mark mehr im Monat (brutto natürlich) und die Möglichkeit für noch mehr Schulungen.

Ego sagte trocken: »Ablehnen! Auf dich wartet Besseres.«

Wirklich? Ich schluckte, vertraute Ego aber dennoch und lehnte ab.

Tatsächlich zog ich durch diese Aktion das Interesse meiner Vorgesetzten auf mich. Wie ironisch war das eigentlich? Je mehr ich mich von allen anderen distanzierte, desto mehr hingen sie mir am (immer kürzeren) Rockzipfel. Oder lag es am Ende daran, dass ich plötzlich frei von allen bösen Kalorien war? Mein bisheriges Hauptthema Essen war tatsächlich von heute auf morgen völlig unwichtig geworden. So wie es schien, hatte Ego Mia den Laufpass gegeben. Hasta la vista, Dickenfluch!

Obwohl es mich gelegentlich stutzig machte: Konnte das denn wirklich so einfach sein? Hatte ich etwa die ganze Zeit meines bisherigen Lebens lediglich aus falscher Zeiteinteilung, ja, aus purer Langeweile gekotzt? Das Ego gab mir keine Antwort darauf; stattdessen verwies es auf die Tatsache, dass ich vollkommen, perfekt, schön und begehrenswert sei.

Wie man es auch wendete, Fakt war, dass ich mit Hilfe meines Egos die Bulimie hinter mich gebracht hatte. Am liebsten hätte ich es allen Menschen dieser Welt zugerufen: »Leute, wenn ihr euch nicht gut fühlt, wenn ihr krank seid, dann ruft euer Ego. Es mag größenwahnsinnig erscheinen, aber es heilt euch von allen Krankheiten, von allen Süchten! Es zeigt euch, wer wirklich in euch steckt. Ich habe es erlebt und bin der beste Beweis für die Wunder, die unser Ego vollbringen kann. Lasst es nur zu!«

Ich war von einer bulimiegesteuerten Kotztante zum egogelenkten Freak abgestiegen. Das Schlimmste daran aber war, dass ich dies gar nicht in seiner ganzen Auswirkung merkte. Die vielen neuen, glanzvollen Momente blendeten meine Wahrnehmung und ließen mich tatsächlich in dem Glauben, dieser Weg sei nun der einzig richtige für mich.

Nach sechs größenwahnsinnigen Wochen steuerte so der Mai seinem Ende entgegen. Meine letzte Kotzaktion lag weit zurück, irgendwann im April – nach meinem Empfinden ein Riesenschritt. Meine Figur war schlanker und gestählter denn je, meine Haut solariumgebräunt und die blondierten Haare mit noch blonderen Extensions aufgedickt und bis zum Po verlängert.

»Mensch, bist du toll!«, sagte das Ego, während ich mich vorm Spiegel hin- und herdrehte und die Veränderung bestaunte. Zum ersten Mal fand ich das, was mir mein Spiegelbild bot, wirklich hübsch. Ich konnte es kaum glauben, dass jene selbstbewusste, schöne Frau vor gar nicht allzu langer Zeit noch ein kotzender Trauerkloß gewesen war.

»Ich finde es so gut, dass Buli-Mia nicht mehr da ist«, sagte ich triumphierend. »Das alles habe ich nur dir zu verdanken!«

»Du hast dir das alles selbst zu verdanken! Trotzdem schön, dass wir ein Team sind!«, lachte das Ego.

Nun hatte ich mein persönliches Happy End gefunden. Oder?

Schein-Speien

Es sollte sich noch früh genug herausstellen, dass Größenwahn alias Egozentrik nicht die Lösung meiner Kotzprobleme war. Die Bulimie war nicht weg, sie pausierte nur. Das Ego – ein aufgeblasener Angeber und vielleicht sogar der beste Bulimie-Buddy – schickte sie lediglich für kurze Zeit in den Urlaub und schob ihren Part währenddessen aufs Joggen. Mia genoss eine kurze Auszeit, sollte aber eher wieder zurückkommen, als mir lieb war.

Ohne es zu wissen, war ich im beginnenden Sommer des Jahres 2000 einem noch viel größeren Wahnsinn als der Bulimie ausgeliefert: dem Wahnsinn des Egos. All das konnte und wollte ich nicht verstehen. Denn es lief für mich besser als je zuvor. Ego hatte die Idee, meinen Marktwert zu testen und Bewerbungen in die freie Marktwirtschaft zu schicken. Während ich mich darauf gefasst machte, meine Unterlagen binnen einer Woche zurückzuerhalten, stand stattdessen das Telefon nicht mehr still. Waren die Arbeitgeber in dieser Zeit alle gaga? Immerhin kam ich aus einer öffentlichen Behörde – und das suggerierte eine gewisse Grundfaulheit, oder? Eine Multimediaagentur (was auch immer das war) unterbreitete mir schließlich ein Angebot, das ich nicht ausschlagen und dank Resturlaub auch sofort annehmen konnte. Meine Amtskollegen waren zwar traurig, konnten meine Entscheidung aber durchaus nachvollziehen.

Ich wurde als Assistentin des Headquarters eingestellt. Egal, was das war, es klang toll. Und ebenso egal war, dass sich mein

Gehalt nur geringfügig über dem des Ministeriums bewegte, denn mein neuer Chef versprach mir nach einjähriger Bewährung eine satte Gehaltserhöhung. Den größten Anreiz stellte für mich die Aussicht auf ein selbständiges Aufgabengebiet dar. Bereits an meinem ersten Tag profitierte ich von der wunderbaren Medienwelt. Ich bekam Freikarten zum *Big Brother*-Finale in die Hand gedrückt (im Jahre 2000 war so was noch toll), ferner landeten alle Zeitschriften der Welt als sogenannte Freieinweisungen kostenlos auf meinem Schreibtisch. Und Berge von Keksen warteten im Konferenzraum auf … aber nein, Kotzen war ja Geschichte! Obwohl die Toiletten meines neuen Arbeitgebers so viel »appetitlicher« gehalten waren als die Vorkriegs-WCs meiner Verwaltungsvergangenheit. Fast schon schade für die Bulimie.

Ich war geradezu im Schlaraffenland gelandet und heulte fast vor Glück, zu dem eigentlich nur noch Hollywood fehlte. Ja, und selbst das ließ nicht lange auf sich warten, wenn auch in abgespeckter Version: Denn eine Woche später traf ich in meiner Agentur auf den Boss einer Casting-Agentur. Er erzählte von einem tollen Krimi, den er mit Kleindarstellern ausstattete, und vermutlich, weil ich so klein war, unterbreitete er mir ein nahezu unglaubliches Angebot: Ich durfte in meiner Freizeit, an Wochenenden und Feiertagen, als Darstellerin in ebendiesem Krimi auftreten. Der Casting-Boss erkannte mein Talent (welches Talent …?) und nannte mich liebevoll »unsere neue Statistin«.

»Star-tistin klingt wie Starlett – ergo Filmstar. Tu es!«, meinte das Ego. Und da nahm ich meine »Chance« sofort wahr.

»Ein Problem gibt es noch«, sagte das Ego, während ich mein Glück noch immer nicht fassen konnte, »du bist eindeutig zu nett. Denk an unser Arroganzprogramm! Freu dich nicht zu sehr über mickrige Filmangebote. Es ist eine Ehre für *die*, dass sie mit dir drehen dürfen!«

An den Arroganzplan musste ich mich noch immer gewöhnen. Die Freude in mir war nämlich so groß, dass ich jeden Menschen vor Glück umarmen wollte.

»Bloß nicht! Das ist weicheiig!«, schrie das Ego.

Also hängte ich meine Freundlichkeit an den Nagel und wackelte oberarrogant ans Filmset. Dort angekommen, begann auch gleich der Stutenterror. Die wenigen Frauen musterten mich von oben bis unten und waren erleichtert, als sie zumindest in Erfahrung bringen konnten, dass ich zum ersten Mal an einem Dreh teilnahm. Damit war ich in ihren Augen zu einem dummen Anfängerküken degradiert.

Doch das Ego stand über dieser Tatsache: »Schau nur, das Filmset besteht fast ausschließlich aus Männern. Weil du so schön bist, helfen die dir sicherlich gerne.«

Und wie die mir halfen.

»Aus dem Weg, Tussi, ich muss hier die Getränke hinstellen!«, brüllte mich ein Set-Praktikant an, während ein anderer fragte, ob ich nicht die Tabledance-Tante von letzter Woche sei, die für Geld blankziehe.

»Ruhig Blut! Gleich kommt dein großer Auftritt«, meinte das Ego kühl.

Meine erste »Filmrolle« war die einer Kleinwagenkäuferin, die sich ihren Kopf mit »besonders viel Schwung« am Dach eines Mini-Autos stieß, während im Vordergrund eine Geldübergabe stattfand. Tatsächlich donnerte ich meinen Schädel ganze vierzehn Mal dermaßen überzeugend gegen das Autodach, dass ich im Anschlussdreh noch einmal ins Bild durfte: als Prostituierte – ja, aber als *Edel*prostituierte, darauf legte ich großen Wert. Der Darsteller sollte mir vor dem Gefängnis brutal ins Gesicht schlagen, aber ich bat ihn, daraus bloß einen festen Armgriff zu machen. Schließlich ging es bei dieser Einstellung einzig darum, dass sein Ärmel verrutschte und den Blick auf eine Tätowierung freigab. Schlussendlich stimmten Darsteller samt Regie meinem Armgriff-Vorschlag zu.

»Siehst du«, sagte das Ego, »du bist keine ausgebildete Schauspielerin und beeinflusst trotzdem einen ganzen Dreh! Wenn das nicht die Geburt eines neuen Weltstars ist, weiß ich es auch nicht!«

Ja, ich wusste überhaupt nichts. Aber es war cool.

Abends lag ich im Bett und bedankte mich beim Ego für mein neues, schönes, bulimiefreies Hollywood-Leben, während ich die pochende Kopfbeule und den gigantischen blauen Fleck an meinem Arm mit Kühlgel versorgte.

»Bald wird dein ehemaliges Wabbel-Gesicht zum neuen Werbe-Weltgesicht!«, posaunte mein höheres Ich stolz.

Tatsächlich sollte ich nun auch noch meinen ersten Werbespot drehen. Für »Diät«-Margarine – Papa weinte fast vor Stolz, als er davon erfuhr. Ich stand vorm Kühlregal und griff nach der Margarine, während zwei Meter vor mir jenes Produkt von einer echten Schauspielerin beworben wurde (erst im Nachhinein erkannte auch ich, dass sie mich komplett verdeckte). Da ich lediglich dreihundert Extensions und ein leichtes Sommerkleidchen trug, fror ich mir vor dem Kühlregal zwar den Hintern ab, zog es aber trotzdem tapfer durch. Nach geschlagenen acht Stunden war das Ding im Kasten, der Kunde zufrieden und die Blasenentzündung vorprogrammiert. Ich bekam zweihundert Mark Gage. Wow, beim Krimi waren es gerade mal hundert gewesen.

In meiner Mediaagentur baute ich mir zur selben Zeit einen netten Freundeskreis auf. Meine neuen Freunde waren gut aussehend, extrem zickig und … ach ja, weitgehend schwul. Mit ihnen hatte ich eine wunderbar oberflächliche Zeit, die durchaus dem entsprach, was Ego pausenlos thematisierte: Klamotten, Klassendenken, Klatsch und Kalorien. Zum Glück spielten Letztere keine große Rolle mehr in meinem Leben. Dachte ich zumindest.

Übergebenstraining

Komischerweise erschien zu dieser Zeit wieder das Unpassendste auf der Bildfläche: die kotzende Ella.

Ich saß beim Extension-Friseur, als ich Ella zwei Stühle neben mir erspähte, während die Friseurin ihre letzten blonden Strähnen zwischen uns beiden aufteilte.

»Diana, wow! Du hast dich ja verändert! Du bist gertenschlank!«, bestaunte Ella meinen neuen Barbie-Look. Stolz verriet ich ihr, mich selbst von der Kotzerei befreit zu haben. Ella wirkte daraufhin etwas geknickt, meinte aber anerkennend:

»Das hab ich noch nicht geschafft. Aber dafür hab ich geheiratet.«

Die bildschöne Ella war erst einundzwanzig – und ich irgendwie geschockt. Noch mehr schockierte mich allerdings ein Bild ihres angetrauten »Bären«, das Ella mir unter die Nase hielt. »Bär« war locker zwei Köpfe größer als sie, trug kaum noch Haare auf dem Kopf und kniff seine Augen so komisch zusammen, als habe man ihn für das Foto mit Tränengas ruhigstellen müssen. Von daher passte »Bär« schon. Wenn auch ohne Fell. Und ohne Augen.

»Du glaubst gar nicht, was wir jetzt an Steuern sparen.«

Ich glaubte gar nicht, was Ella für gesparte Steuern in Kauf nahm. Obwohl ich »Bär« ja noch nicht mal in natura erlebt hatte.

Als wir über die Kosten unserer Extensions aufgeklärt wurden, zuckten Ella und ich zusammen.

»Ähm, das Waschen und Trocknen machen wir dann selbst«,

stammelte Ella und zog mich kurz darauf wieder hinter sich her, wie damals, als wir bei Frau Rosner »ineinandergerieten«. So kam es, dass unsere Köpfe noch am selben Abend auf Ellas Bügelbrett landeten, während wir uns gegenseitig unsere langen Kunstmähnen glattbügelten. Allerdings nur so lange, bis »Bär« hereinkam und tatsächlich zum »Tier« wurde.

»Und als Nächstes erwisch ich dich wieder beim Kotzen!«, schnaufte er panisch, was ja gar nicht so abwegig war, bei mir aber die Frage aufwarf, für wie oft »wieder« stand.

»Du, Freundin von Ella, entschuldige, dass ich dich gerade so grob weggeschubst habe. Aber die Aktion hier mit dem Bügeleisen sah echt gefährlich aus.«

Ich saß noch immer zusammengekauert auf dem Sofa, konnte aber schon wieder lächeln. Denn Bär schien eigentlich ganz nett zu sein. So nett, wie jemand eben nur sein konnte, der seine Partnerin wieder und wieder beim Kotzen erwischte, trotzdem mit ihr zusammenlebte und sie schlussendlich auch noch heiratete. Hut ab. Bär setzte sich selbigen auf, griff nach seiner Holzfällerjacke und dem Sixpack Beck's, das auf der Fensterbank stand (wahrscheinlich seine Art, Ellas Wunsch nach »mehr Grün auf der Fensterbank« zu entsprechen), und ging rüber zum Nachbarn.

Ella atmete einmal tief ein, um dann den plätschernden Wasserfall ihrer Bulimiegeschichte auf mich einrieseln zu lassen.

Seit ihrer Kindheit wohnte Ella bei ihrer Tante, denn ihre Eltern lebten lieber im Ausland. Ella war ein dickes Kind, und aus Langeweile und den permanenten »Mach doch mal eine Diät«-Nötigungen ihrer Tante begann sie schließlich mit dem Kotzen. Da war Ella vierzehn. Ja, es klang verdächtig nach meiner Geschichte, mit dem Unterschied, dass meine Eltern nie im Ausland lebten und ich zum Glück nie bei Tante Edeltraud wohnen musste. Schlimmer geht immer. So auch in Ellas Fall. Ihre Tante war nicht nur streng auf Äußerlichkeiten bedacht, sondern auch noch äußerst anhänglich, und so schaffte Ella den Absprung erst durch ihre Hochzeit vor einem Monat. Ella war erleichtert über ihre Ehe – zum einen, weil sie so ihre Tante loswurde, und zum anderen, weil sie durch die gesparte Steuer sehr viel Essen kaufen konnte, welches sie wiederum … aber das war ja nun hinreichend bekannt. Und als Bonus konnte Ella außerdem ihren Bär ganz gut leiden. Nun ja, ob das eine große Zukunft verhieß …?

»Du hast also echt nur wegen der Bulimie geheiratet«, stellte ich erschrocken fest.

»Ja. War nicht einfach. Find mal einen, der das mitmacht.«

Da erzählte ich ihr von Schizo-Roman, Gutmensch-Karl und Bigamisten-Cleo. Ella meinte daraufhin:

»Bär ist irgendwie auch gestört. Alle Probleme beantwortet der mit Alkohol. Vielleicht ist es ja wirklich so, dass wir Bulimiker nur solch komische Menschen anziehen.«

»Oder die uns«, entgegnete ich, obwohl ich mir sicher war, dass der Begriff »Bulimiker« längst meiner Vergangenheit angehörte.

Von diesem Tag an wechselten wir die Rollen. Nun war es Ella, die auf ein Lebenszeichen von mir hoffte, während Ego und ich nach Möglichkeit nicht ans Telefon gingen. Das hatte zwei handfeste Gründe: Zum einen war ich noch immer Ego-gelenkt und damit mehr an mir selbst als an anderen interessiert. Zum anderen hatte ich Angst davor, wegen Ella wieder mit dem Essbrech-Zirkus anzufangen. Berechtigterweise – denn kaum war Ella wieder in meinem Leben, war auch er wieder da: der Heißhunger, der über kurz oder lang Kotzen 2.0 einleiten musste. So gesehen war Ella meine Droge. Und es war auch immer das Gleiche: War ich doch einmal ans Telefon gegangen, ließ ich mich stets zu einem Treffen breitschlagen. Bei Ella angekommen, bombardierte mich die Gute sofort mit ihren kuriosen Geschichten und ihrem köstlichen Gebäck und erwähnte mit einem Augenzwinkern die Option, all den Ballast ja auf altbekannte Weise wieder loswerden zu können.

Während ich also versuchte, mich vornehm zurückzuhalten, was mir dank Heißhunger nur unzureichend gelang, schwatzte und schmatzte Ella, was das Zeug hielt, und ließ mich zu guter Letzt auch noch eine halbe Stunde blöd und allein auf dem Sofa sitzen. Dort dachte ich dann an die speckigen Folgen meines Tuns, während sie selbst allen Frust und Fraß erbrach. Dabei war sie allerdings so leise, wie es mir nie gelungen war.

»Ja, ich hab das geübt«, erklärte Ella mir auf meine ungläubige Nachfrage. »Mit viel Anstrengung und Luftkontrolle kannst du geräuschlos kotzen.«

Mir doch egal, dachte ich. Noch.

Als ich gerade entschied, dass es an der Zeit sei zu gehen, servierte Ella eine Sachertorte zusammen mit einer Sahnestory:

»Also just in dem Moment, als ich gerade mit Finger im Mund über der Kloschüssel hänge, kommt eine Kollegin herein, setzt sich eine Ewigkeit aufs Nachbartöpfchen, steht anschließend unendlich lang vorm Waschbecken und verlässt dann mit einem lauten ›Viel Spaß noch da drin!‹ das WC, um fieserweise draußen auf mich zu warten. Klaro tu ich mich schwer damit, dieser Frau zu erklären, warum ich eine Stunde geräusch- und regungslos auf dem Klo verharrt habe. Also erfinde ich einfach eine Ohnmacht, was aber nur zur Folge hat, dass mich seitdem ein Pieper zum Pinkeln begleitet. Hallo? Sitze ich in einer Anstalt, oder arbeite ich in einem pharmazeutischen Unternehmen? Obwohl das manchmal aufs Gleiche rauskommt.«

»Ach Ella«, sagte ich und legte meinen Arm um sie. Auch wenn die Bulimie in meiner Vergangenheitsschublade ruhte, wollte sich der ganze Mia-Mist mitsamt peinlicher Klo-Vorkommnisse einfach nicht aus meiner Gedankenwelt lösen. Wie gut es doch tat, wenn dann eine Ella kam und meine ekligen Episoden mit ihren eigenen Erfahrungen übertrumpfte.

Ella klatschte mir noch ein Stück Torte auf den Teller und erzählte gleich darauf, wie ihr schließlich die Idee kam, nur noch in Männerklos zu kotzen. Das ging so lange gut, bis sie erkennen musste, dass Männer sehr geräuschlos sein können, wenn es ums Ein- und auch ums Austreten im zweifachen Sinne geht. »Ich habe echt nichts gehört. Weder, wie er reinkam, noch, wie er pinkelte. Er steht also am Pissoir, als ich gerade aus dem Klo komme, blickt pinkelnd an mir herunter und fragt, was ich hier tue. Hallo?! Ich sage ihm, dass die Frauentoilette leider besetzt gewesen sei und ich mal dringend musste. Schon kommt ein Zweiter hereinspaziert, und bevor hier Gerüchte die Runde machen, stürm ich schnell raus. Der neu Reingekommene verfolgt mich natürlich und ruft dabei ›Frau Meister, warum waren Sie auf dem Herrenklo?‹ – in einer Lautstärke, die bis ins Nebengebäude schallt. Ich stehe also mit ihm im Gang und leier meine Frauenklo-besetzt-Sätze herunter, während sich immer mehr interessierte Kollegen um uns herum versammeln, als just auch noch die Klo-Kollegin von früher vorbeiläuft und schimpft, warum ich meinen Pieper nicht dabeihabe. Sie sagt das nicht einfach nur so, nein, sie predigt vor allen Leuten, dass mir dann auch keiner mehr helfen könne, wenn ich beim Kacken ins Koma falle.«

»Um Himmels willen!«

»Um es anders zu sagen: Hätte ich eine eigene Wohnung, dann müsste ich nicht im Büro kotzen. Und dann würden mir auch nicht immer solche Dinge passieren. Stell dir vor, bis vor kurzem bin ich in unserem Wohnhaus mit 'nem Eimer in die Tiefgarage spaziert. So lange, bis unser Nachbar auf die Idee kam, das Garagentor abzuschließen – von außen! Und das natürlich, als ich grad drin war! Meine ganze Nacht war im Eimer … ja, im Kotzeimer! Hab in der Garage gepennt, zwischen Erbrochenem, Eimern und dem toten Emil.«

»Dem toten Emil?«

»Meinem Hasen.«

»Du hattest auch einen Hasen?«, fragte ich.

»Ja, *hatte*. Der war am Tag davor gestorben. Bär hatte ihn in Zeitungspapier eingerollt, damit wir ihn am Wochenende beerdigen konnten.«

Ich dachte zwangsläufig an meinen kleinen Bruder Billy, mit dem ich vor fünf Jahren meinen Hasen beerdigt hatte. Vor ein paar Wochen begann Billy seine erste Diät. Wo die wohl hinführte?

»Wo kotzt du jetzt?«, fragte ich, um mir keine weiteren Gedanken über meine essgestörte Familie zu machen.

»Im Solarium.«

»Im Solarium??«

»Ja. Bei uns in der Straße ist so ein Selbstbedienungstoaster. Ich schnappe mir einfach eine Tüte, werfe ein paar Münzen ein und bin endlich für mich allein. Während das Teil dröhnt, drück ich alles in die Tüte.«

»Meine Güte …«

»Diana, ich beneide dich dafür, dass du das mit dem Kotzen allein in den Griff bekommen hast. Wahnsinn! Vielleicht schaffe ich das irgendwann auch«, sagte Ella mit trauriger Miene – aber nur so lange, bis sie sah, dass ich mir während ihres Monologs eine halbe Torte einverleibt hatte, die ich jetzt logischerweise nicht auskotzen konnte, ohne als totaler Idiot dazustehen. Nein, etwas Stolz besaß ich – nicht zuletzt dank meinem Ego – schließlich auch.

Das hielt allerdings nicht lange an. Denn ein paar Wochen darauf überredete Ella mich, sie ins Schwimmbad zu begleiten. Und dort passierte es: Wohin ich auch blickte, überall lagen Frauen mit Bäuchen, die flacher waren als Nordfriesland. Selbst Ellas Bauch war im Vergleich zu meinem die reinste Tiefebene. Und obwohl sie das Solarium angeblich nur zum Kotzen benutzte, war Ella so braungebrannt wie ein Fischstäbchen.

Ich fühlte mich einfach nur hässlich und fett.

»Diana, ich bin so fett!«, besiegelte Ellas persönliche Fehlein-schätzung die meinige.

Prompt tauchte sie wieder aus den unbekannten Welten mei-ner psychischen Defekte auf: meine Freundin Mia, die mein Ego doch eigentlich unschädlich gemacht hatte … Und die mir jetzt zuraunte, dass ich ganz easy wieder gertenschlank und gutgelaunt werden könne. Indem ich einfach nur das täte, was Ella tat.

Im Solarium in die Tüte kotzen?

»Nein, ins Klo, verdammt. Wozu hast du denn eine eigene Wohnung?«, fuhr Mia mich an.

Was passierte da gerade? Wo war mein Ego? Hatte es seinen arg spät angetretenen Job etwa schon wieder geschmissen?

Hallo? Ego? Kein Mucks. Stattdessen rauschten nur noch mehr Gedanken ans Kotzen durch mein Hirn. Verdammte Kacke! Drei Monate war ich nun schon kotzfrei durchs Leben gezogen. Sollten die etwa für die Füße gewesen sein?

Da meldete sich Mia erneut: Wenn ich schon drei Monate kotzfrei sei, dann hätte ich doch wohl alles im Griff. Was spräche also gegen ein einziges Mal – vielleicht heute, direkt nach dem Schwimmbad? Einmal ist keinmal! Mir würde es danach besser-gehen, ich wäre wieder gertenschlank, alle negativen Gedanken wären weggekotzt und die Welt fabelhaft.

Hilfe!!

»Ego, hilf mir, oder ich kotze heute noch!«, flehte ich innerlich.

Endlich wurde mein Flehen erhört, und das selbstbewusste Ego meldete sich zu Wort.

»Kannste heut wirklich mal machen, anders wirst du diesen Bauchfrust auch nicht los.«

Wie bitte?

Ich hätte ja mit vielen Antworten gerechnet, aber beileibe nicht mit dieser. Nun verstand ich gar nichts mehr.

»Denk nicht! Geh kotzen!«, befahl das Ego.

Also gut. Meine vorherigen Zweifel verflogen so schnell wie ein billiges Parfümplagiat. Ich begann sogar, mich richtig zu freuen. Gleich nach dem Schwimmbad würde ich zum größten Supermarkt der Stadt fahren, die süßesten Cornflakes, die fettigste Milch und allerhand Schokoriegel kaufen und dann ein richtiges Römerfest zelebrieren. Seit langem würde ich mir mal wieder den Bauch so richtig schön vollschlagen – um anschließend alles Böse zu erbrechen. Einmal ist keinmal, und die Römer waren ja schließlich auch nicht alle bulimiekrank, nur weil sie sich mal eine Feder in den Mund steckten.

Mit einem »Oje, ich muss schnell nach Hause!« ließ ich Ella im Schwimmbad zurück, um wenige Minuten später vor einem kilometerlangen Süßwarenregal zu stehen. Wenn schon, denn schon.

Daheim angekommen, schlüpfte ich zum ersten Mal seit sehr langer Zeit in eine bequeme, aber oberhässliche Sporthose und ein schlabberiges T-Shirt. Ich füllte eine Schale mit klebrig-süßen Honig-Cornflakes, die ich in Milch ertränkte. Schmatzend setzte ich mich vor den Fernseher. Ah, tat das gut! Ein paar Minuten darauf füllte ich die zweite Schale, dann die dritte. Zwischendurch aß ich unzählige Schokoriegel im Wechsel zu einem Viertel Kilo weißer Schokolade, dicht gefolgt von der vierten Schale Cornflakes. Noch immer war Platz in meinem Magen, also holte ich allen möglichen Ramsch aus dem Kühlschrank und stopfte ihn in mich hinein, während eine Talkshow über treulose Ehemänner und noch treulosere Ehefrauen über den Bildschirm flimmerte. Dazwischen sprang ich immer wieder in die Küche und trank Wasser aus dem Hahn.

Irgendwann gingen die Talkshowgäste wild aufeinander los – und ich ins Bad. Ich war etwas aufgeregt, ob es nach der »langen« Zeit überhaupt noch funktionierte.

Ich klappte den Klodeckel hoch, steckte mir drei Finger in den Mund, wartete den Würgereflex ab … und … voilà, der erste

Schwall war da. Viel größer als erwartet. Gut so, denn das reduzierte die anschließenden Würge-Aktionen um ein Vielfaches, und weil die ebenso gigantisch ausfielen, verkürzten sich Zeit und Aufwand insgesamt dermaßen, dass es ausnahmsweise sogar richtig Spaß machte. O ja, diesmal kamen die Fressalien so übersichtlich, mühelos und unverdaut aus meinem Magen, dass es sich fast anfühlte, als würde ich noch einmal essen. Das war wirklich selten der Fall, aber wenn es so gut klappte, war das stets der Startschuss für eine baldige Wiederholung.

Nachdem mein Magen so leer war wie Ramses' Grab und meine Haut so sauberpoliert wie Cleopatras Badewanne, überkam mich wieder dieser sanfte, gemütliche Schwindel, der mich sofort ins Bett trieb. Ich fühlte mich befreit und rein – und natürlich leicht wie eine Feder.

»Das war so schön«, flüsterte Mia.

»Das können wir ruhig öfter machen«, ergänzte das Ego.

Zufrieden und völlig leer in Magen und Hirn, kuschelte ich mich ins Kissen und schlief sofort ein.

Gut drei Stunden später erwachte ich wie aus einem Koma. Ellas Anrufe gingen bereits ins Zweistellige.

»Hai-jo?«, lallte ich ins Telefon.

»Diana, das hab ich mir doch gedacht! Du hast wieder gekotzt!« Ella konnte die Bulimie hören. Unheimlich!

»Wa nu 'ne einmalige Ausnamme«, lallte ich.

»Nee, is klar. Hihi! Wir telefonieren die Tage. Bis da-hann«, flötete Ella und legte auf.

Ich war trotzdem überzeugt, dass es nur eine einmalige Ausnahme war. Bis sich am selben Abend mein leerer Magen bemerkbar machte, ich etwas zu viel reinhaute und sich das Kotzkarussell erneut drehte. Am nächsten Morgen schon wieder – als ich zu meinem Bedauern feststellen musste, dass sich meine so hoch angepriesene berufliche Selbständigkeit auf das selbständige Eindecken von Konferenzräumen beschränkte. Immerhin, Kekse, Kaffee und kalte Getränke durfte ich tatsächlich nach eigenem Ermessen auf dem Besprechungstisch verteilen. Natürlich landete in der Folge eine große Packung Konferenzkekse über einen kurzen körperlichen Umweg im wohl schönsten Arbeitgeber-Klo. Und so ging es munter weiter. Warum musste diese Vollstopferei auch so verdammt lecker, das Kotzen einfach und überall möglich, vor allen Dingen aber ein perfekter Frustablasser sein?

In der neunten Nacht nach meinem Rückfall sprach ich zu meinem Ego: »Wo bist du? Was ist mit dir los? Siehst du nicht, was hier passiert? Kannst du mich nicht wieder vor Mia beschützen?«

Selbstbewusst wie eh und je antwortete es: »Du bist ganz oben, du brauchst mich im Moment nicht, du hast alles unter Kontrolle. Ich sitze nur hier, beobachte und freue mich, dass du das alles selbst so gut hinbekommst.«

So »gut« hinbekommst …?

»Diana, alles ist gut. Du wirst ab und zu mal wieder kotzen, so wie ein ehemaliger Alkoholiker auch ab und zu mal wieder an einem Gläschen Sekt nippen wird. Ganz aufhören kannst und sollst du doch auch gar nicht, denn nichts nimmt die unnötigen Kalorien und den fiesen Frust schneller aus deinem Körper als die Bulimie. Sie ist ein Ventil – und sogar ein Geschenk!«

Ich ließ diese Worte lange auf mich wirken, obwohl sie überhaupt keinen Sinn ergaben. Langsam schaltete sich mein Verstand wieder ein: Durfte ein frisch aus dem Entzug entlassener Alkoholiker überhaupt in die Nähe von alkoholhaltigem Hustensaft? Warum durfte ich also weiterhin kotzen?

»Ganz einfach«, sagte das Ego, »weil du zwar dem Alkoholiker allen Alkohol entziehen und den Junkie vom Heroin fernhalten kannst, dem Bulimiker jedoch nie jegliche Form von Nahrung absprechen darfst. Willst du ihn verhungern lassen? Außerdem habe ich sehr wohl bemerkt, dass du an drei Tagen nicht gekotzt hast.

Das ist Beweis genug, dass du nicht suchtkrank bist. Herzlichen Glückwunsch!«

Was sollte ich darauf erwidern? Mein Ego sagte, wo es langging – wenn das nicht gerade Mia tat.

»Auch von mir herzlichen Glückwunsch«, sagte die in jenem Moment – und überreichte mir als Geschenk einen Freibrief zum Dauerkotzen.

Puke-Party

Nun befand ich mich auf dem Höhepunkt meiner Kotzkarriere. Ich war ja schon vorher nie ich selbst. Aber das, was ich nun abgab, war wirklich ein wandelnder Witz: eine Bussi-Bussi-Tussi, die ihre Solarium-Selbstbräuner-Silhouette in schöne Stöffchen hüllte, während die hellblonden Haarverlängerungen das grell-geschminkte Grinsegesicht umspielten. Eine wandelnde Comicfigur, die auch ihre Sprechblasen perfekt bediente. Ja, ich besaß stets eine mustergültige Meinung – nämlich die meiner Gesprächspartner.

Um diese Fassade aufrechtzuerhalten, musste ich mich vollends verstellen und rigoros reinknien – und zwar vor die Kloschlüssel, wo ich zumindest für die Zeit real sein konnte, in der ich meinen gesamten Alltagsfrust erbrach.

Doch woher kam dieser Frust? Vom Verstellen? Von den Lügen? Absolut. Immerhin belog ich neben meiner Familie (»Großstadt ist toll – ich bin hier sehr glücklich!«) und meinen engsten Freunden (oder Leute, die ich dafür hielt) vor allen Dingen auch mich selbst. Anstatt zu leben, kotzte ich mein Scheindasein aus, und das nur, um Egos Pläne (ja, welche Pläne eigentlich?) nicht zu behindern, während sich auf diese Weise mein schlechtes Gewissen zum Heißluftballon aufblies.

Welch trostloses Dasein: Als fleischgewordene Marketingstrategie und perfekter Blender wandelte ich durch die Welt der Werbung. Zufälligerweise war das auch das, was mein Arbeitgeber machte. Mit einem Unterschied: Meine Agentur tat es für ihre Gewinne. Ich tat es für meine Verluste: für Ego und für Mia.

Als ich also auf genau diesem Höhepunkt meines sinnlosen Daseins angekommen war, lernte ich die Oberflächlichkeit von ihrer besten Seite kennen. Ich verliebte mich in einen Amerikaner – oder sagen wir so: Ich verliebte mich in Amerika. Ach, die USA. Ein Disneyparadies, in dem Dauergrinsen neben Diät-Cola Pflicht war. Ein Land, in dem neben vielen anderen Paradoxien sogar fettfreies Fett für verfettete Vollweiber parat lag. Nirgendwo hätte ich zu jenem Zeitpunkt besser hingepasst ... Zombies, verbündet euch!

Es war einer dieser sehr seltenen Tage, an denen ich nicht kotzte. Das lag vielleicht an meinem Hund, den ich übers Wochenende zu mir geholt hatte, oder an der Zeit, die Bonnie und ich am kühlen Fluss statt vorm Kühlschrank verbrachten. Das wiederum taten wir, weil ich ein paar Tage zuvor dort viele schöne Männer erblickt hatte. Ego ließ seitdem nicht locker und drängte darauf, wieder zum Flussufer zu gehen, um nach einem geeigneten Freund Ausschau zu halten. Allein hätte mein dortiges Rumlungern mächtig blöd ausgesehen. Aber mit Hund wirkte mein Promenadengang geradezu notwendig. Ich redete mir ein, dass Bonnie von dieser Aktion auch etwas habe, denn Hunde lieben Spaziergänge am erfrischenden Fluss. Unser Spaziergang aber wurde zur Strapaze. Ich Idiot zerrte das arme gealterte und entsprechend lauffaule Tier bei dreißig Grad kilometerlang über staubigen Boden, während der halbvertrocknete Fluss drei Meter tiefer zu unseren Füßen lag. An jenem Nachmittag im Juli 2000 trafen wir während unseres Wüstenmarschs auf ganze sechs Menschen. Vier davon waren Frauen, und von den zwei Männern konnte der eine nicht einmal laufen (Alter: etwa 1), während der andere gerade damit aufhörte (Alter: etwa 100). Die ganze Aktion war sinnlos und blöd, wie so manches, was ich zu jener Zeit bewerkstelligte.

Als Bonnie und ich schließlich schnaubend und schwitzend heimkehrten, standen wir vor einer verschlossenen Wohnungstür. Ich Depp hatte meinen Haustürschlüssel am Schlüsselbrett hängen lassen.

Ich klingelte am Nachbarhaus bei meinem Vermieter. Ein niedlicher Typ, der Roman ziemlich ähnlich sah, öffnete mir – ausgerechnet jetzt, wo ich hechelnd im Türrahmen stand und wohl duftete wie ein Maurer in der Mittagshitze. Bevor ich etwas sagen konnte, rannte mein vertrockneter Hund an dem verdutzten Typ vorbei, direkt ins Bad und trank aus dem Klo. Super! Kaum hing ich mal nicht mit der Nase überm WC, übernahm Bonnie den Job.

Der Typ sprach kein Deutsch, also mühte ich mich auf Englisch ab. Endlich ließ sich mein Vermieter blicken und gab mir den Ersatzschlüssel, nachdem er Bonnie von deren Ersatzschüssel gezerrt hatte. Und ich bekam noch mehr: Der niedliche Typ, ein Amerikaner namens Adam, belohnte mein »außerordentlich gutes Englisch« mit seiner Telefonnummer, auch wenn ich nur »Key«, »Thank you« und unzählige »Ähs« von mir gegeben hatte.

Zufrieden ging ich mit Schlüssel, Telefonnummernbeute und einer Klowasser sabbernden Bonnie zurück in meine vier Wände. Diesen Amerikaner wollte ich auf jeden Fall näher kennenlernen – obwohl er mich an Roman erinnerte und obwohl ein ungutes Gefühl in meinem Bauch vehement dagegen protestierte. »Gegen Amerika gibt's nichts zu protestieren! Schnauze!«, schrie das Ego – und schon war mir das Bauchgefühl egal.

Ich beschloss, Adam erst nach den obligatorischen vierundzwanzig Stunden anzurufen. Dazu kam es nicht. Eine halbe Stunde später schon klingelte er an meiner Tür. Der hatte vielleicht ein Tempo drauf …

Für meinen Geschmack war er ein wenig zu rasant, also nötigte ich den Hund zum erneuten Spaziergang. Während Adam, Bonnie und ich durch die Straßen trotteten, erwähnte er, dass er noch nicht lange in Deutschland sei, bereits morgen aber schon wieder weiterreisen würde – nach Sarajevo.

»Wie bitte?« Fragend sah ich ihn an.

»Andere fahren nach Spanien, ich nach Sarajevo«, meinte Adam. Das musste irgendwas Amerikanisches sein. Sensationsgeilheit? Das Einzige, was mich nach Sarajevo gezogen hätte, war Osejava.

Ich fragte Adam, wie lange er denn Urlaub im zerbombten Bosnien machen wolle, und er antwortete: »Ein halbes Jahr.«

Mir entglitten sämtliche Gesichtszüge. Aber dann erwähnte Adam endlich, dass es sich um eine Dienstreise handele. Adam war nämlich bei der US-Army.

Wie cool! Vor meinem inneren Auge spielten sich sofort schnulzigste *Top-Gun*-Szenen ab. Adam sah auch tatsächlich ein wenig wie Tom Cruise aus – ein klein wenig zumindest. Ich lächelte. Adam lächelte auch – und drückte mir urplötzlich seinen Wohnungsschlüssel in die Hand. Etwas irritiert sah ich auf das gute Stück in meinen Händen und überlegte, ob Adam meinen Auftritt beim Vermieter vielleicht falsch verstanden haben könnte.

»Wir spielen hier keine Schlüsselspielchen«, sagte ich.

Adam grinste. Dann bat er mich, seine Pflanzen für das nächste halbe Jahr zu versorgen. Er konnte dies nur von einer Frau verlangen, weil Blumengießen nicht männlich sei und er hier keine Frau außer mir kenne.

War das sein Ernst? Egal – lieb und brav, wie ich war, willigte ich sofort ein. Gut, das hatte auch noch einen anderen Grund: Adam wohnte nur zwei Straßen weiter. Und seine amerikanische Wohnung zog mich magisch an.

Als kleines Mädchen war ich total fasziniert von den besonders bunten amerikanischen Süßigkeiten, von den Tolle-Welt-Zeichentrickfilmen und dem ganzen Kitsch und Klimbim. Leider vergraulte ich damals meine amerikanische Brieffreundin mit einem Brief, den ich mit der Info, jetzt unter die Dusche zu gehen, abschloss: »I go now under the douche.« Ich hielt »douche« für »Dusche«; dumm nur, dass das übersetzt so viel heißt wie »Arschloch«. Heute also bekam ich meine zweite amerikanische Chance und hielt Adams Schlüssel in die Höhe wie den Heiligen Gral.

Als ich die Wohnung tags darauf zum ersten Mal betrat, war dann jedoch alles ganz anders. Nichts da mit buntem Disneyzirkus – willkommen bei den Frankensteins! Die Möbel waren wuchtig, schwer, dunkel und miefig. So etwas hätte man bei uns höchstens ins Beerdigungsinstitut gestellt – wenn man es denn dort hinbekommen hätte. Vor mir stand ein rustikaler Eichenschrank, der größer war als mein Wohnzimmer.

Ich ging von Zimmer zu Zimmer und erschrak immer öfter. Als ich Adams Bett sah, bekam ich fast einen Herzkasper. Das Teil musste einem Geisterschloss entsprungen sein, es sah mehr nach Erd- als nach einem Schlafmöbel aus. Hässlichste Schnitzereien, die wohl Engel darstellen sollten, aber mehr nach Gremlins aussahen, rundeten den geschmacklichen Untergang ab. Darauf gestapelt befanden sich zwei – nein, drei Matratzen, von denen zwei mit Planen bedeckt waren. Warum das? Pinkelte Adam nachts in die Heia? Und wenn ja, dann gleich kubikliterweise, so dass er mehrere Matratzen tränkte? Als Einmetersechzig-Frau würde ich ohne Leiter niemals da hinauf- und hineinkommen.

Das wollte ich auch gar nicht, nachdem eben etwas neben mir unsanft aufs Parkett schlug. Aller Wahrscheinlichkeit nach kam es aus Adams Bett. Es schüttelte sich und krabbelte dann in Richtung Küche.

Ich brachte den verwirrten Käfer auf Adams Balkon, der jedoch nicht als Balkon, sondern als Standort für drei Holzkohlegrills fungierte. Von den Grills »buy three« und dann »get a Kühlschrank for free«? Hm. Zumindest stand ich mehrere Minuten ehrfürchtig vor jenem begehbaren Kühlschrank, der so groß wie mein Kleiderschrank war. Doch bis auf Wasser, das er in Eiswürfel umwandelte, und einer riesigen Vier-Liter-Milchtüte, die laut Aufdruck null Komma null null ein Prozent Fett besaß, war nichts drin.

Dafür war die Küchenablage umso belagerter: Trockensuppen, Trockencerealien, Trockenkräuter, Trockenfleisch, Trockenfrüchte, Trockenbrot, Trockentoasttorten und trockene Chips in sechzig verschiedenen Geschmacksrichtungen.

Bei so viel Trockenheit war klar, warum der Kühlschrank ausschließlich für Flüssigkeiten herhalten musste. Doch weshalb es dann trotzdem ein Kühlschrank im Mercedes-Format sein musste, erschloss sich mir nicht. Vielleicht saßen Adam und seine Freunde abends zusammen und prahlten nicht etwa mit ihren getunten Autos, sondern mit ihren gewaltigen Kühlschränken?

Adam schien seine einseitige Ernährungsweise allerdings auszugleichen: Sein Badezimmer war umfassend bestückt mit orange-weißen Pillenröhrchen für alle erdenklichen Wehwehchen und Mangelerscheinungen, frei nach dem Motto: »Was du nicht in der Nahrung hast, musst du im Medizinschrank haben.«

Nachdenklich ließ ich mich aufs verschnörkelte Sofa fallen. Dort stach mir eine riesige Schatztruhe in die Augen, dermaßen alt und ramponiert, dass es den Anschein erweckte, sie stamme von einem echten Piratenschiff. Ein dickes Schloss verriegelte den wohlgehüteten Inhalt. Schade, dieses Teil machte mich mächtig neugierig.

Das war also das Amerika im Jahre 2000! Oder mein sechsmonatiges Blumengießparadies, bestehend aus sechs kleinen Pflanzen. Nach einer Woche hatte ich die erste ertränkt.

Mit Adam telefonierte ich bald darauf täglich. Er war tatsächlich sehr nett und machte mir so viele Komplimente, dass mein Ego Purzelbäume schlug. Immer wieder erwähnte er dabei die dicken amerikanischen Frauen, die zuerst toll aussähen, aber spätestens nach der Hochzeitsnacht dreihundert Pfund zunähmen und dann nur noch faul vorm Fernseher säßen und immer weiter aufquellen würden. So eine habe er nie haben wollen. Ich log ihm vor, dass ich nie zunähme, egal, wie viel ich essen würde, und schob das auf meine guten Gene (obwohl es in Wahrheit ja nur ein einziges »Zum-Klo-Gen« war).

Und Adam? Machte mir glatt einen Heiratsantrag. Am Telefon! Ich lehnte lachend ab. Das war nicht nur zu früh, sondern schlichtweg zu oberflächlich – selbst für mich.

Kotzkuchen

Als ich Ella von Adam erzählte, war sie gleich aus dem Häuschen – wahrscheinlich, weil die Amerikaner Meister des Fast Foods sind.

»Ein Ami. Super, der nimmt uns mit ins Commissary.«

»Ins was?«, fragte ich.

»Ins Commissary. Das ist ein Supermarkt nur für Amerikaner. Da kaufen wir leckeres amerikanisches Essen ein, um es dann …«

Schon klar … Meine erste amerikanische Kotzorgie stand also ins Haus, sobald Adam wieder im Land wäre. Ich zeigte Ella ein Bild von ihm. Sie fand das drollige Kerlchen *besonders* hübsch! Ich übernahm ihre Meinung und fand Adam ab da auch *besonders* hübsch, während Ego mein ungutes Bauchgefühl mit einem energischen »Amerika ist wunderbar!« überdeckte.

Als Adam im Februar 2001 wieder nach Deutschland kam, wurden wir ganz schnell ein Paar. Zuerst lud mich mein neuer Freund zu einem Trip nach Paris ein, wo wir den Eiffelturm erklommen und Mona Lisas pausbäckiges Gesicht bewunderten. Danach fuhren wir weiter nach Belgien, nach Luxemburg und schließlich noch nach Bitburg, um Adams Auto mit einem *Bitte ein Bit*-Aufkleber zu verzieren – das war unter den Army-Buddys nämlich der letzte Schrei.

Durch die vielen Erlebnisse vergaß ich sie fast schon wieder: die Bulimie. Tatsache war: Ich kotzte nicht, weil mir schlichtweg die Zeit dazu fehlte.

Schon stellte sich mir wieder die Frage aller Fragen: War die Essstörung tatsächlich nur eine Langeweile-Erkrankung? Eine Krankheit für Menschen, die nichts Besseres mit ihrer Zeit anzufangen wissen? Immerhin war das mein zweites Erlebnis dieser Art. Konnte die Lösung wirklich so einfach sein? Wenn ja, was würde das für die essgestörte Welt bedeuten? Sämtliche Psycho-Kliniken könnten sich Untersuchungen, Gesprächstherapien und Ärzte sparen, ihre Bulimiker einfach nur ordentlich mit Arbeit eindecken und nach ein paar Wochen als geheilt entlassen. Welch Innovation: Heilung durch Arbeitskraft, und zwar durch kostenlose Arbeitskraft – ja, noch besser: zahlende kostenlose Arbeitskraft.

Doch so einfach war es leider nicht. Wer vor seinen Problemen, Krankheiten, Sorgen oder Ängsten flieht, indem er sich ablenkt oder sie verdrängt, wird früher oder später auf den Boden der Tatsachen zurückgeholt. Zumindest in meinem Fall: Kaum wieder daheim angekommen, stellte ich fest, dass ich nicht mehr in meine Lieblingsjeans passte. Scheiße, ich hatte satte fünf Kilo zugenommen. Oder gar mehr? Zum Glück hatte ich keine Waage. Vor meinem inneren Auge saßen Mutti und Tante Edeltraud auf dem Schoß der Herzbuben und schrien: »Wir sind alle dick!«

Frust und Wut machten sich augenblicklich in mir breit. Ich brauchte mein Ventil – mein Kotzventil. Sofort!

Und es kam – sofort. Denn genau in dem Moment stand Adam mit einem knallbunten Disney-Kuchen vor der Tür. Wie süß, er hatte sich mein Faible für Farben und Flitter gemerkt. Wie blöd, dass es sich um einen trockenen und somit schwer kotzbaren Kuchen handelte. Saublöd, dass Adam wohl tatsächlich glaubte, ich könne essen, so viel ich wolle, ohne zuzunehmen.

Wir saßen auf meiner Couch und aßen vom Kuchen, dessen Dekoration aus dicken Disneyfiguren bestand, die sich an den Händen hielten.

»Wir sind alle dick«, lachte Mia, und ich fragte mich, wie ich den im Handumdrehen wieder rausbekommen könnte, ohne dass Adam etwas davon mitkriegen würde. Die »Ich muss duschen«-Ausrede hatte sich schon bei Romans Eltern nicht bewährt. Wenn ich etwas daraus gelernt hatte, dann, dass das Auge mitisst – bei Männern sogar mehr als der Mund. Adam würde mich beim Duschen sicher nicht allein lassen. Einfach aufs Klo gehen und die Tür zumachen oder gar abschließen war bei den Amis auch nicht angebracht, denn die waren zwar outdoor-, aber komischerweise nicht indoorprüde. Adam klappte nach dem Pinkeln nicht mal den Klodeckel runter oder vorher den Kloring rauf. Wie seltsam hätte es da ausgesehen, wenn ich nun plötzlich eine Tür hinter mir zuschloss? Ich war mal wieder in einer prekären Situation.

»Ich muss mal schnell in den Waschkeller, Wäsche waschen«, sagte ich, einem Geistesblitz folgend, und sprang wie eine Wahnsinnige vom Sofa.

»Jetzt?«, fragte Adam irritiert.

»Ja. Hier in Deutschland sind wir reinlich.« Zur Not konnte man ja immer alles aufs Vaterland schieben, auch wenn es nicht sehr überzeugend klang.

Ich ging trotzdem ins Schlafzimmer. Meine Wäschetruhe war leer. Also nahm ich ein paar saubere Sachen aus dem Schrank. Ich Umweltsau! »Bin gleich wieder da!«, rief ich Adam im Vorbeigehen zu, der mich fragend ansah. Um mich abzusichern, hängte ich ein »Du wartest hier, ja?« an. Keine Antwort. Ich ging trotzdem.

Adam konnte nicht wissen, dass sich im Wäschekeller ein kleines Klo befand. Das wiederum wollte ich nun zum Kuchenkotzen missbrauchen. Ich schloss die Tür ab und legte meine Klamotten »auf« statt »in« die Waschmaschine (denn so eine Umweltsau war ich dann doch nicht). Dann folgte das übliche Programm. Allerdings war es diesmal sehr mühsam, da der Kuchen wirklich extrem trocken war. Und obwohl ich vorsorglich noch schnell zwei volle Wasserflaschen auf ex hinuntergekippt hatte, bekam ich – bis auf ebendieses Wasser – kaum etwas heraus. »Wir sind alle dick! Wir sind alle dick!«, hallte es durch meinen Kopf. Ich strengte mich an wie eine Bekloppte, biss auf meine Finger, bis es blutete, doch der verdammte Kuchen wollte und wollte einfach nicht hinaufkommen. Ich würgte wie verrückt.

Plötzlich hörte ich eine Stimme. Zum Glück war es nicht Adam. »Was is'n da drinne los? Isch muss jetzt wasche!«, krakeelte meine Nachbarin. Blöde Situation. Ich hatte keine andere Wahl, also betätigte ich die Toilettenspülung, wusch mir die Hände an dem kleinen Waschbecken, aus dem nur ein paar Tröpfchen kamen, und öffnete dann die Tür. Frau Kleinschmidt, eine rüstige Rentnerin, die so klein war, dass selbst ich neben ihr riesig wirkte, betrat den Waschraum.

»Warnse etwa hier uff'm Klo?«, fragte sie.

»Nein, in meiner Hose waren noch Taschentücher, die ich weggespült habe«, log ich.

»Ja, sinse denn verrückt geworde? So viele Lagen!«

»So viele was?«

»Frau Fey, wissense, wie viele Lagen so 'n Taschentüchle hat? Die verstopfe das Klo, grad diss hier, diss eh net richtig spüle tut!«

Rentner haben sogar Zeit, sich im Supermarkt über den Papieraufbau von Taschentuch und Toilettenpapier zu informieren. Diese Zeit hatte ich nicht. Moment: Das Klo spülte nicht richtig?

»Tut mir leid, Frau Kleinschmidt, das wusste ich nicht, aber es kommt bestimmt nicht wieder vor«, stammelte ich. Dann öffnete ich den Klodeckel. Meine mickrige Kotzausbeute schwamm tatsächlich noch gut sichtbar am oberen Rand. Ich verwickelte die eigentlich ganz nette Dame in ein Gespräch, bei dem ich immer wieder laut hustend auf den Spülknopf drückte. Nach achtmaligem Spülen landete der teelöffelgroße Kuchenklecks endlich in den unbekannten Welten unserer Kanalisation. Dieses Klo würde

ich sicher niemals wieder zum Auskotzen benutzen. Tief auf-
atmend, ging ich zurück in meine Wohnung.

Adam stand schon im Flur und schmollte, dass er niemanden
kenne, der eine Dreiviertelstunde benötige, um eine Waschmaschine anzuschalten. Leider müsse er jetzt gehen.

Ich warf ihm einen oberflächlichen Luftkuss zu und dankte
ihm innerlich für seinen Aufbruch, konnte ich doch so nochmals
in Ruhe nachtrinken – und den restlichen Kuchen in meinem Klo
loswerden.

Drei Stunden später war zumindest ein Viertel der pappigen
Masse nicht mehr in meinem Magen. Dafür schmerzte dieser nun
unermesslich.

Komisch. Seit mein neuer Freund Einzug in mein Leben gehalten hatte, wurde ich das flaue Bauchgefühl nicht mehr los. Und
jetzt auch noch diese Schmerzen. Und Probleme beim Kotzen.

Während ich über unsere Konstellation im Allgemeinen und
Adams kräftezehrendes Essen im Besonderen nachgrübelte,
nahm ich plötzlich einen metallenen Geschmack in meinem
Mund wahr. Verdammt – das war Blut! Oje! Ich hatte es wohl zum
ersten Mal mit dem Übergeben übertrieben.

Einer, der es auch übertrieb, war Adam. Am Abend stand er
nämlich schon wieder vor meiner Tür, schenkte mir eine Arm-
banduhr und sagte: »Du bist die Frau meines Lebens.«

Da wusste er noch nicht, was jene Frau mit seinem Leben anstellen würde.

Kotzkiste

Durch meine verfälschte Fassade wirkte ich selbstbewusst und zu-frieden, und so waren auch meine Mitmenschen zufrieden mit mir. Alles bestens also – wäre ich nicht zugleich eine heimlich kotzende Diana gewesen, deren schlechtes Gewissen mittlerweile die Ausmaße von Grönland angenommen hatte. Und als wäre das nicht genug, servierte mir das Schicksal obendrein auch noch Adams schlecht kotzbares Essen, das er nun jeden Tag in unzäh-ligen Tüten vor meine Tür stellte, in mein Büro brachte oder mir bei Kerzenschein gleich in den Mund schob. Trotz allergrößter Anstrengungen wollten die kolossalen amerikanischen Kalorien einfach nicht aus meinem Magen kommen. Und so war es nur allzu logisch, dass neben meinem Körpervolumen auch meine Frustrationen zunahmen, bis ich mich schließlich vollkommen verfettet und verbittert fühlte.

Da es mit dem Kotzen nicht klappte, brauchte ich schleunigst ein anderes Ventil, um meinen Fettfrust loszuwerden. Joggen kam nicht in Frage. Seit meinem Kontakt zu amerikanischer Nahrung war ich auf wundersame Weise sportfaul geworden, während mich Sofa und Fernseher anzogen wie das Licht die Motten. Neuerdings konnte ich die von Adam so verhassten Vollweiber vollends verstehen. Lieber aufquellen als ausrasten, lautete wohl deren Lebensmotto. Dumm nur, dass ich Adam erzählt hatte, ich würde niemals dick werden. Zumal ich nun schon dick war – je-denfalls für meinen Geschmack.

So bekam die Redensart »vor Wut platzen« eine völlig neue Bedeutung für mich. Denn das war es, was plötzlich passierte. Ich »explodierte« und war in solchen Momenten das Gegenteil des lieben, braven Liebdinglis, das ich seit Kindheitstagen in die Welt schickte. Ich benahm mich richtig daneben, bebrüllte und brüskierte andere um mich herum wie eine Bescheuerte.

Die diesbezügliche Auswahl an »anderen« war allerdings spärlich. Während der Arbeit war ich Strahliana, meine Familie wiegte sich in sicherer Entfernung, und mein privates Umfeld bestand aus Ella und Adam. Bei Ella beschränkte ich meine Aggressionen nur darauf, nicht mehr ans Telefon zu gehen, schließlich sollte sie mich auf keinen Fall in meinem so fiesen wie fetten Zustand erleben. Und so hieß mein eigentliches Opfer Adam. Er war durch seine Herkunft aus dem amerikanischen Plastikparadies ohnehin zum zwanghaften Glücklichsein verdonnert. Zudem schienen seine Gefühle für mich unsterblich zu sein. Das konnte ich ja mal auf die Probe stellen.

So uferten meine Explosionen schrittweise aus, bis ich zwei Monate später, im April 2001, erkennen musste, dass es so nicht mehr weitergehen konnte. Es war mein einundzwanzigster Geburtstag. Adam war extra die weite Strecke zu meinen Eltern gefahren, um noch ein paar Geburtstagsgäste (oder Zeugen) in Form von Bonnie und Billy zu organisieren. Ella hatte er, o Wunder, telefonisch nicht erreichen können. Als besondere Überraschung orderte er einen trockenen Disney-Kuchen, auf dem der dicke Balu-Bär *Happy Birthday* sang. Eine verschlüsselte Botschaft?

Wir saßen zu dritt an Adams Antik-Tisch mit Löwenfüßen. Der mittlerweile vierzehnjährige Billy aß wegen seiner Dauerdiät nichts, also teilten Adam und ich uns einen ganzen Kuchen.

Ich dachte unentwegt an den bevorstehenden Akt des Halben-Trockenkuchen-Auskotzens, und weil mir klar war, dass das in die Hose gehen würde, brachte es mich schon im Voraus auf die

Palme. Meine neuen Anhängsel, sechzehn geschätzte Pfund Fettmasse, saßen munter auf meinen Hüften und freuten sich auf ihre baldige Verstärkung. Ich erfreute mich an gar nichts. Erst recht nicht an diesem dämlichen Staubkuchen, dem auch seine blauen Chemiefarben nicht zu mehr Feuchtigkeit verhelfen konnten. Ja, aus der Kotztante war ein Kotzbrocken geworden, der unmittelbar vor seinem nächsten Wutausbruch stand. Selbst die Geschenke ließen mich kalt. Als ich das kleinste Päckchen auspackte, dachte ich an Weihnachten 1994 und Tante Edeltrauds Worte zu meinen schönen, langen, dünnen Fingern. Lange, dünne Finger hatte ich noch immer. Also war ich auch nicht fett. Zumindest nicht komplett fett.

Adam riss mich aus meinen Träumereien, indem er plötzlich in bester amerikanischer Manier die große Show abzog: Er fiel wahrhaftig vor mir auf die Knie und bat mich, seine Frau zu werden. Mal wieder. Zur Überraschung befand sich im Päckchen ein funkelnder Verlobungsring. Er war mir vier Nummern zu groß!

Verdammt, jetzt reichte es! Wenn etwas an mir immer schlank und rank war, so waren das meine Finger!

Ich explodierte. Zugegeben, das war eine wirklich unpassende Reaktion auf einen Heiratsantrag. Entsprechend entgeistert starrten mich Adam, Billy und sogar Bonnie an.

Ich musste umgehend vom Thema ablenken, also zeigte ich auf Adams verschlossene Schatztruhe und befahl ihm, mir als Zeichen seiner Liebe den Schlüssel des Schlosses auszuhändigen. Als er erschrocken den Kopf schüttelte, köderte ich ihn damit, nach dem Öffnen der Truhe vielleicht seinem Antrag zuzustimmen. Daraufhin zeigte Adam mir einen Vogel, und Billy bekam einen Lachanfall.

Jedoch nur so lange, bis seine Schwester erneut explodierte. Ich brüllte wie ein Löwe, dessen Füße man ohne Betäubung entfernt und auf amerikanische Tischbeine genagelt hatte. Adam bekam

Augen wie Untertassen, während der Hund unter den Tisch und mein Bruder an Adams Playstation floh.

»Diana, das geht nicht!«, sagte er fast flehentlich. »Schon gar nicht, wenn dein Bruder hier ist!«

»Ich habe keine Geheimnisse vor meinem Bruder. Und ich heirate auch niemanden, der Geheimnisse in fünfhundert Jahre alten Truhen durch die Welt befördert und vor seiner zukünftigen Ehefrau verschließt.«

Adam wurde nachdenklich, dann schüttelte er den Kopf: »Sorry, no way!«

Ich explodierte gleich noch einmal. Dann nahm ich einen Massage-Igel, den Adam mir geschenkt hatte, zerrte den leise protestierenden Billy hinter mir her und verließ den Raum. Zwei Sekunden darauf kam ich noch einmal zurück, griff nach der Leine und zog die verstörte Bonnie unter dem massiven Tischkoloss hervor. Ihre Krallen hinterließen auf dem weißen Teppich Kratzspuren, die aussahen, als stammten sie von einem Löwen.

Den restlichen Geburtstag verbrachten wir zu dritt am Flussufer. Ich, mein Handy mit Adams Anrufen ignorierend, Billy, der amerikanischen Playstation hinterhertrauernd, und Bonnie, den Enten nachsehend, während ich ihr mit dem Igel den Rücken massierte.

Mitten in der Nacht, nachdem er Billy und Bonnie wieder daheim abgesetzt hatte, klingelte Adam an meiner Tür und entschuldigte sich. Dann überreichte er mir den Schlüssel zur Truhe.

Ich rannte schnurstracks in seine Wohnung und machte mich über die Schatzkiste her. Schnell steckte ich den Schlüssel ins Schloss, öffnete die Truhe und …

… hielt einen knitterigen Prospekt vom Walmart in der Hand. Ansonsten war die Kiste leer.

»Willst du mich verarschen?«, explodierte ich Adam an. »Du hast das Teil doch leergeräumt.«

»No!«

»Warum durfte mein Bruder dann diesen ollen Prospekt nicht sehen?«

»Ähm, na gut – ein paar Dinge sind nicht mehr drin.«

»Welche?«

Adam zögerte, schien jedoch zu merken, dass es keinen Sinn mehr machte, sein Geheimnis vor mir zu verbergen. Schweren Herzens führte er mich in seinen »Messy room«, sein Müllzimmer. In einer Ecke stand ein Wäschekorb, überdeckt mit einer Plane. Adam lüftete die Plane und zum Vorschein ... kamen unzählige He-Man-Figuren.

O mein Gott – der tapfere Soldat transportierte kleine Plastikmuskelmänner mit Schwertern in einer geheimnisvollen Truhe quer über den Globus? Wozu? Adam schaute beschämt auf den Boden. Ich hatte bei seiner Schatzkiste ja mit einigem gerechnet, aber nicht mit einer US-Version der Augsburger Puppenkiste.

»Ich hatte Angst, Billy könnte mich für ein Kind halten, wenn er das sieht ...«, stammelte Adam passenderweise.

»Und ich dachte, da drin lägen Pornohefte!«, stöhnte ich. Stattdessen waren es halbnackte Plastikpuppen. Klar, die hatten manche Kerle vielleicht auch für pornographische Zwecke in ihren Laken liegen, aber bestimmt nicht im Westentaschenformat.

»Spielst du etwa noch damit?«

»Ab und zu«, antwortete Adam reumütig. Er stand da in seinem Müllzimmer neben den Masters of the Universe wie ein Hund im Tierheim neben den Meerschweinchen. Es war rührend – für einen normalen Menschen. Ich aber war zu dieser Zeit nicht normal (wenn ich es denn jemals war). Auf so viel Aufrichtigkeit konnte ich nicht anders reagieren als mit dem von Ego ins Leben gerufenen Arroganzplan und in der Folge mit einem eiskalten »Das mit uns hat keinen Sinn!«.

Adams Gesicht erstarrte wie jenes von Skeletor. Und ich drehte mich um und stürmte aus seiner Wohnung.

»Das kannst du echt nicht bringen«, protestierte ausgerechnet das Ego, dem ich diesen »Sei nicht so nett«-Wandel überhaupt erst zu verdanken hatte.

Mir war selbst klar, dass ich früher sogar mitgespielt hätte. Nun aber war ich eine frustrierte Kunstfigur, die sich für erwachsen, abgehärtet – und in diesem Fall auch spielresistent – hielt. Doch anstatt stolz auf sein funktionierendes Arroganzprogramm zu sein, murrte mein höheres Ich auch noch: »Scheiße! So viele Komplimente, Geschenke und Gefälligkeiten bekommen wir nie wieder!«

»Tut mir leid, aber das war mehr Plastik, als ich vertragen kann!«, konterte ich.

Welch Ironie!

Mama Mia

Bis auf die Optik war Adam das Gegenteil seines Vorgängers Roman. Er war introvertiert und sehr schweigsam. Er ließ die Menschen ihr Leben leben und hoffte einfach, dass sie ihn ebenso wenig belästigten. Dazu war er so sanft, dass ich oftmals das Gefühl bekam, ihn beschützen zu müssen. Wie konnte solch ein zartes Wesen nur seit Jahren in der amerikanischen Armee existieren – Krieg, Kampf und Männerscheiß ertragen?

Wie auch immer. Ego hatte zwar gesagt, dass »diese Dreckschweine von Männern« Rache verdienten, aber Adam war damit nicht gemeint. Ego begründete das mit den lebensnotwendigen Komplimenten, die ich von ihm bekam. Ich begründete meine Trennung von Adam im Gegenzug damit, dass er in meinen Augen überhaupt kein Mann war. Ich wollte den armen Jungen nicht noch mehr verletzen, als ich es ohnehin schon getan hatte. Also beharrte ich auf einer sofortigen Beendigung unserer Beziehung. Und siehe da, augenblicklich entspannte sich mein Bauch.

Bei Adam war es das Gegenteil. Er wollte nicht wahrhaben, dass es vorbei war, stand – heulend vor Herzschmerz – in meinem Wohnzimmer und klammerte sich zu guter Letzt auch noch an mein Bein. Nach ein paar Minuten erkannte auch er die Drama-Queen hinter seinem Verhalten und ging, nur um wenig später erneut, aber stilsicherer, mit roten Rosen vor meiner Haustür zu stehen. Ich wusste, dass Konsequenz ein wichtiger Teil meiner neuen Härte war, und so blieb die Tür zu.

»Hätte ich das gewusst, hätte ich dich nicht abgehärtet!«, schimpfte das Ego.

Auch wenn mir mein Bauch ein gutes Gefühl der Erleichterung schenkte, trug die Adam-Affäre zum weiteren Wachstum meines schlechten Gewissens bei. Dem konnte ich nur durch Ablenkung alias Arbeit oder Ausübung meines Römersports entfliehen. Letzterer funktionierte zwar wieder, die anschließenden Magenkrämpfe dokumentierten jedoch, dass mein Körper so langsam, aber sicher Probleme mit der Kotzerei bekam.

War die Arbeit getan oder das Erbrechen zu schmerzhaft, lenkte ich mich anderweitig ab und griff zum altbewährten Schreibblock. Mein Schreibhobby war in all den Großstadtjahren viel zu kurz gekommen, und auch Ego schien begeistert: »Gute Idee, wir schreiben Geschichten auf!« Schon diktierte mir mein höheres Ich Dinge, die klangen, als würde sich Kokain in Buchstaben verwandeln.

Trotz allem ging es mir insgesamt besser als zuvor. Vielleicht wegen meines Bauchgefühls, vielleicht aber auch, weil ich nicht nur auf Adam, sondern auch auf sein Essen und die damit verbundenen frustrierenden Kotzaktionen verzichtete. Adam fiel der Verzicht dagegen schwer. Er stand auch weiterhin in regelmäßigen Abständen vor meiner Haustür und sang leise »She fucking hates me!« vor sich hin, während er zusehends an Gewicht verlor.

Nach ein paar Wochen bat mich meine Nachbarin Frau Kleinschmidt darum, endlich etwas gegen den schlanken Schnittblumenverkäufer zu unternehmen. Da sich ihre Bildung wohl nur auf den Papierbereich beschränkte, deutete sie die Lage von Adam – im Gegensatz zu den Lagen ihrer Papiertücher – vollkommen falsch. Ich erklärte meiner Nachbarin, dass Adam kein Blumenverkäufer, sondern mein Exfreund sei. Dann versprach ich ihr, den armen Kerl alsbald zu vertreiben.

Am nächsten Morgen überredete ich Jochen, einen meiner schwulen Jungs aus der Agentur, dazu, sein schauspielerisches Talent unter Beweis zu stellen – in der Rolle als mein angeblich »Neuer«. Würde er sich dabei gut anstellen, könnte er beim nächsten Krimi-Dreh dabei sein, versprach ich ihm.

»Ja, ich will!«, rief Jochen und küsste meine Hand. So marschierten wir abends Arm in Arm am armen Adam vorbei, der mal wieder vor meiner Haustür stand.

Da passierte es – das, was man in Amerika wohl unter schlagartiger Unberechenbarkeit versteht. Wenn die ehemals allerliebsten, bravsten Liebdingli-Schüler urplötzlich austicken und ihre Schule in die Luft jagen. Adam explodierte, doch nicht so, wie ich das zuvor getan hatte – nein, viel schlimmer! Sein Gesichtsausdruck nahm Ausmaße eines Beast Man an, dann rannte er davon und war ein paar Minuten später wieder da, feuerrot, schnaubend wie ein Drache – und mit einem Baseballschläger!

So schnell hatte ich Jochen noch nie rennen sehen. Damit hätte er sich für den nächsten Firmensprint qualifizieren können. Und Adam? Hechtete dem hilflosen Jochen hinterher.

Was hatte ich nur getan? Panisch lief ich den beiden nach. Irgendwann konnte ich Adam am Arm packen und ihm die Wahrheit sagen. Ich flehte ihn an, meinen Schlussstrich zu akzeptieren und mich endlich in Ruhe zu lassen – zuerst aber den armen, unschuldigen und vor allen Dingen schwulen Jochen zu verschonen.

Wie Hulk am Ende eines Films nahm Adam wieder seine Ursprungsgestalt an und schlurfte mit gesenktem Haupt von dannen.

Ich fuhr mit dem Auto Jochens Fluchtspur entlang und sammelte ihn schließlich in einem entfernten Bushäuschen auf. Als Wiedergutmachung spendierte ich ihm ein Diät-Eis und die Telefonnummer meiner Casting-Agentur. Damit waren wir wieder oberflächliche Freunde. Und Adam war … Geschichte.

Einen Monat später, an einem Sonntagmorgen, klingelte plötzlich eine Frau mittleren Alters an meiner Tür. Sie stellte sich als Amanda Cherry vor, Adams Mum. Und sie war gekommen, um ihrem Sohn wieder ins Leben zu verhelfen, denn der lag im Krankenhaus. Wie das kam, erzählte sie mir sofort:

Nachdem Adam zwei Wochen lang nicht in der Kaserne erschienen war und auch nicht an sein Telefon ging, musste die Army reagieren. Ein terroristischer Akt oder eine Entführung wurden wohl in Betracht gezogen, und so ließ man keine Taten, sondern Worte sprechen, kümmerte sich um nichts, machte aber die halbe Welt verrückt. Die Sekretärin eines Colonels rief Adams Eltern im weit entfernten Texas an und bereitete sie nüchtern darauf vor, dass »etwas« mit ihrem Sohn passiert sei. Mehr wisse sie nicht, aber natürlich melde man sich wieder, sobald es Neuigkeiten gäbe. Bis dahin wünsche man noch einen schönen Tag. Es folgte verständlicherweise die wohl schlimmste Woche im Leben der Familie Cherry.

Adam erzählte mir oft, dass er bei seiner Arbeit meist nur doof herumzusitzen hatte, was ich aufgrund meiner Behördenzeit durchaus nachvollziehen konnte. Auch jetzt konnte ich mir sehr gut ausmalen, wie Adams Kollegen allesamt unproduktiv vor ihren Army-PCs saßen und sich in Grund und Boden langweilten, bis – o Freude – endlich etwas passierte. Gut, es war nur jemand, der seiner Arbeit ohne Krankmeldung fernblieb, aber vielleicht ließe sich auch das zu einem Armee-Abenteuer ausbauen … Wahrscheinlich saß man mit ernster Miene zusammen, beriet sich – über alles Mögliche, nur nicht über den Kontext. Und so vergingen noch ein paar Tage bis …

»Ja, bis sie endlich mal den Einfall hatten, bei Adam daheim nachzuschauen«, seufzte Amanda. Dort fanden sie einen halb ohnmächtigen Adam vor, den sie sofort ins Armee-Krankenhaus brachten, wo sich herausstellte, dass der ranghohe Captain Cherry weder gegessen noch getrunken hatte und schlichtweg dehydriert war – aus Liebeskummer.

Am Krankenbett verlangte der neuerdings magersüchtige Adam nach der klassisch kotzsüchtigen Diana. Blöderweise hatte er meine Telefonnummer aus dem Handy gelöscht, und mein Nachname war seinem vertrockneten Hirn entfallen … Also verlangte er nach Mutti. Und die, sichtlich erleichtert über die Tatsache, dass ihr Sohnemann seinen ersten »Terrorakt« überlebte, setzte sich sofort ins Flugzeug nach Deutschland.

Jetzt stand sie vor mir: sportlich gekleidet, aber körperlich unsportlich wirkend, blondiert und toupiert. Ich machte mich auf einen Anschiss sondergleichen gefasst, da ich fast das Leben ihres Sohnes auf dem Gewissen hatte, doch Frau Cherry war eine Bilderbuch-Amerikanerin, ergo war auch sie scheißnett. In bester Sprachstörungsmanier machten wir eine Adam-Pause und schwenkten zu unwichtigeren Themen wie Schwarzbrot und Deutschland im Allgemeinen. Frau Cherry war vom modernen Germanien sichtlich angetan. Sie hatte sich auf Kriegsbaracken und Trümmerfrauen gefasst gemacht, auf Hungersnöte und ungebildete Menschen. Nun aber freute sie sich, hier zu sein. Deutschland erschien ihr, mehr als ein halbes Jahrhundert nach dem Zweiten Weltkrieg, viel fortschrittlicher als erwartet …

Ja, in dieser Zeit wurden Häuser wieder aufgebaut und Trümmerfrauen zu Trümmeromas. Ich selbst fragte mich, ob bei meinem Lebensstil überhaupt eine Lebenserwartung von fünfzig Jahren drin wäre.

Dessen ungeachtet schenkte ich der etwas naiven, aber netten Mittfünfzigerin vor mir mein künstlichstes Lächeln. Eigentlich hatte ich wenig zu lachen. Meine letztmaligen Kotzaktionen waren nicht nur von Schmerzen, sondern immer wieder auch von kleinen Blutspuren begleitet. Ella meinte, das sei nicht so schlimm, denn ihrer Meinung nach tat ich ja nicht das Schlimmste. Das Schlimmste war das, was laut meiner Kotzfreundin sonst alle Kotzer taten: Abführmittel nehmen und dann stundenlang auf dem Klo sitzen.

Nein, vor irgendwelchen Mitteln, die in meinen Körper gelangten und dort irgendetwas anstellten, das ich nicht kontrollieren konnte, hatte ich Angst. Wahnsinnige Angst. Die gleiche Angst, die mir auch Zigaretten, Alkohol und Spritzen bereiteten.

Ella hingegen hatte keine Angst. Deshalb nahm sie Abführmittel – zumindest hin und wieder – und schimpfte anschließend über die lange Zeit auf dem Pott; und über die angeblich so schlimmen Folgen, die sie mir aber leider niemals erläuterte.

Noch seltsamer als das, was Ella tat, war trotzdem das, was ich *nicht* tat: Ich zog keine Konsequenz aus Schmerzen und Blut, obwohl ich erkannte, dass die Bulimie meinen Körper bereits geschädigt haben musste.

Ebenso ignorierte Adams Mommy die Tatsache, dass ihr Sohnemann mit dreißig altersmäßig bereits zu den Erwachsenen zählte. Zweifelsohne befand sich Adam wohl wieder auf dem emotionalen Stand eines Vierjährigen, weswegen Amanda vollends in ihrer Mutterrolle aufblühte und mich prompt darum bat, sie ins Krankenhaus zu begleiten – ihr kleiner Schatz wünschte sich so sehr, mich zu sehen. Ich lehnte ab. Sie flehte und ließ nicht locker. Ich wollte Adam keine Hoffnung machen, also blieb ich hart ... härter ... am härtesten.

Da erzählte Amanda, ihr Sohn sei nur aus einem Grund auf dieser Welt: um den Tieren zu helfen. Hörte ich richtig? Der trockenfleischkauende, Mir-doch-egal-an-welchem-Tier-diese-Creme-getestet-wurde-Adam? Ja, in seinem Heimatort war er als Tierheld bekannt, denn vor sechzehn Jahren rettete er das Leben eines Hundes, wie Amanda erzählte. Ich wurde hellhörig: Adam rettete einen Hund? Davon hatte er mir gar nichts erzählt. Amanda grinste. Ja, ihr Adam habe damals einen kleinen Labradorwelpen gerettet, aus einer Tierversuchsanstalt. Dafür habe er sogar sein Leben riskiert. Die Laboranten verfolgten ihn ganze zwei Meilen, aber er war schneller, trotz Hund im Arm.

O ja, schnell war er, das konnte auch Jochen bezeugen …

Angel, die mittlerweile sechzehn Jahre auf ihrem Hunde-Buckel trug, war noch immer Adams Ein und Alles. Seit die Armee ihn quer über den Globus schickte, schoss Mama jeden Tag ein Polaroid von Angel, scannte es so liebevoll ein, wie sie sonst nur einen Kuchen in den Ofen schob, und mailte es Adam auf seinen Armee-Computer.

Reumütig dachte ich an Bonnie. Und da kehrte auch augenblicklich das ehemalige schlechte Gewissen gegenüber Adam zurück – in geradezu adipösen Ausmaßen.

Ich musste handeln: Wenn Adam nicht nur ein guter Mensch, sondern auch noch ein Held der Tiere war, dann war es meine gottverdammte Pflicht, ihm jetzt eine Freude zu machen. Zumal es ihm bereits genügte, wenn ich einfach nur vor ihm stünde. Die Gutmensch-Euphorie packte mich. Ich beschloss, noch am selben Tage eine zweifache Wiedergutmachung zu starten: bei Bonnie und beim Tierheld Adam. Und wenn ich schon dabei war, könnte ich auch Ellas Telefon mal wieder bimmeln lassen.

Kotzkoller

Im Krankenhaus angekommen, entglitten mir sämtliche Gesichts-züge. Adam sah furchtbar aus. Abgemagert, fahl und traurig saß er in seinem Krankenbettchen und blickte mich mit seinen Kul-leraugen an wie ein demütiger Hundewelpe.

»Es tut mir so leid. Ich wusste doch gar nicht, dass du so ein Tierheld bist. Du hast nie etwas davon erzählt!«, sprudelte es aus mir heraus.

Adam sah mich verwundert an, dann blickte er zu seiner Mut-ter, die hinter mir aufwendig gestikulierte, was ihr wild umher-wirbelnder Schatten verriet.

Langsam und schwer atmend richtete Adam sich auf, während seine Hände die meinigen umklammerten. Die totale Altersheim-Atmosphäre. Zumal Adams Finger, die mittlerweile dünner als meine waren, wie Espenlaub zitterten.

»Mein Baby!«, quiekte Amanda. Allerdings. Vor mir lag ein Be-leg des ewigen Kreislaufs: ein Kleinkind im Körper eines Greises.

»Ab heute kann ich gehen«, röchelte Adam passenderweise. Es klang tatsächlich, als meine er damit keine Krankenhausent-lassung, sondern erste Gehversuche. Moment: Heute war Adams Entlassungstag? Warum hatte Amanda mich dann überhaupt noch ins Krankenhaus zitiert?

»Können wir noch mal von vorne anfangen?«, röchelte Adam.

»Na klar«, wollte das Ego antworten, während ich mich in Här-te hüllte und schwieg.

Adam dachte angestrengt nach, dann fragte er: »Würdest du mit mir nach New York fliegen, um meine Schwester Ann zu besuchen?«

Die Amis: Nach dem Krieg kamen sie ins zerbombte Deutschland, mit Hosentaschen voller Bonbons, und machten erst einmal den traumatisierten kleinen Kindern eine kurzweilige Freude.

Der Adam: Nach der Trennung zerbombte er sich erst einmal selbst, und als sein geschundenes Äußeres bei der kleinen Diana ein Trauma statt der erhofften Liebe auslöste, griff er zum New-York-Bonbon.

Zur zerbombten Diana machte ich mir hingegen keine Gedanken. Stattdessen schenkte ich Adam meinen skeptischsten Blick.

»Meine Schwester kennt die allerbesten Geschäfte am Union Square«, rechtfertigte er sich. Amanda nickte.

Ich schwieg weiterhin. Adam ging nun voll in die Offensive und griff erneut nach meiner Hand … und ich – ergriff die Flucht. Schnellstmöglich weg hier, sonst würde ich am Ende noch in New York landen. Klar, es gab Schlimmeres, aber unter diesen Umständen war das nicht drin.

Am Türrahmen angekommen, stoppte ich, weil Adam plötzlich »Warte, Diana, ich komm gleich mit!« fiepte und keuchend aus seinem Bett kroch.

Streng zeigte ich aufs Bett und diktierte: »Nein, nein, du bleibst schön hier! Deine Mama bringt dich heim!«

Doch es half nichts. Klein Adam zog sich seine Schuhe an und schlurfte wortlos hinter mir her. Amanda auch. Ich kam mir vor wie eine Gänsemutter, deren Anhang einfach nicht flügge werden wollte. Und schwupps, saßen wir zu dritt in meinem Auto.

Schweigend fuhr ich mit Mutter und Kind durch die Stadt. Kaum brachte ich das Auto an einer roten Ampel zum Stehen, tat es einen Schlag, und Adam klappte in sich zusammen.

»Verdammt, ich hab's gewusst!«, schrie ich und fuhr ins nächstgelegene Krankenhaus, wo Amanda und ich den schwachen Soldaten unterhakten und ohne Umwege die Notaufnahme ansteuerten. Wir gaben bestimmt ein Bild ab, das dem Kinoplakat von *Three Kings* ernsthafte Konkurrenz machte. Gleich darauf gab es dann auch drei Probleme, denn Adam steckte zwar noch in der Krankenhauskluft, trug aber leider keinen Versicherungsausweis bei sich; er wirkte schwach wie ein Kleinkind, bestand aber darauf, »kerngesund« zu sein; zu guter Letzt wurde er auch noch bockig und nötigte uns, das Krankenhaus augenblicklich zu verlassen. All das bestätigte mir, dass er wohl mehr ein Fall für die Essgestörten-Klinik war als für die Notaufnahme. An mich selber dachte ich dabei natürlich nicht. Auch deshalb, weil ich plötzlich unter den unzähligen Verletzten eine ziemlich mitgenommene Cleo erblickte. Cleo? Meine bigamistische Exfreundin Cleo?

»Cleo!«, rief ich in den Raum hinein.

Cleos Gesicht zierten einige Kratzer und ein leuchtend blaues Auge. Bei näherem Hinsehen trug sie einen Kopfverband. Ihr rechter Arm war bandagiert, der linke blau und grün.

»Diana!«, schluchzte Cleo. »Was machst du hier?«

»Ich wollte gerade wieder gehen. Und du?«

»Das Übliche.«

»Die Bigamie?«, fragte ich.

Cleo nickte niedergeschlagen. Allerdings nicht nur im körperlichen Sinne. Nein, das war eine echte Gefühlsanwandlung. Wow!

»So geht's nicht weiter! Entweder ich krieg es jetzt in den Griff, oder ich sterbe daran«, schluchzte sie und sah mir tief in die Augen.

Ich wurde sehr nachdenklich. Diese Sätze hätten auch von mir stammen können – wenn auch aus anderen Gründen.

»Glaubst du, das ist unser Schicksal? Dass wir als Sklaven von Bigamie und Bulimie einen qualvollen Tod sterben müssen?«, fragte Cleo. Sie sah mir meinen körperlichen Verfall wohl mehr an als ich selbst.

»Ich weiß es nicht«, sagte ich traurig.

Amanda kam herbei. Ich erwähnte, dass Cleo eine Freundin von mir war und wegen ihres Freundes in diesem Zustand sei. Amanda erwähnte, dass auch Adam ein Freund von mir war und wegen mir in diesem Zustand sei.

Konnte sie das nicht für sich behalten? Konnte sie nicht. Genauso wenig wie Cleo die nachfolgenden Worte: »Well, who's perfect? I have a two-men-relationship called bigamy. And Diana eats and pukes all day long. She has bulimia.«

»*Diana – bulimia?*«, schoss es gleichzeitig aus Mutter und Sohn. *Verdammte Scheiße!*

»Cleo, die wissen das nicht«, zischte ich Cleo an.

»Ups!«, upste sie, während ihr Verband verrutschte und den Blick auf einen blauen Fleck freigab, der die Form eines Kerzenständers hatte. Wie sollte ich Groll auf jemanden hegen, der dermaßen geschändet vor mir stand?

»Ja, das ist wahr«, sagte ich leise zu den Cherrys.

Amanda nahm mich in den Arm: »Das kriegen wir wieder hin.«

»Nein!«, sagte ich entschieden. Ich hatte genug von der amerikanischen Schöntuerei. »Nichts ist schön! Nichts ist Disney! Ich habe Bulimie! Und Adam ist auch kein sanftes Sofakissen. Verdammt, er ist in der Armee! Er wollte meinen Kollegen killen!«

Eine Krankenschwester blickte erschrocken auf. Adam aber hob stolz sein hageres Köpfchen; es waren wohl genau diese Sätze, die tapfere Soldaten über sich hören wollten.

»Ich geh dann mal!«, sagte Cleo, die eindeutig auf der Suche nach Stille und Frieden war, wenn auch am unpassendsten Ort.

»Ich wünsch dir gute Besserung!«, rief ich ihr hinterher.

»Wünsch mir lieber eine männerfreie Zeit«, erwiderte sie, während sich ein Schwerverletzter verliebt nach ihr umdrehte.

Amanda sah mich noch immer entgeistert an. Derartig authentisch wirkende Wutausbrüche kannte sie wohl nur aus dem Pay-TV. Die Situation war so bekloppt, dass ich beschloss, von da an lieber meine Klappe zu halten. Wortlos hakte ich Adam unter, wortlos liefen wir zum Parkplatz, weniger wortlos rannte ich zurück, um Cleo mein Handy abzunehmen, und dann fuhren wir schweigend nach Hause, Adams röchelnder Atmung lauschend wie den letzten Krähversuchen eines sterbenden Hahnes.

Kaum saß Adam daheim in seinem Bett, gesundete er innerhalb von Sekunden und fragte: »New York?«

»Nein!«, antwortete ich entschieden. Diesen armen Kerl wollte ich nicht weiter ausnutzen.

Adam verzweifelte, Ego verfluchte mich, und Amanda verkrümelte sich in die hinterste Ecke. Ich ging auf sie zu und sagte ihr, dass alles in Ordnung sei, dass wir in Deutschland einfach etwas ehrlicher und direkter miteinander umgingen.

Adam hüstelte daraufhin. Und er hatte recht: Wo war meine Ehrlichkeit während unserer mehrmonatigen Beziehung geblieben? Ich kotzte mich zusehends kaputt, und keiner wusste etwas davon. Auch wenn ich den lieben Cherrys eine ordentliche Portion Wahrheit ins Ohr gedrückt hatte, so war der Großteil von mir noch immer eine wandelnde Lüge. Gab es überhaupt etwas Echtes an mir? An meinen Haaren hingen blondierte Extensions, auf meiner Haut klebte ein Film aus solariumfixiertem Selbstbräuner, und meine Launen verbarg ich hinter verstellter Freundlichkeit. War das wirklich die vom Ego erwähnte Schaffung eines neuen Ichs? Oder doch vielmehr der Aufbau einer Mauer? Einer Stahlwand, die allen etwas vorgaukelte und meinen schleichenden Selbstzerstörungsprozess dahinter schützte?

Zum ersten Mal zweifelte ich nicht nur am Plan meines Egos, sondern auch an meinem bisherigen Lebensweg – und bekam einen Heulanfall.

Adam sprang aus dem Bett und nahm mich in den Arm.

Amanda schloss uns beide in ihre prallen Arme. Wie eine Horde Käfer standen wir eng aneinandergepresst da … unendlich lang gefühlt, obwohl es nur ein paar Minuten waren, bis ich mich wieder fing – und ging.

Noch am selben Tag fuhr ich die verdammt lange Strecke zu meinen Eltern, nur um mit Bonnie eine extragroße Runde spazieren zu gehen und ihr anschließend sogar eine Wurst zu spendieren. Mein schlechtes Gewissen, das ich nun zum ersten Mal bewusst mir selbst gegenüber hatte, konnte aber selbst das nicht beruhigen. Nein, das konnte ich nur mit einer Kotzorgie sondergleichen zum Abklingen bringen – zumindest für ein paar Stunden.

Kotzkrise

Die Tage darauf verliefen nicht anders. Ich tat das, was ich nicht tun wollte und sollte, kotzte und war schlecht drauf. Als ich an einem langweiligen Wochenende gerade vom dritten Erbrechen des Tages kam, klingelte es an meiner Tür. Der hagere Adam und die kleine, runde Amanda standen vor mir wie Pat und Patachon. Für Frau Cherry ging es heute zurück nach Amerika, doch nicht, ohne dem hübschen, ehrlichen Mädchen »Auf Wiedersehen« zu sagen. Ich schämte mich. Wären die beiden zehn Minuten früher auf der Bildfläche erschienen, wären sie Zeugen einer unhübschen, aber gleichwohl ehrlichen Riesenreiherei gewesen.

Wir umarmten einander, und ich musste Amanda mein Wort darauf geben, ihren Sohnemann zu behüten, auch wenn ich eigentlich keine Lust dazu hatte.

Nachdem Adam seine Mutter zum Flughafen gebracht hatte, stand er wieder vor meiner Tür und bat mich erneut, mit ihm nach New York zu fliegen.

Ego jubelte: »New York ist gebongt!«

Mein Bauchgefühl aber machte mir unmissverständlich klar, Adam besser keine Hoffnung in Form einer gemeinsamen Reise zu machen. Ich spürte, was es mir sagen wollte: »Du liebst ihn doch gar nicht!«

»Na und? Hier geht es um New York und nicht um einen Thüringen-Trip!«, schimpfte das Ego.

Ich konnte nur mit den Schultern zucken, und Adam schlich

traurig von dannen. Ich nutzte die Zeit und kotzte ein viertes Mal. Anschließend stellte ich mich vor den Spiegel und zog meinen Wabbelbauch ein. Schlimm sah ich aus.

Also setzte ich mich aufs Sofa und versuchte, an andere Dinge zu denken. Ich ließ das vergangene Jahr bis zu diesem September 2001 Revue passieren. Wahre Highlights hatten sich aneinandergereiht: Neben meinem Job in der Medienwelt hatte ich einen Fuß ins Fernsehen gesetzt. Ich lernte eine Bulimikerin kennen und sogar zeitweise ohne Bulimie zu leben. Und dann gab es da noch Adam, der offenbar nicht nur für mich morden würde, sondern mir auch die wunderbarsten Reisen der Welt spendierte. Ja, ich hatte all das, was eine oberflächliche Tussi zum perfekten Leben brauchte …

Doch wenn alles so perfekt war, warum fühlte ich mich dann so schlecht? Und warum um alles in der Welt kotzte ich? Immer und immer wieder?

Die Antwort kam prompt: »Weil du fett bist!«

Das war nicht mein Ego. Das war die Bulimie.

»Ich bin nicht fett!«, antwortete ich trotzig.

»Und warum hast du dann eben wie ein Idiot deinen Bauch vorm Spiegel eingezogen?«, fragte Mia.

»Vielleicht ist mein Bauch etwas wabbelig … aber der Rest doch nicht! Ich trage Jeansgröße siebenundzwanzig!«

»Und über deiner viel zu engen Jeans baumelt dein eingequetschtes Fett.«

»Was bist du eigentlich für ein Kotzbrocken, du dämliche Bulimie? Wenn ich könnte, dann würde ich dich jetzt auf der Stelle …«

»… auskotzen? Tu's doch!«

Also kotzte ich ein fünftes Mal. Natürlich wurde ich Mia damit nicht los. Dafür aber bekam ich sehr nachhaltige Magenkrämpfe, verbunden mit Blut im Erbrochenen.

»Na also, jetzt bist du dünn«, sagte Mia, als ich mich vor Schmerzen krümmend ins Bett legte.

Kurz darauf wurde ich jedoch schon wieder herausgeklingelt. Adam stand vor der Tür, in der Hand eine kleine Freiheitsstatue, und bat mich inständig, mit ihm nach New York zu fliegen. Da ich noch Bulimie-benebelt war, übernahm das Ego die Kontrolle und sagte: »Yes, I do!«

Adam machte vor Freude Luftsprünge, die ihm das Aussehen von Flip, dem Grashüpfer, verliehen, und ich spürte, dass ich diese Antwort noch bereuen würde.

Sie sollte nicht das Einzige sein, was ich bereuen sollte. 2001 war ein verheerendes Jahr für meinen multimedialen Arbeitgeber. Ein Jahr, das eigentlich sehr vielversprechend begonnen hatte, zwang ihn nun zum extremen Sparen. Mein Chef hatte nicht eine, nicht zwei, sondern gleich drei schlechte Nachrichten: Aus meiner versprochenen Gehaltserhöhung wurde nichts. Dafür sollte ich auf der Stelle einen Vertrag über freiwillige, unbezahlte Mehrarbeit unterschreiben. Und weil das noch nicht genug war, bekam ich zusätzlich ein Schildchen, auf dem mir drei Konferenzräume zugeordnet wurden, für die ich ab sofort das Reinigungsmanagement – sprich: den Putzdienst – übernehmen sollte. Der Putzfrau wurde gekündigt und die – wie ich neuerdings erfuhr – unterbezahlte Assistentin als unbezahlte Nebenputzfrau beschäftigt. Besten Dank auch. Ich dachte fast wehmütig an meine Amtstätigkeit zurück. So öde die auch war, dort herrschte zumindest Gerechtigkeit.

Meine Casting-Agentur konnte mich nicht trösten. Sie hatte nur magere Komparsenrollen für wenig Geld zu vergeben, und ich hatte keine Lust, schon wieder für hundert Mark hundertmal gegen eine Laterne zu laufen.

Und Ella ging zur Abwechslung mal wieder nicht ans Telefon.

Es war Adams Anruf, der mich aus meinem depressiven Loch

holte. Hotel und Flüge für New York seien gebucht, teilte er mir mit.

»Welch ein Lichtblick!«, rief das Ego, und da freute auch ich mich und beantragte sofort Urlaub. Kaum hatte ich das jedoch getan, starrten alle Mitarbeiter mit einem Schlag gebannt auf ihre Monitore.

Als ich bei ihm ankam, lag Adam heulend auf dem Boden, während im Fernseher das World Trade Center wieder und wieder in sich zusammenfiel.

»Hast du etwas von deiner Schwester gehört?«, fragte ich ihn.

Adam drückte seinen Kopf noch tiefer in den Teppich. Ich wusste nicht, was ich sagen sollte, also ging ich in die Küche, um Tee zu kochen.

»Ich erreiche niemanden«, schniefte Adam, als ich ihm Tasse und Taschentuch reichte.

»Dir bleibt nichts übrig, als abzuwarten«, sagte ich leise.

»Bitte bleib – und warte mit mir!«, flehte er.

In diesem Moment verstand ich endlich, was mich mit Adam verband. Es war die Einsamkeit. Der einsame Adam in einem fremden Land. Und die einsame Diana in ihrer unechten Scheinwelt.

»Ich bleibe«, sagte ich und legte mich neben ihn. Keiner von uns schlief. Wir lagen einfach nur auf dem Boden und starrten die Wand an.

Ich dachte an die Anschläge und fragte mich, warum so etwas gerade im amerikanischen Plastikland, bei diesen immer grinsenden, flaggehaltenden Kirchgängern passierte? Hier war doch nur anhaltende Freundlichkeit eine Pflicht, ja, geradezu Gesetz. Diese Menschen taten doch niemandem etwas, außer Saddam vielleicht. Oder lag ich mit dieser Ansicht falsch? Beschämt stellte ich fest, dass meine Allgemeinbildung für eine Anfang Zwanzigjährige arg zu wünschen übrig ließ. »Beschissenes Ego«, raunte ich meinem hoheitlichen Ich entgegen. In jenem Moment wurde mir klar, welch ein kleines Licht, ja, was für eine aufgestylte Planlos-Tussi ich tatsächlich war. Das, was Ego mir beibrachte, war keine Bildung, sondern pure Einbildung. Schein statt Sein! Ich hatte weniger Ahnung vom Leben als das Sandmännchen von Schlafstörungen.

Ausgerechnet jetzt wisperte Adam: »Diana, verzeih mir, dass ich dich zu New York überredet habe. Es ist natürlich dein Leben, und du kannst selbst am besten entscheiden, was du tust und was nicht.«

Konnte ich eben nicht. Stattdessen begann ich zu weinen. Adam legte seinen Arm um mich: »Und wegen dem Essbrechen: Wenn du das machen willst oder musst, dann tu es. Ich verbiete dir überhaupt nichts. Du bist nämlich toll, so wie du bist.«

Während Ego »Oh yes, Diana ist so toll!« triumphierte, heulte ich wie ein Schlosshund. Weil Adam ein lieber Mensch war, den ich so schlecht behandelt hatte.

»Ich fliege trotzdem nach New York«, schniefte er. »Und ich würde mich sehr freuen, wenn du mitkommst. Aber das entscheidest du selbst.«

Und ich entschied (selbst?). Wenige Wochen darauf saßen wir im Flugzeug nach New York. Als einzige Passagiere neben zwei, drei alten Frauen und einem dicken Geschäftsmann. Mehr Stewardessen als Passagiere, das hatte Seltenheitswert. Der liebe Adam hatte mir sogar ein vegetarisches Essen organisiert, wofür ich ihm einen Kuss auf die Wange gab, den er leider fehlinterpretierte: »Ich liebe dich auch, Diana.« Beschämt schaute ich auf meine Füße, freute mich dann aber, in ein paar Stunden meine ersten Schritte auf New Yorker Boden zu setzen.

Das allerdings sollte sich noch einige Zeit hinziehen. Denn während Adam schnell und problemlos durch die Passkontrolle marschierte, musste ich mein Erscheinen rechtfertigen, als handle es sich um eine Privataudienz beim Papst. Eine blöde Situation, zumal ich nicht einmal selbst wusste, warum ich überhaupt nach New York kam. Als Urlaub konnte man das, so kurz nach den Anschlägen, sicher nicht bezeichnen. Als Helfer war ich auch nicht gekommen, und die Antwort »Shopping« hätte mir später ein Zollproblem beschert. Eine Dreiviertelstunde darauf, mit Fragen gelöchert wie ein Schweizer Käse, stand ich endlich wieder vor Adam, der bereits eine Limousine geordert hatte, die uns in ein schmuckes Hotel brachte.

An der Hotelrezeption stand Adams Schwester Ann. Sie war unversehrt, zumindest so lange, bis Adam vor Freude seinen Koffer auf ihren Fuß fallen ließ. Doch auch dieser Schmerz ging in unseren Umarmungen unter. Wir drückten und herzten einander, als habe einer von uns ein zweites Leben, ja, eine zweite Chance erhalten.

Kurz darauf betraten wir die Straßen von New York. Es war verdammt warm, und die Autos quälten sich durch den engen Verkehr. Ann nutzte die Zeit, um zu erzählen, wie sie die Anschläge erlebt hatte. Viele Zufälle, Ausfälle und Krankheiten kamen zusammen, und so war sie zum Zeitpunkt, als die Flugzeuge in die Türme krachten, gerade bei einer Freundin, ungefähr zehn Kilometer vom Unglücksort entfernt. Selbst auf dieser Distanz zerplatzten noch Fensterscheiben und Aquarien. Doch den beiden Mädels passierte nichts.

Wir spazierten geradewegs in ein großes Gebäude, das Grand Central Terminal oder Bahnhof. Allerdings hatte dieser Bahnhof nichts mit den Bahnhöfen deutscher Städte und schon gar nichts mit dem Kleinstadtbahnhof meiner Heimat gemein. Ich kam aus dem Staunen nicht heraus: Ich stand im größten Bahnhof der Welt. Allerdings musste ich aufpassen, wo ich mich hinstellte, denn der Boden war gepflastert mit Briefen, Bildern und Blumen. Weil das alles so ergreifend war, musste ich weinen, mal wieder.

Eine alte Frau näherte sich und legte tröstend ihren Arm um mich. Ich zuckte zusammen. »Wissen Sie schon etwas von Ihrer Verwandten?«, fragte sie in akzentfreiem Deutsch.

»Nein. Was soll mit ihr sein?«, fragte ich etwas irritiert.

Sie sah mich stirnrunzelnd an: »Wir waren doch in einem Flugzeug, oder? Sie saßen zwei Reihen vor mir, nicht wahr?«

Potz Blitz! Die Frau aus dem Flugzeug. Was für ein Zufall!

»Sie sprachen von Ihrer Verwandten, oder?«, setzte sie nach. »Ihr geht es gut, sie steht dort«, sagte ich und zeigte auf Ann.

Die nette Dame warf Adam und Ann ihren freundlichsten Blick zu, der so viel herzlicher war als all das, was in den letzten Monaten von mir gekommen war. Dann sah sie mir tief in die Augen und meinte: »Wissen Sie, wenn so etwas passiert, erkennen wir erst wieder, worauf es im Leben wirklich ankommt!«

Ich sah sie fragend an. Sie holte ein wenig aus:

»Früher habe ich mich wegen Kleinigkeiten aufgeregt, aber seit dieser Sache … ja, seit dieser Sache schätze ich das Gute noch viel mehr. Jetzt freue ich mich darüber, leben zu dürfen.«

Leben zu dürfen? Ich nickte verwirrt. Eine Bulimikerin mag das Erbrechen locker in ihren Alltag integrieren, und so denken Außenstehende vielleicht, dass sie auch ihr Leben auf eine äußerst leichte Schulter nimmt. Doch wie viele andere Hobby-Erbrecher war auch ich einfach nur felsenfest davon überzeugt, dass ich sicher nicht wegen wahllosen Würgens ins Gras beißen würde. Wahrscheinlich war das ein fieser Chip, den Mia in mein Hirn implantiert hatte – eine Umprogrammierung meiner naturgegebenen Todesangst.

Dennoch läutete dieser Moment eine erste Veränderung bei mir ein. »Das Schicksal meint es gut mit uns. Wir haben noch unsere Aufgabe zu erfüllen. Alles Liebe Ihnen«, sagte die nette Dame und ging.

Unsere Aufgabe zu erfüllen? Ich zitterte am ganzen Körper.

Dem Körper, den ich seit Jahren quälte. Dann brach ich erneut in Tränen aus. Mir tat alles so entsetzlich leid. Alles, was passiert war. Alles!

Adam nahm mich in den Arm und sagte: »Ich wusste es! Du bist nicht nur großartig, nein, du bist auch ein herzensguter Mensch!«

»Komplimente, Komplimente …«, sang das Ego, während wir einander tief in die Augen sahen. Vielleicht war es diese traurige Situation, gepaart mit vielen neuen Erkenntnissen, die mich plötzlich dazu bewog, Adam einen Kuss zu geben – einen Kuss, mit dem ich Teil zwei unserer Beziehung einläutete.

Mein Bauchgefühl sandte mir daraufhin ein mulmiges Signal, das wörtlich übersetzt lautete: »Wie bescheuert bist du eigentlich?«

»Unsere armen Eltern. Erst das, was dir in Deutschland passierte, und dann die Sache hier in New York«, meinte Ann beim Abendessen auf dem Times Square. Das erinnerte mich daran, dass ich den armen Adam in eine Essstörung getrieben hatte. Er liebte mich trotzdem, und ich … ja, ich genoss die Zeit mit ihm in New York – die leider viel zu schnell vorbeiging. Und ich erkannte, dass Adam ein großes Herz hatte, während meines seit verflixten sieben Jahren unter Wachstumsstopp stand. Seit meiner Kotz-Gefühlskontrolle schien mein armes Herz geradezu schockgefroren zu sein.

»Jetzt hör mal auf mit dem ganzen Herzscheiß, sonst kotze ich auch noch!«, meldete sich das Ego. »Nun geht's wieder ab vor den Spiegel und auf zum Film.«

»Nein – damit ist jetzt erst einmal Schluss!«, stellte ich nach zwei Minuten entschiedenen Nachdenkens fest. Die Worte der netten unbekannten Dame hatten irgendwas bei mir bewirkt. Tatsächlich ließ ich mir kurze Zeit darauf einen beachtlichen Teil der Extensions entfernen, während die Kunstbräune auf meiner

Haut mehr und mehr verblasste. Ich hatte das tiefe Bedürfnis, zumindest einen kleinen Teil dieser unechten Hülle loszuwerden.

»Du zerstörst meine Arbeit!«, schimpfte das Ego, doch ich ging nicht darauf ein. Genauso wenig, wie ich auf mein äußerst unangenehmes Bauchgefühl einging, als Adam mir erneut einen Heiratsantrag machte. Ich befand mich mal wieder in einer sehr einsamen Phase meines Daseins, sehnte mich nach einem anderen Leben, und da es die Einsamkeit war, die uns beide verband, sagte ich schließlich »Ja«.

»Sehr gut«, lobte das Ego. »Sehr schlecht«, murrte mein Bauchgefühl, während Adam in Freudentränen ausbrach.

Warum konnte mich mein komisches Bauchgefühl nicht einfach in Ruhe lassen? So wie Adam, der noch nicht einmal etwas gegen Mia einzuwenden hatte? Möglich, dass man das auch für Cleo-artiges Desinteresse halten konnte – ich war mir aber sicher, im Ernstfall (und im Gegensatz zu Cleo) immer auf Adam zählen zu können.

Auch deshalb zog ich bald darauf, an einem nebligen Tag im November 2001, in Adams Gruselkabinett ein, das wir mir zuliebe grundsanierten, desinfizierten und auf einen ordentlichen Hygienestand brachten. Ich spielte mit meinen langen, dünnen Fingern an meinem neuen, passenden Verlobungsring und murmelte meinen zukünftigen Namen: »Diana Cherry.«

Das klang irgendwie süß.

Tschüssikotzki

Die nächsten eineinhalb Jahre vergingen wie im Flug. Allerdings nicht so erkenntnisreich wie im Flug nach New York. Ich wohnte bei meinem Verlobten, aber glücklich war ich nicht. Mein mulmiges Bauchgefühl machte mir das Leben zur Hölle. Und ich klammerte mich trotzdem an die vage Hoffnung auf ein besseres Leben in den Staaten.

Das, was ich immer öfter als Reaktion auf mein ungutes Bauchgefühl tat, war auch nicht besser. Während ich mir in New York noch wunderbar vorgenommen hatte, mein Leben ernster zu nehmen und das Kotzen ab sofort an den Nagel zu hängen, begann ich keine drei Monate nach meiner ersten Back-2-Nature-Verwandlung wieder mit dem Römersport. Zuerst war es nur eine »einmalige Ausnahme« wegen meines unerklärlichen Bauchfrustberges und eines zu groß ausgefallenen Buttercremetortenstücks. Doch kurz darauf ergab sich die nächste Ausnahme, gefolgt von drei weiteren – bis ich schließlich wieder mitten im Kotzland angekommen war.

Verrückt, aber verständlich: Denn ich hatte ja nur dieses eine Ventil – das Kotzventil. Ich konnte, wollte und durfte nicht mehr vor Adam »explodieren« – nicht nach alldem, was wir gemeinsam durchgemacht hatten. Also blieb mir nur das Erbrechen.

Der Frust, den ich hauptsächlich auf mein Bauchgefühl und hier und da auch auf Adams Disney-Dasein schob (echte »schlechte« Laune erlebte man bei ihm nicht …), nahm dennoch stetig zu. Zudem war mein Brechventil nun auch schon in die Jahre gekommen – acht Jahre, genaugenommen. Das Übergeben ging mir schon lange nicht mehr leicht von der Hand, und das weniger wegen des schwer kotzbaren Fast-Food-Fraßes, sondern vor allem, weil meine Kräfte zusehends schwanden, während die Schmerzen überhandnahmen. Innerhalb weniger Jahre schien ich um Jahrzehnte gealtert zu sein. Wir befanden uns im Mai des Jahres 2003. Ein schöner Frühling kündigte sich an, ich war drei-undzwanzig – und dauerkrank, dünnhäutig, depressiv! Ständige Hals- und Magenbeschwerden ließen mich zunehmend am Leben zweifeln. Und dennoch waren es ausgerechnet jene Magenkrämp-fe nach dem Erbrechen, die mir einmal mehr symbolisierten, wie sehr ich noch lebte – oder gar kämpfte?

Adam hingegen strotzte vor Gesundheit, er war verliebt, sah alles durch die rosarote Brille und schob meine schlechte Laune samt schlechtem Zustand auf die Arbeit, PMS oder Angst vor Amerika. Er wusste, dass ich bulimiekrank war, doch er ließ we-der Herzens- noch Heldentaten sprechen, was mich erst verblüff-te und schließlich verbitterte. Sollte mein Bauchgefühl am Ende doch recht behalten? Wäre unsere Ehe mein Exitus, bloß weil Adam mir nicht bei meinem Erbrechproblem half?

In meiner Verwirrung beschloss ich, jemanden aufzusuchen, der mindestens genauso verpeilt war wie ich selbst.

»Vielleicht liebst du Adam wirklich nicht. Wenn er der Richtige wäre, dann hättest du das von Anfang an gewusst«, stellte Ella fest. Sie stand im Wohnzimmer und bügelte Bärs Holzfällerhemden.

»Liebst du denn Bär?«, fragte ich zurück.

»Ach, ich bin doch genauso wie du. Ich weiß überhaupt nichts. Aber ich bügle seine Hemden. Das ist schon mal lieb von mir. Puh, die sind so hässlich. Genauso wie seine ewigen Sauforgien. Also frag mich im Moment lieber nicht, ob ich Bär liebe.«

Am Abend zuvor hatte der stockbesoffene Bär in Ellas Yuccapalme gepisst, was nüchtern betrachtet kein großer Unterschied zu Ellas Kotzorgien war. Doch leider war »nüchtern betrachten« bei Bär nicht mehr drin.

»Mich nervt auch viel an Adam. Aber trotzdem: Ich kann ihn doch nicht schon wieder verlassen, das wäre wirklich zu fies«, stellte ich bekümmert fest.

Ella zuckte mit den Schultern. »Du weißt ja, was uns in solchen Situationen hilft«, konterte sie.

»Kotzen bringt keine Klärung«, sagte ich.

»Wie auch immer«, entgegnete Ella, »vielleicht wird alles besser, wenn ihr erst einmal verheiratet seid und du in Amerika lebst. Dann bist du von Adam abhängig und blickst unweigerlich zu ihm auf.«

Abhängig von Adam zu sein – diese Vorstellung ließ einen dicken Kloß in meinem Hals entstehen, der sofort ausgekotzt werden musste.

Und das tat ich dann auch. Kaum daheim angekommen, erbrach ich den Gedanken an meine zukünftige Abhängigkeit.

Als ich aus dem Badezimmer torkelte, saß Adam smile-gesichtig auf der Couch und eröffnete mir zu allem Überfluss, dass ich nun schon sehr bald von ihm abhängig sei: »In drei Monaten geht es für mich zurück in die Staaten. Heiraten wir dann dort?«

Das trieb mich unweigerlich erneut zur Kloschüssel. Ich wollte nicht schon wieder kotzen. Ich hätte es auch nicht gekonnt. Weil mir die Kraft dazu fehlte. Also weinte ich stattdessen.

Adam machte ein verdutztes Gesicht: »Hast du jetzt schon Heimweh nach Deutschland? Wir sind doch noch nicht mal weg.«

»Nein, habe ich nicht!«, antwortete ich wahrheitsgemäß.

»Sehr schön. Also kommst du mit?«

Nach dem von mir vorsichtig geäußerten »Ja« hüpfte Adam erneut wie Flip durch die Wohnung – bis in die Küche. Ich verdrehte die Augen und dachte mir, dass ich diese Antwort noch bereuen würde.

Dann kam Adam zurück, einen trockenen Räucherfleischstreifen kauend. Da platzte es plötzlich aus mir heraus, nach über eineinhalb Jahren endlich wieder mit Worten statt Erbrochenem: »Wenn ich für dich meinen Job, mein Land, meine Familie und meine Freunde aufgebe, würdest du für mich dann diesen trockenen Essensmüll aufgeben? Gerade, wo du doch so ein Tierfreund bist?«

Adam bedachte mich mit einem skeptischen Blick. Der Frust stand mir garantiert ins Gesicht geschrieben.

»Würdest du? ADAM??«, fuhr ich ihn an.

»Es ist alles in Ordnung, Honey. Keep cool!«, antwortete er, schaltete den Fernseher ein und kaute weiter.

Ich konnte nicht mehr cool sein, nein, ich kochte. Dann schaufelte ich mir zwei Pop-Tarts (trockenen Toast-Kuchen) hinein und ging erneut »duschen«, während Adam seelenruhig in die Flimmerkiste schaute.

So ging es die nächste Zeit weiter. Adam kaute Trockenfleisch, und ich bekam Tobsuchtsanfälle, die ich hauptsächlich erbrach. Ich hörte weder auf mein Bauchgefühl, meine Schmerzen oder meine schwindende Kraft, noch schenkte ich den offensichtlichen Gegebenheiten ehrliche Aufmerksamkeit. Stattdessen kündigte ich meinen Job, verkaufte mein Auto, besuchte noch einmal alle Menschen, die mir nahestanden, und ließ die verbliebenen Tage in Deutschland an mir vorüberziehen wie die letzten warmen Sonnenstrahlen vor Einsetzen des grauen Winters.

Am Abend vor unserem Abflug war es dann so weit: Wir saßen auf der Couch vor dem laufenden Fernseher, während Adam sein Trockenfleisch kaute und ich vorsorglich Süßigkeiten in mich hineinstopfte. Ich konnte nicht anders und fragte erneut: »Du wirst zumindest dieses Trockenfleisch für mich aufgeben, richtig?«

»Warum denn?«, fragte Adam. Diesmal machte er einen genervten Eindruck.

»Weil es eine Frage des Anstands gegenüber einer vegetarischen Ehefrau ist.«

»Aber du musst es doch nicht essen«, sagte er und stellte den Fernseher lauter.

Ich nahm ihm die Fernbedienung ab und schaltete die Flimmerkiste aus: »Ich meine das ernst, du angeblicher Tierheld. Ich gebe hier alles für dich auf. Alles! Und du tust nichts für mich!«

»Nichts?«, hakte Adam nach. »Meinst du das wirklich ernst?«

Ich nickte.

Adam stand auf, wurde feuerrot und klatschte mit seiner Stirn gegen einen Holzbalken. »Was war mit all den Reisen? Die Geburtstagsfeiern? Die Besuche bei deinen Eltern? Wie oft habe ich deinen Hund abgeholt und wieder heimgefahren? Was habe ich dir nicht alles geschenkt? Allein dieser Verlobungsring kostete ein Vermögen …«, brüllte er – zum ersten Mal seit Jochens Flucht vor zwei Jahren, während sein Finger auf meine ringverzierte, stark zerbissene Hand zeigte.

»Das ist alles Vergangenheit«, sagte ich hochnäsig – nein, das sagte nicht ich, das sagte mein Ego, das schon länger vergeblich auf neue Komplimente hoffte und nun eine gewisse Antipathie für Adam entwickelt hatte. Und es setzte noch nach: »Für mich zählen nur Gegenwart und Zukunft. Und da sehe ich von deiner Seite nicht so viel!«

»Wie bitte? Ich habe dir MEIN LEBEN versprochen! Deshalb möchte ich dich doch heiraten. Mehr kann ich dir für die Zukunft nun wirklich nicht geben!«, schoss es aus Adam heraus.

Für diese aufrichtige Liebesbekundung übernahm wiederum Mia die Antwort, denn in ihrem Kosmos kam Kotzen noch weit vor dem Leben: »Tse! Was kann ich mir bitte von deinem Leben schon kaufen?«

... nur, um es anschließend zu erbrechen! Zum Glück sprach ich diesen Schlussteil nicht laut aus. Zum Pech nutzte ich allerdings eine Tonart, die sogar Adams Essen an Trockenheit übertraf.

Adam blickte wortlos entsetzt, starr und mit weit aufgerissenen Augen in meine Richtung. Ich erschrak zwar ebenso über Egos und Mias fiese Worte, gleichzeitig aber tat es mir auch gut, Adam in dieser Gefühlslage wahrzunehmen; immerhin musste ich mit ähnlichem Frust seit mehr als einem Jahr zurechtkommen.

Eine gefühlte Ewigkeit sah Adam mich an, während ich, zufrieden darüber, meinen Frust erstmals seit langem an ihm und nicht an meinem Magen ausgelassen zu haben, so tat, als sei nichts gewesen, und mich entsprechend munter durch die Fernsehprogramme zappte.

Wahrscheinlich war es diese Arroganz, die Adams Fass zum Überlaufen brachte. Plötzlich tat er nämlich etwas Neues: Er nahm seine Jacke, verließ wortlos die Wohnung und fuhr mit quietschenden Reifen davon.

Ein wenig irritiert saß ich auf dem Sofa – die Befriedigung über meinen »starken« Auftritt war dahin. Stattdessen stieg mein Frustlevel erneut. Also fraß ich mich mit einigen Tüten Chips und Popcorn voll, um gleich darauf alles wieder mühsam von mir zu geben. Ja, diesmal hoffte ich sogar darauf, von Adam erwischt zu werden – damit wir wenigstens ein einziges Mal über den Kotz-Kontext sprächen.

Als Adam auch nach meiner Klo-Orgie noch nicht wieder aufgetaucht war, bekam ich etwas Angst. Ich rief Ella an, doch die ging mal wieder nicht ans Telefon. Also legte ich mich ins Bett und schlief nach Stunden des Grübelns zu guter Letzt doch noch ein.

Mitten in der Nacht kam Adam zurück und tippte mir auf die Schulter. »Diana, schläfst du?«

»Jetzt nicht mehr«, knurrte ich genervt.

»Gut, setz dich hin. Ich habe dir etwas zu sagen.«

Adams Gesicht sah ziemlich verheult aus. Er nahm meine Hand.

»Diana, ich verlasse dich. Es ist aus«, sagte er leise.

Wie bitte?

Seine Worte versetzten mir einen Stich ins Herz. Ich spürte, wie sich mein Puls auf das Dreifache beschleunigte. Paradox genug, dass sich in dem Moment mein dauerhaft angespannter Bauch zum ersten Mal entkrampfte.

»Du machst was?«, fragte ich in der Hoffnung, mich nur verhört zu haben.

»Es ist aus. Ich fliege morgen allein in die Staaten zurück. Ohne mich bist du besser dran, glaub mir.«

Was sollte das heißen? Was würde das bedeuten? Mein Auto: verkauft. Meine Wohnung und mein Job: gekündigt. Und nun verließ Adam mich? Der mir am Arsch klebende Adam schickte mich fort wie einen Furz? Das war ein totaler Widerspruch. »Adam, weißt du, was das heißt? Ich habe ALLES für dich aufgegeben! ALLES!«

Adam nahm mich in den Arm. »Ich weiß«, sagte er ruhig, während er meine Tränen mit einem Taschentuch trocknete. »Und das tut mir auch sehr leid. Aber sei ehrlich, eigentlich liebst du mich doch gar nicht. In meiner Nähe bist du immer traurig und schlecht gelaunt. Das kann keine Liebe sein.« Er seufzte. »Beenden wir es lieber jetzt – bevor du am Ende einsam und auf dich allein gestellt in einem fremden Land bist.«

Beim Thema Einsamkeit packten mich die Emotionen – und ich packte meine Sachen. Dann klaute ich Adams Auto (ich hatte ja keines mehr) und fuhr zu meinen Eltern. Wenn nichts anderes mehr geht, sind Mama und Papa nach wie vor die erste Anlaufstation für ihre Nachkommen, die in solchen Situationen oft und gerne wieder in den Kleinkindmodus wechseln. Ich wechselte sogar in den Säuglingsmodus, legte mich gleich nach meiner Ankunft morgens um fünf wimmernd ins Wohnzimmer und machte die ganze Familie wach. Womit ich freilich nur eine Kettenreaktion auslöste. Mama war über Adams Entscheidung genauso schockiert wie ich, allerdings tat sie dies in erhöhter Dezibelzahl kund. Zugleich war sie aber auch erleichtert, ihre kleine Tochter nun doch nicht an ein großes Land verloren zu haben. Nachdem ihr Geschrei meinen Vater geweckt hatte, polterte dieser erst wie ein Nilpferd die Treppe herunter, reagierte dann aber zur Abwechslung äußerst ruhig und nachdenklich auf seine verlassene Tochter. Ich schob es auf seine Müdigkeit. Bonnie setzte sich hingegen tonlos neben mich und gab mir ihre Pfote, während Horst und Billy von Stockwerk zu Stockwerk lautstark »RUHE!« schrien. Gegen sieben Uhr morgens wurde es dann tatsächlich ruhig, was aber nur daran lag, dass Horst zur Arbeit fuhr und Billy in die Schule ging.

Als Adam kurz darauf an der Tür klingelte, weil sein Auto ja noch vor selbiger stand, nahm er uns alle in den Arm. Auch mich. Er wollte mir noch eine Sache beichten: nämlich, dass er nie einen Hund aus einem Versuchslabor gerettet hatte. Labrador Angel stammte – wie eigentlich nicht anders zu erwarten war – von einem Züchter und war für Adam auch nichts weiter als ein putziges Haustier, ein nett anzusehendes Spielzeug. Das passte auch viel besser ins Bild, das ich von ihm hatte.

Adam hatte wohl vor, heute besonders aufrichtig zu sein. Das wurde mir in dem Moment klar, als er gleich anschließend meine Mama zur Seite zog, in einen Spickzettel schaute und plötzlich auf Deutsch Folgendes verkündete: »Diana nur putzen und puking! Du helfen!«

Sein Wandel kam spät – und irgendwie auch unpassend. Adam durfte meine Eltern nicht über die Bulimie aufklären.

Und zu meinem (Un-)Glück konnte er das auch nicht. Denn bei uns herrschten noch immer Sprachstörungen. So entgegnete Mama bloß: »Oh, du kannst ja Deutsch! Ja, Diana putzt und wäscht immer viel.«

Adam schüttelte den Kopf und wiederholte: »No – puking! Du helfen!«, und Mama wiederholte: »Ja, putzen. Genau.«

Als Adam merkte, dass seine rudimentären Sprachkenntnisse gegen unsere rigorosen Sprachdefizite nichts ausrichten konnten, drückte er mich hilflos blickend an sich.

»Schade, dass es mit uns beiden nicht geklappt hat. Pass bitte auf dich auf.«

Das waren seine letzten Worte, bevor er seinen Autoschlüssel nahm und aus der Tür ging. Winkend fuhr mein amerikanisches Stück Vergangenheit davon. Und ich sah ihm weinend hinterher.

»Ich habe alles verloren«, seufzte ich meinem Vater entgegen.

»Hast du nicht«, antwortete dieser kurz und knapp.

Hatte ich richtig gehört?

»Doch, hab ich. Mein Dach über dem Kopf, mein Auto, meine Arbeit – und Adam.«

Mein Vater erwiderte nichts. Dafür weinte Mama nun mit mir um die Wette. Gemeinsam stiegen wir ins Jammertal des Weltschmerzes und suhlten uns in meinem Leid.

Irgendwann konnte sich mein Vater unser Weiberweinen offenbar nicht länger anhören. Er packte mich am Arm und entführte mich in die Küche.

»Mir geht es echt schlecht!«, jammerte ich, während ich auf der Fensterbank Platz nahm.

»Hör endlich auf damit! Dir geht es nicht schlecht« antwortete Papa schroff. Ich blickte ihn prüfend an. Was hatte er bloß? »Michaela geht es schlecht«, sagte er.

»Michaela geht es schlecht?«, fragte ich mit großen Augen. Michaela war unser Nachbarsmädchen, fünf Jahre jünger als ich und damit frisch volljährig. Warum ging es ihr schlecht?

»Michaela hat ihr Augenlicht verloren«, erklärte mein Vater.

»Eine seltene Krankheit. Es fing im letzten Jahr an. Ihre Sehkraft hat mehr und mehr nachgelassen. Heute sieht sie nur noch dunkelgraue Schatten. Bald wird sie gänzlich erblinden.«

Geschockt blickte ich ihn an. »Kann man ihr nicht helfen?«

»Nein, sie kommt in ein Heim. In ein Behindertenheim! Sie wird weder jemals Auto fahren noch alleine leben können. Gerade jetzt, wo sie erwachsen geworden ist, bleibt ihr nur noch die Erinnerung an Dinge, die sie in ihrer Kindheit sah.«

Ich war baff.

»Eine Wohnung, eine Arbeit, ein Auto, einen Lebenspartner – all das kannst du immer wieder aufs Neue finden. Aber dein Augenlicht, deine Gesundheit kann dir niemand zurückgeben«, setzte Papa nach.

Ja, er hatte recht. Ich erinnerte mich an die Worte der netten Dame im New Yorker Bahnhof: »Wenn so etwas passiert, erkennen wir erst wieder, worauf es im Leben wirklich ankommt.«

Und es stimmte ja: Egal, wie sehr ich auch gerade litt, es war nichts im Vergleich zur Tragödie vom elften September und auch nichts im Vergleich zur Tragödie von Michaela. Hier hatten Menschen ihre Gesundheit oder gar ihr Leben verloren.

Und ich? Ich war dabei, meine Gesundheit und mein Leben leichtfertig aufs Spiel zu setzen. Bloß wegen der Bulimie.

Bloß wegen der Bulimie??

Die Bulimie war ein echtes Problem, das mich seit nunmehr neun Jahren an sich band und dessen einziges Ziel die Zerstörung meines Lebens war. Ohne es zu checken, hatte ich mich in einen verdammten Junkie verwandelt, der drauf und dran war, alles zu riskieren. ALLES!

»SCHEISSE!!«, schrie ich durchs ganze Haus – so laut, unlieb und unbrav, wie ich es nie zuvor in meinem Leben gewesen war. Tränen schossen mir in die Augen. Bonnie setzte sich augenblicklich neben mich, während meine Eltern ein wenig irritiert an mir heruntersahen und anschließend … in bester Routine das Mittagessen vorbereiteten.

Dennoch hatte mein Vater es fürs Erste geschafft. Mit seinen unbeabsichtigt weisen Worten holte er mich aus meinem Tal der Tränen. Mein Überlebenswille kehrte zurück, zügig, stark und entschlossen, es künftig mit meinem Übergebenswillen aufzunehmen. Ich handelte umgehend. Noch am selben Tag rief ich in der Personalabteilung meiner Media-Agentur an und schilderte, was passiert war. Meine Stelle war bereits neu besetzt, doch man bot mir eine andere Position zu gleichen Konditionen an. Erleichterung überkam mich, während Papa die Käuferin meines Autos kontaktierte, die mir mein Fahrzeug bereitwillig zum gleichen Preis zurückgab. Und wie es der Zufall wollte, fand ich innerhalb weniger Tage eine Wohnung, die sogar schöner war als meine vorherige. So bekam ich tatsächlich alles zurück – bis auf Adam.

Bald darauf, am letzten Augustabend des Jahres 2003, saß ich mit Ella auf einer Bank und trank Cola light – eine letzte geschmackliche Erinnerung an Amerika. Ella war froh, mich nicht an Adam verloren zu haben, umarmte mich und gab mir einen feuchten Schmatzer auf die Wange. »Für uns beide kann es nur besser werden«, flüsterte sie mir ins Ohr.

Erotisches Erbrechen

Vielleicht konnte es in Ellas Fall besser werden. In meinem Fall ...
nun ja, näherte sich mein erster Arbeitstag in der Agentur.

»Lass dir ja nichts mehr gefallen!«, ordnete mein egozentrisches
Ich an, während ich optimistisch in die Planungs-Unit schritt, die
fortan mein neuer Arbeitsplatz war.

Zwei Minuten später stand ich dann nicht mehr ganz so optimistisch in einem kleinen Zimmer, in dem zwei Frauen seit zwei
Jahren circa zwanzigtausend Zigaretten qualmten.

»Scheiße!«, dachten Ego und ich. Ich hatte nie geraucht, immer
nur gereihert. Ich mochte keine Zigaretten, nein, ich hasste Ziga-
rettenrauch sogar. Trotzdem sollte ich nun täglich nach Dienst-
schluss wie ein drangsalierter Aschenbecher duften?

»Da wird dir doch schon im Voraus übel, oder?«, meinte Mia.

O ja, ich hätte tatsächlich kotzen können. Aber, verdammt, ich
wollte das doch nicht mehr!

»Rauchen gefährdet die Gesundheit«, urteilte Mia. »Macht also
auch keinen großen Unterschied, ob du nun qualmst oder kotzt.
Obwohl Passivrauchen sicherlich gesundheitsschädlicher als Pas-
sivreihern ist ...«

Allerdings. Mit meiner Kotzerei setzte ich wenigstens nicht die
Gesundheit der anderen aufs Spiel – von Adam mal abgesehen.

Ich musste etwas tun. Und so befolgte ich Egos Ratschlag, zeigte
Courage und riss gleich am ersten Arbeitstag die Fenster auf. Flugs
sprang eine der beiden Frauen panisch auf, machte sich dabei fast

ein Brandloch ins Blüschen und fuhr mich an: »Hallo?! Geht's noch? Das ist ja wohl viel zu kalt. Ich hol mir doch den Tod!«

Tatsächlich? Durch milde Septemberluft?

»Genau«, meldete sich nun auch noch die andere zu Wort. »Wir waren zuerst hier, und wir brauchen es warm.«

Und wolkig. Schon klar.

Zu meinem Unglück war ich im einzigen Raucherzimmer unseres Hauses gelandet. Und dieses nutzten nicht nur meine beiden Zimmergenossinnen, sondern auch alle anderen Agentur-Raucher für die unkomplizierte Kippe zwischendurch. Es gab nur zwei Möglichkeiten: Entweder überzeugte ich neunundfünfzig Nikotinsüchtige vom sofortigen Nichtrauchen – oder ich frönte wieder meiner eigenen Sucht. Und natürlich stand von vornherein fest, was davon machbarer war …

Also verhielt ich mich fortan lieb und brav wie eh und je, während ich mit dem Dunst von zweihundert Zigaretten im Haar unzählige zweckentfremdete Konferenzkekse erbrach.

So ging es die nächsten neun Monate weiter. Bis es noch schlimmer wurde, denn ich beschloss, auch mal wieder etwas für mein Ego zu tun und mich im Internet bei einer Partnerbörse anzumelden. Das verhieß eine willkommene Ablenkung von jeglichem Kummer – und auch von meinem Gesundheitszustand, der inzwischen Abgründe offenbarte, die ich immer wieder, aber auch immer« erfolgloser verdrängte. An die Blutspuren beim Erbrechen hatte ich mich schon gewöhnt, die Magenkrämpfe, den Schwindel und die unsagbaren Unterleibsschmerzen hingegen schob ich lieber auf den neuen Sündenbock aus der Zigarettenschachtel. Natürlich hätte ich trotz aller Trostlosigkeit auf manche Schokoladentafel verzichten oder die Turnschuhe der Toilette vorziehen können, doch ich steckte bereits zu tief im Spuck-Sumpf und begann zu verstehen, warum die Olympischen Spiele damals ausgerechnet von kotzenden Römern *verboten* wurden.

Ich wusste, wie flüchtig und vernichtend mein Brechprogramm war, zog es aber trotzdem durch. Und ja, ich wusste auch, dass man einen Mann, oder gar die Liebe eines Lebens, nicht oberflächlicher als im World Wide Web kennenlernen konnte, aber weil ich selbst die Oberflächlichkeit in Person war, tat ich es trotzdem. Womit praktisch vorgezeichnet war, dass das Ganze nicht nur in die Hose, sondern richtig schön ins Klo gehen würde.

Die Single-Profile der Männer sahen zum Teil wirklich umwerfend aus. Ich lud eines der vier Jahre zurückliegenden Baumbilder hoch, die Fotograf Randy damals von mir gemacht hatte. Es kam auch umwerfend rüber, aber wohl nur, weil der Baum aussah, als würde er mich gleich unter sich begraben.

Unfassbares geschah: In kürzester Zeit ratterten Nachrichten des anderen Geschlechts in meinen Posteingang. Die Typen mussten wahrlich einen gigantischen Sockenschuss haben, sich mit meinem Profil einzulassen. Allen voran Fred. Er war weder äußerlich mein Typ, noch klangen seine Nachrichten besonders ansprechend, doch er schrieb immer wieder, und aus Höflichkeit antwortete ich ihm auch immer wieder. Dabei musste mir irgendwann ein Anzeichen von Tierliebe entflohen sein, denn plötzlich präsentierte Fred einen traumhaft süßen Hundewelpen auf seinem Profil. Den wollte er mir vorstellen. Ich konnte nicht widerstehen und verabredete mich mit Fred, vielmehr mit seinem Hund, zum Spaziergang im Park.

Bei unserem Treffen erkannte auch Fred, dass wir beide absolut nicht zueinanderpassten. Trotzdem war es ein angenehmer Tag. Ich hatte viel Spaß mit dem Hund, der Fred noch nicht einmal gehörte. Und Fred hatte seinen Spaß beim Erzählen: darüber, wie toll er selbst war, wie toll das war, was er machte, und wie wenig toll die Menschen waren, die er kannte. An der Stelle erwähnte Fred seinen »besten« Freund Tim, mit dem er gemeinsame Reisevideos produzierte, und ich wurde hellhörig. Die beiden hatten bereits den halben osteuropäischen Planeten bereist. Den osteuropäischen? Egal, klang trotzdem cool. Wo auch immer Fred und Tim mit der »Sony« auftauchten, lägen ihnen die Frauen zu Füßen. Soso.

Tja, und dennoch hatte Tim Probleme mit Frauen. »Wie bitte?«, fragte ich. Fred nickte und zeigte mir ein Bild seines Freundes. Kaum zu glauben: Tim war genau mein Typ, wahrscheinlich der Typ aller Frauen. Sein dichtes braunes Haar fiel ihm locker ins gebräunte symmetrische Gesicht, er hatte einen sinnlichen Mund und leuchtend grüne Augen, die so viel Wärme versprühten, dass mein Bauch sogleich mit einem wohligen Gefühl darauf reagierte.

Fred erwähnte, wie intelligent Tim sei. Wie konnte dieser Mann Frauenprobleme haben? »Sein Frauenproblem ist wohl, dass er sich unter den Millionen von Angeboten nicht entscheiden kann, oder?«, fragte ich ungläubig.

»Nee, Tims Frauen drehen alle irgendwann durch. So war das schon immer«, antwortete Fred schroff.

Na, die waren ja so »ziemlich beste Freunde«.

»Ist Tim schwul? Oder wäre er vielleicht lieber selbst gern eine Frau?«, fragte ich unverblümt und hoffte, dass Tim niemals Patient bei Frau / Herrn Rosner gewesen war.

»Absolut nicht«, sagte Fred. »Ehrlich gesagt, ich glaube, du würdest perfekt zu ihm passen.«

Dann musste Tim auf jeden Fall einen Hau haben. Schließlich zog ich die »gestörten Gegensätze« aller Länder an, wie ein größenwahnsinniger Giftzwerg namens Roman, ein Held in Hornbrille und Hochwasserhose alias Karl sowie ein greisenhaftes Kriegskind namens Adam bestätigten. Abgesehen davon zweifelte ich freilich auch schon länger an meinem eigenen Geisteszustand.

Wir verabschiedeten uns, und Fred bot an, Tim meine Telefonnummer zu geben. Wie nett. Und wie fies, dass Fred dies natürlich nicht tat. Das wiederum hätte ich mir denken können, schließlich war Fred offenbar nur gut im Reden, aber weniger gut in Taten.

Da er aber viel redete, erfuhr Tim dennoch von mir. Und Tim handelte. Er meldete sich auf derselben Internet-Plattform an und schrieb mir eine Nachricht. Kurz darauf verabredeten wir uns in einem Café in der Innenstadt. Mit so viel Glück hätte ich niemals gerechnet.

Womit ich zu diesem Zeitpunkt auch nicht gerechnet hätte, war, dass der fiese Fred nicht nur ein Meister des Redens, sondern auch ein Meister der Lügen war. Tatsächlich produzierten Fred und Tim gemeinsam und in Eigenregie Filme. Jedoch keine Reisefilme, nein, sie produzierten Erotik-Clips – mit osteuropäischen Nacktdarstellerinnen. Davon hatte ich zum Zeitpunkt unseres Treffens natürlich keine Ahnung. Nein, ich freute mich einfach nur auf mein erstes Date mit dem toll aussehenden und Reisefilme drehenden Tim. Als er auf mich zukam, zitterte ich von Kopf bis Fuß. In natura sah er nämlich noch viel umwerfender aus als auf seinem Profil. Was für ein Mann!

Manche Menschen bekommen bei ihrem ersten Date vor Aufregung kein Wort heraus. An diesem Freitagabend war jedoch alles anders. Ich redete ohne Punkt und Komma und ließ den armen Tim nicht zu Wort kommen – was wahrscheinlich ein mickriger Versuch war, meine Unsicherheit nebst Ungestyltheit (ich kam geradewegs von der Arbeit) zu überlabern. So saßen wir gefühlte zwei Stunden in einem Café, und Tim lauschte meinem Geschwätz über den Job in einer Media-Agentur und den Wunsch, irgendwann einen Beruf auszuüben, der mich wirklich ausfüllte. So lange, bis er aufgrund *seines* Berufs aufbrechen musste. Da kamen mir seine Reisefilme wieder in den Sinn: »Bist du jetzt wieder mit Fred unterwegs? Dreht ihr jetzt eure Filme?«

»Ja. Woher weißt du das?«, fragte Tim. Er hatte einen Blick drauf wie ein ertappter Ladendieb.

»Fred hat mir das erzählt, sehr ausführlich sogar«, sagte ich wahrheitsgemäß. Daraufhin glitt Tim die Jacke aus den Händen. »Fred hat dir das gesagt? Einfach so?«

»Ja, er hat so einiges erzählt«, ergänzte ich grinsend und dachte dabei an die erwähnten Frauenprobleme.

Als könne er meine Gedanken lesen, wurde Tim knallrot. Dann setzte er sich wieder. »O nein – Fred! Verdammt! Hat er dir das wirklich alles erzählt?« Peinlich berührt, fasste er sich an die Stirn. Eine solche Mimik und Gestik hatten sonst nur Männer drauf, die gerade von ihrer Gattin beim Fremdgehen erwischt worden waren. Dabei war es doch gar nicht so schlimm, dass Tim unter Frauenproblemen litt, die ich ja noch nicht einmal im Detail kannte.

»Pssst – ist doch okay!«, munterte ich ihn auf.

»Diana, ich …«, stotterte Tim.

Ich unterbrach ihn. »Deine Probleme mit den Frauen werden sich bestimmt bald legen. Wir sind schließlich auch nur Menschen.«

»Um Himmels willen! Was hat dir Fred bloß erzählt? Diana, nein, ich habe keine Probleme mit den Frauen. Weder ich noch Fred haben jemals ein Mädel zu irgendwas gezwungen. Was die da tun, das tun die immer freiwillig. Wirklich …«

Ich verstand ihn zwar nicht ganz, ließ ihn aber wieder nicht ausreden: »Eben, so problematisch bist du doch gar nicht. Und ich sitz doch auch ganz freiwillig hier, fühle mich sogar sehr wohl dabei.«

Tim bedachte mich mit einem merkwürdigen Blick. Das Ganze schien ihm sehr unangenehm zu sein. Also beschloss ich, das Thema »Frauenprobleme« ruhen zu lassen und lieber bei Tims Job zu bleiben: »Ist ja auch egal. Wohin geht eure Reise denn diesmal?«

»Nach … nach Prag«, stammelte er, »nur dieses Wochenende. Diana, ich … ich …«

»Prag? Coole Stadt! Ich beneide dich um diesen Job. Menschen wie ich müssen jeden Tag ins Büro. Immer in dieselbe Tretmühle, wo alles abgestumpft, stocksteif und tot ist. Vergleich das mal mit deiner Filmerei. Du bist unterwegs und siehst Dinge, von denen wir Normalos nur träumen können – immer wieder anders, immer wieder neu.«

Tim verschluckte sich, dann stammelte er: »Na ja, nach einiger Zeit ist es auch immer das Gleiche …«

»Ach Quatsch, kein Fleck ist wie der andere. Und ihr filmt ja nicht nur denselben Fleck. Ich wünschte, ich könnte einmal das sehen, was deine Kamera filmt.«

»Du würdest das gerne sehen?«, fragte Tim in einer Tonart, als handle es sich dabei um Schlachtabfälle. Bescheidenheit in allen Ehren, aber jene von Tim war schon fast geschäftsschädigend. Dem musste ich unbedingt entgegenwirken:

»Na klar, nenn mich deine erste Kundin. Ich schätz dich und Fred nicht gerade als langweilig ein, also wird mir da sicher einiges geboten.«

Von diesem Moment an sagte Tim gar nichts mehr. Ich aber plapperte wie die einsame Nachbarin beim Straßenfest: »Mensch, jetzt sei doch nicht so bescheiden. Du hast einen ganz besonderen Job, bist kreativ und machst Bilder, die einen mit Sicherheit bewegen.«

Tim sah beschämt zu Boden. Augenscheinlich hatte ich es mit meinen Lobeshymnen ein wenig übertrieben. Schließlich hatte ich seine Reisefilme noch nie zu Gesicht bekommen.

Um die Situation zu entschärfen, munterte ich ihn etwas auf: »Nein wirklich, ich finde das klasse! Braucht ihr noch jemanden zur Verstärkung? Ich komme mit, gerne auch als Motiv – hab doch schon so meine Erfahrung in der Branche. Und die Schlechteste bin ich auch nicht, sagt jedenfalls mein Agent.«

Seit langem blickte ich mal wieder stolz auf meine billigen Komparsenrollen zurück. Tim verschluckte sich erneut, setzte zu einer Frage an: »Wie, du hast Erfahrung …?« Dann aber schaute er auf seine Uhr und sprang panisch auf: »O Scheiße, mein Flieger geht schon in einer knappen Stunde! Wenn du willst, können wir uns Sonntagabend wiedersehen? Wenn du wirklich willst. Ich weiß ja nicht, ob du mich hier die ganze Zeit nur auf den Arm nimmst. Schließlich muss ich auch Geld verdienen!«

Warum sollte ich jemanden wie Tim auf den Arm nehmen? Natürlich wollte ich ihn wiedersehen. »Nein, tu ich nicht. Im Gegenteil. Mein Angebot steht. Aber nun, husch, husch, ab in den Flieger. Wir sehen uns Sonntag«, sagte ich voller Euphorie.

Irgendwie entsprach Tims Gesichtsausdruck jemandem, der im Wald auf E. T. getroffen war. Das hätte mich stutzig machen können, tat es aber schon deshalb nicht, weil ich tief in meinem Inneren spürte, dass er an mir interessiert war.

Während Tim fluchtartig das Café verließ, genoss ich mein gutes Bauchgefühl. Ich lehnte mich entspannt zurück und dankte dem Schicksal für dieses Treffen.

»Unglaublich, dass der sich noch mal mit dir treffen will, so ungestylt, wie du heute aussiehst«, flüsterte das Ego.

»Was wir sehen, ist eben nicht alles!«, entgegnete ich innerlich, nicht ahnend, dass das, was wir hören, auch nicht alles war. Jedenfalls nicht im Fall von Fred.

Schon einen Tag später war ich schlauer. Tim rief aus Prag an. Im Hintergrund vernahm ich englisch gesprochene Wörter mit deutschem Akzent: »Yes, yes!«, »Do it!«, »Please again!« Die Stimme klang verdächtig nach Fred.

»Diana, ich will dir etwas beichten«, sagte Tim leise.

O nein. Vor meinem inneren Auge hielt Tim Händchen mit Cleo.

»Jemandem wie dir möchte ich nichts vormachen. Fred hat dir nicht die Wahrheit gesagt. Wir drehen keine Reisevideos.«

Cleo verpuffte aus meinen Gedanken. Dafür hielten nun Fred

und Tim Händchen. Im Hintergrund vernahm ich erneut Freds Stimme: »You are my Sexbomb!«

Ein Mann, der Männer meiner Wenigkeit vorzog, wäre neu auf meiner Liebesleid-Liste. Doch da sprudelte aus Tim bereits die Erklärung heraus: »Wir drehen erotische Clips. Von Frauen!«

Erotische Clips? Von Frauen??

Das musste sich erst einmal setzen. Konnte es aber nicht, denn schon hörte ich wieder Fred, der rief: »Put your finger in!«

»Und was macht ihr mit den Frauen?«, fragte ich geschockt.

»Nichts. Wir halten nur die Kamera und filmen, während die ihren Körper erkunden. Fünf oder zehn Minuten lang. Mehr nicht. Es sind eben keine Reisevideos, wie Fred behauptet hat. Ich habe mich gestern schon über deine Euphorie für Erotik gewundert …«

Verdammte Kacke!

»Du hast mich gestern immer wieder unterbrochen, und die Zeit war auch so knapp«, ergänzte Tim.

Schockiert dachte ich an das, was Tim in den letzten vierundzwanzig Stunden von und über mich gedacht haben musste. Peinlich!

Ich musste von mir ablenken. »Und dieses Frauenfilmen ist dann auch dein Frauenproblem?«

»Mein was?«

»Fred sprach davon, dass du Frauenprobleme hast«, sagte ich.

»Ich hab was? Was hat Fred gesagt?«

Fred antwortete aus dem Hintergrund: »Ich sagte, den blauen Dildo, nicht den gelben! Bei blasser Haut kommt Gelb nicht gut.«

Fred hatte ein Gespür für Farben – und ich wohl soeben dafür gesorgt, dass es an diesem Tag noch ein Streitgespräch zwischen den beiden »Freunden« geben würde.

Ich dachte kurz nach. Tim drehte also zehnminütige erotische Clips. Er war kein Sound-Sklave, kein Schizophrener, kein sanftmütiger Sexschuft (hoffte ich zumindest). Und auch kein Disney-Darsteller. Nein, er filmte einfach nur nackte Frauen, an denen er nicht interessiert war.

»Weil er schwul ist«, mischte sich nun auch noch mein Ego ein.

Sicherlich nicht. Warum sonst traf er sich mit mir? Warum rief er mich jetzt an? Nein, Tim war nicht schwul. Das Einzige, was zwischen uns stand, waren nackte Frauen, die er filmte, da war ich mir sicher. Waren diese nackten Tatsachen wirklich ein Grund, Tim gleich wieder in den Wind zu schießen?

»Na logo«, konterte das Ego. »Wie willst du damit zurechtkommen, dass dein Mann andauernd nackte Weiber vor der Linse hat? Schöne, blutjunge, perfekte, schlanke, nackte Weiber! Gerade wo DU doch zum dämlichen Dicksein verdonnert bist.«

»Aber sonst macht ihr nichts mit diesen Frauen?«, fragte ich Tim.

»Was sollen wir denn mit ihnen machen? Was bitte denkst du denn von mir?«, konterte Tim.

»Warum machst du das überhaupt?«, wollte ich wissen.

»Weil es mein Job ist.«

»You do a great job«, sagte da eine Frauenstimme. Toll.

Wie sein Partnerbörsen-Profil verriet, hatte Tim Sport studiert. Für viele Menschen war Sex tatsächlich eine Form von Sport. Und Sport wiederum war das Einzige, was mich zeitweise von der Bulimie abhielt. Sport war gar nicht so schlecht. Sport im Sinne von Laufen, nicht im Sinne von … meine Güte …

»Warum gerade so einen Job?«, fragte ich mich – leider laut.

»Weil es Geld bringt«, antwortete Tim. »Und außerdem macht mir das Filmen Spaß.«

Schon bekam Ego einen Lachanfall. Ich staunte über Tims Ehrlichkeit, konnte mir aber auch durchaus gut vorstellen, wie viel Spaß er gerade mit Fred und den blanken Pragerinnen hatte. Ego flüsterte: »Abschießen, sofort.« Ich aber sagte: »Na, dann noch viel Spaß.« Und ergänzte nach einer kurzen Pause schnell: »Hey, ich freu mich wirklich, dich morgen wiederzusehen.«

»Du hast ehrlich kein Problem damit?«, fragte Tim überrascht, und ich antwortete: »Ich glaub dir schon, dass du nur eine Kamera in der Hand hältst – und sonst nichts.« Ob ich das wirklich glaubte, war eine andere Sache.

»So ist es auch. Diese Frauen interessieren mich überhaupt nicht«, erwiderte Tim. Und dann sagte er: »Aber du, du interessierst mich.«

Ich war noch immer selbst überrascht über meine Worte – und unendlich glücklich über jene von Tim.

Wir beendeten unser Gespräch, und ich beschloss, mich ungefragt bei Ella einzuladen, um ihr alles über Tim zu erzählen.

Als ich eintrat, jauchzte Ella »Gutes Timing!« und präsentierte mir ihren soeben aufgebauten Fressaltar aus Schokolade, Keksen, Gummibären und einer mit Pudding überfüllten Salatschüssel. »Bär ist mal wieder in der Kneipe.«

»Diesmal hab ich dir etwas zu erzählen«, erwiderte ich.

So kamen wir gar nicht zum Essen, und statt Ellas Magen wurden bloß ihre Augen immer größer. Nachdem ich ihr alles offenbart hatte, legte sie mir sofort nahe, mit solch einem Perversen erst gar nichts anzufangen. Sollte ich auf sie hören? Immerhin sprach Tim ja selbst vom Spaß am Nackedei-Filmen. Doch abgesehen von seinen Schmuddel-Filmchen hatte er all das, was ich mir bei einem Mann wünschte: Er war wunderschön, intelligent, höflich, ehrlich, aufrichtig und – warum auch immer – an mir interessiert. Und ich war verliebt, ja, das spürte ich!

»Was wirst du später euren Kindern sagen?«, orakelte Ella plötzlich. »Dass Papa mal wieder drei Wochen unterwegs ist und das Schenkel-Innenleben anderer Frauen filmt? Hallo?! Und glaub mir, kein Mann hält da auf Dauer nur eine Kamera in der Hand!«

»Wenn du ihn sehen könntest …«

»Wenn er dazu auch noch gut aussieht, ist doch sowieso klar, dass diese Nutten sich ihm an den Hals werfen. Weiß doch jeder, dass die ganz wild auf reiche Schönlinge sind!«

Ich konterte: »Er ist ja nicht mal reich! Er macht das nur, weil er das Geld braucht!«

»Na, dann passt er doch gleich noch besser zu diesen Tanten – die machen schließlich auch alles für Geld!«

Dem konnte ich nicht mehr entgegenbringen als ein trauriges Gesicht. Ella nahm mich in den Arm: »Ach, Diana! Ich wünsch dir nur den besten Mann. Aber dieser Tim ist eher das Gegenteil.«

An der Wand hing ein Bild von Bär, auf dem er in die Kamera prostete. Ich wünschte Ella auch das Gegenteil von Bär. Sie war aber trotzdem mit ihm zusammen – sogar mit ihm verheiratet.

Im Internet rief ich noch einmal Freds Single-Profil auf. Tim hatte nebenbei erwähnt, dass der gute Fred seit zwei Jahren in einer festen Beziehung steckte. Was also hatte Fred bei einer Partnerbörse verloren?

Sein Profil bestand aus knapp zweihundert Bildern. Ich sah sie mir genauer an. Eigentlich war jedes Bild gleich: Fred legte seinen Arm um eine Frau. Mit dem Unterschied, dass auf jedem Bild eine andere Frau zu sehen war und die Garderobe der Mädels rapide abnahm (was man von der Menge an Silikon nicht gerade sagen konnte). Fred umarmte eine große Frau im kurzen Kleid. Fred umarmte eine kleine Frau im sexy Top. Fred umarmte eine gebräunte Frau im Badeanzug. Fred umarmte eine blasse Frau im Bikini. Fred umarmte eine asiatische Frau im trägerlosen BH. Fred umarmte eine langhaarige Frau, die ihre blanke Brust mit dem Arm bedeckte. Ha, das war bestimmt eine dieser Nacktdarstellerinnen – und sie war wunderschön …

Ich blickte an mir herunter. Mein Bäuchlein hatte augenscheinlich mal wieder einen Wachstumsschub bekommen, den die Kek-se, die ich mir während Freds Fotoshow in den Mund schob, mit Sicherheit weiter beschleunigten. Mist!

Ich wechselte zu Tims Single-Profil. Dort gab es nur ein Bild, und dieses Bild zeigte ausschließlich Tim – allein, angezogen und angenehm lächelnd auf einem Stein sitzend.

Unterschiedlicher als Tim und Fred konnten Männer gar nicht sein. Kaum zu glauben, dass die beiden wirklich beste Freunde waren.

Rivalitätsreihern

Einen Tag später begann der Konkurrenz-Wahnsinn. Und zwar, als ich Tim im Café wiedersah, er mich langsam zu sich zog und mir einen zärtlichen Kuss gab. Ich war verblüfft und verzaubert zugleich. Als ich am nächsten Tag ins Internet ging, um mein Single-Profil aus dem Verkehr zu ziehen, stellte ich fest, dass Tim seines bereits gelöscht hatte. Meine Glücksgefühle waren unbeschreiblich. Er meinte es wirklich ernst mit mir.

»Aber nur bis zum nächsten Dildo-Dreh«, säuselte das Ego. »Mach dir nichts vor, im Vergleich zu diesen Frauen siehst du einfach nur scheiße aus.«

Konnte man so sagen. Ich war vierundzwanzig Jahre alt, seit zehn Jahren bewusste Erbrecherin, seit zehn Monaten Passivraucherin. Das hatte Spuren hinterlassen, äußerlich wie innerlich. Meine Haut und meine Haare sahen noch schlaffer aus, als ich mich fühlte, waren so vertrocknet wie mein Hirn, das langsam ernsthafte Probleme mit der Konzentration bekam. Da mein Körper wohl recht robust war und ich mir zudem zehnmal am Tag die Zähne putzte, machten mir Letztere keine Probleme. Dafür litt ich nach jedem Erbrechen unter nachhaltigen Magen- und Halsschmerzen und unter zunehmend starkem Schwindelgefühl. Neuerdings gesellten sich auch erste Stiche im Herzen dazu.

Doch all diese Alarmzeichen schob ich mehr auf das berufsbedingte Kettenrauchen als auf die bulimische Katastrophe, die drauf und dran war, mich langsam, aber sicher zu zerstören. Im

Verfälschen und Verdrängen war ich schon immer recht gut gewesen. So kümmerte ich mich auch jetzt wieder mehr um meinen Look als um mein Leiden und stand deshalb vor einem ganz neuen Problem: Tims gefilmte Tussen – bei deren perfekter Optik musste ich irgendwie mithalten.

»Sonst springt Tim beim nächsten Dreh direkt auf einen dieser Top-Bodys, die sowieso nackt vor ihm liegen wie Hähnchen im Gefrierfach! Der muss sich nicht mal anstrengen – so wie der aussieht und so wie die vor ihm liegen!«, spornte Ego mich an.

Ja, Tim war wirklich zu schön. Aber Tim war auch nicht Fred, dem ich so etwas auf jeden Fall zugetraut hätte.

»Wenn du bei der Arbeit jeden Tag frisch gekochte Fünf-Sterne-Menüs bekommst, willst du dann daheim ranzige dicke Bohnen aus einer verrosteten Dose essen?«, setzte Ego nach.

Verdammt, ich war keine ranzige dicke Bohne, die in einer verrosteten Büchse steckte. Warum ging mir dieser Müll überhaupt durch den Kopf?

»Weil du den Druck brauchst. Sonst tust du nämlich nichts!«, riefen Ego und Mia im Chor. »Wenn wir nicht wären, wärst du schon längst hässlich, fett, faul, blöd und armselig! So, wie es deine Mutter einst vorhergesagt und deine Tante vorgelebt hat. Es bedeutet viel Arbeit, aus dir eine perfekte Frau zu machen. Aber zusammen schaffen wir das.«

Ich musste also zur super aussehenden Miss Sunshine werden – ja, nur so konnte es gehen.

»Und dafür brauchst du vor allen Dingen mich, sonst kannst du nämlich dein frustfreies Sonnenschein-Dasein nicht aufrechterhalten. Und gleichzeitig bewahre ich dich vor deinem hässlichen Fettbauch«, erklärte Mia.

Musste das schmerzhafte Essen-Auskotzen jetzt auch noch oberste Priorität bekommen? Ging es nicht anders? Konnte ich nicht wieder mit dem Joggen anfangen?

»Nein!«, meinte das Ego in entschiedenem Ton, »dafür ist jetzt die Zeit zu knapp. Sieh dich doch an: die totale Katastrophe!«

Seit geraumer Zeit verzichtete ich auf Schminkorgien nebst Selbstbräuner und trug einen halbwegs echten Schopf auf dem Kopf. Ich sah wesentlich natürlicher aus als zu meinen amerikanischen Zeiten.

»Eben – die totale *Natur*-Katastrophe! Wir müssen dich komplett neu stylen«, konterte Ego, und Mia ergänzte: »Kotzen geht überall dort, wo ein Klo ist – also auch zwischendurch am Arbeitsplatz! Joggen dagegen ist eine reine Freizeitbeschäftigung, für die du jetzt keine Zeit mehr hast.«

»Weil deine Freizeit ab sofort dem Solarium, dem Styling, der Schminkerei und dem Schlanksein gehört!«, entschied das Ego.

»Also kotzt du, anstatt zu joggen, verstanden?«, diktierte Mia.

Wieso ließ ich mir das gefallen?

»Du hast dir das alles selbst so ausgesucht. Wenn schon Tim, dann richtig!«, ergänzte Mia.

Und der Diana-Zombie tat mal wieder, wie ihm befohlen wurde. Ich vereinbarte einen Termin beim Friseur, um mich engelsgleich blondieren und wie ein Weihnachtsbäumchen mit vielen glänzenden Extensions behängen zu lassen. Danach lief ich in den Assitoaster, um auch meine Haut zum (UV-)Strahlen zu bringen.

Während ich bei Egos erstem Hollywood-Projekt meinen Frust noch durch gesundes Joggen loswurde, übergab ich mich nun nach allem, was ich zu mir nahm – daheim, auf dem Klo in der Agentur und einmal auch an einem Wochenendbesuch im Hause meiner Eltern, wo meine Würggeräusche zum Glück vom lauten Sprachstörungsgeschrei meiner Familie übertönt wurden. Keine Kalorie durfte in meinem Körper ihr Unwesen treiben! Himmel, war ich bescheuert!

Immer häufiger meldeten sich nun meine Kreislaufprobleme. Am Anfang war mir das ganz willkommen, denn so hatte ich einen trefflichen Vorwand, Tim unsere nächsten Treffen abzusagen. Mit heiser gekotzter Stimme vertröstete ich ihn von Woche zu Woche – so lange, bis ich tatsächlich rank und schlank war.

»Puuuhhh!«, sagten Ego und Mia im Chor, »wir haben ganze Arbeit geleistet. Nun kannst du Tim treffen.«

Ich stand vorm Spiegel und bestaunte meine schlanke Silhouette. Eigentlich war das auch das Einzige, was es an mir zu bestaunen gab. Meine Hände und Füße zitterten, seit Tagen waren sie eiskalt. Mitten im Sommer fror es mich, als sei ich auf dem Nordpol. Und das, obwohl meine gerötete Haut dank übertriebener Solarium-Besuche wie ein offener Kamin brannte. Permanente Magenkrämpfe zwangen mich alle zwei Stunden aufs Klo. An die Halsschmerzen hatte ich mich schon gewöhnt, an die komische Kotzstimme – eine Mischung aus Zini und Zarah Leander – noch nicht. Mein Kopf tat weh, da er nicht nur mein kotzverseuchtes Hirn beheimatete, sondern auch einhundert ewig lange Extensions unentwegt an ihm zerrten. Die Dreißig-Minuten-Turbo-Solarium-Bestrahlung von vor drei Stunden schenkte mir einen indianisch roten Hautton, der mein strohblondes und furztrockenes Haar auf wundersame Weise zum Strahlen brachte. Ich weiß nicht, ob ich schön anzusehen war, aber auf jeden Fall fiel ich auf wie Schneewittchen unter sieben Zwergen.

Doch was war das? Unterhalb meiner Augen hatten sich zwei tiefe Furchen gebildet. Ja, richtige Falten waren das.

»Wie oft habe ich dir eingetrichtert, nach dem Kotzen viel zu trinken? Verdammt!«, wetterte Mia.

»Selbst schuld. Mia hat dich gewarnt. Wer zu wenig trinkt, den bestrafen die Falten!«, setzte Ego nach.

Na toll! Jetzt war ich zwar rank und schlank, sah dafür aber aus wie eine alte Oma – und klang auch noch so.

»Was mach ich jetzt nur?«, jammerte ich.

»Überschmink das halt, wenn du Tim triffst«, antwortete Ego.

In dem Moment bekam ich plötzlich ein ganz mulmiges Gefühl in meinem Bauch, und wenn ich es in Worte gefasst hätte, war seine Mitteilung wohl die folgende: »Für Tim musst du dich nicht in einen skandinavischen Leckerbissen verwandeln. Wenn du aber weiter auf Ego und Mia hörst, könntest du schon bald den Löffel abgeben. Mahlzeit!«

Mag sein, dass ich jenes Gefühl auch ein wenig mit meinem Hunger verwechselte. Doch bevor ich noch einmal näher darauf eingehen konnte, schrie die Bulimie plötzlich: »Halt's Maul, Seele!«

Es war meine Seele?

»Mia, du bist so dämlich«, fauchte das Ego, »die wusste bis jetzt nicht, dass das ihre Seele ist!«

Mit einem lauten »Uuupss!« verabschiedete sich die Bulimie – wenn auch nur für die nächste Stunde.

»Macht ihr etwa hinter meinem Rücken krumme Sachen?«, knurrte ich.

»Nee, nur mit der Seele wollen wir beide echt nichts zu tun haben«, antwortete das Ego mürrisch.

»Warum? Die gehört doch dazu. Und ist die nicht auch das Wichtigste am Menschen?«, fragte ich misstrauisch.

»Für mich nicht«, konterte das Ego schroff.

Ich grübelte. Es war also meine Seele, die mich vor einer Heirat mit Adam gewarnt hatte. Und es war auch meine Seele, die einer Beziehung mit Roman zustimmte. Und tatsächlich war meine Seele auch Feuer und Flamme für den frauenfilmenden Tim.

»Diana, bitte«, stellte das Ego klar, »die Seele dreht am Rad, weil ich dir vorschlage, deine Falten zu überschminken. Vorher lässt sie dich monatelang kotzen. So ohne ist die auch nicht.«

Vollkommen konsterniert hoffte ich, meine Seele würde noch einmal durch mein Bauchgefühl etwas von sich »spüren« lassen, aber das tat sie nicht. Genauso, wie mein Verstand seit geraumer Zeit im Urlaub zu sein schien. Dafür redete Ego umso mehr: »Triff dich mal lieber mit Tim! Sonst liegt der morgen im Ostblock auf 'ner nackten Frau!«

Tim! Der Grund für meine optische Verwandlung. Tatsache: Seit unserem letzten Treffen war bereits ein ganzer Monat ins Land gezogen. Jeden Monat flog er mit Fred zum Nacktfilmen in eine osteuropäische Metropole. Ich musste Tim so schnell wie möglich treffen, sonst würde ich ihn an nackte Tatsachen verlieren.

Ich griff sofort zum Hörer.

»Sag mal, was ist eigentlich los mit dir?«, fragte Tim, ganz und gar nicht erfreut, meine Stimme zu hören. Ich verstand nicht. »Diana, red mal Klartext! Hast du irgendein Problem? Du verhältst dich nämlich sehr komisch.«

»Nein, ich …«

»Willst du unser morgiges Treffen mal wieder absagen?«

Gut, dass Tim mich unterbrach. Ich hatte ganz vergessen, dass wir bereits für morgen früh verabredet waren. »Nein, ich …«

Wieder unterbrach er mich: »Na gut, wenn mit dir alles in Ordnung ist, dann sei doch lieber ehrlich, und sag mir, dass ich nicht dein Typ bin! Auf so einen Vertröstungsschwachsinn hab ich nämlich keine Lust!«

Um Himmels willen! Was dachte Tim nur?

»Nein, Tim. Ich … ich war wirklich krank.«

»Einen Monat lang?«

»Eigentlich noch immer«, krächzte ich in den Telefonhörer. Meine Hildegard-Knef-Gedächtnis-Stimme überzeugte jeden Arbeitgeber. Tim nicht. »Du kommst mit meinem Job nicht zurecht. Ist es das?«

»Natürlich komme ich mit deinem Job zurecht«, log ich scheinheilig in den Telefonhörer. »Und natürlich treffen wir uns morgen früh.«

Mit dieser Antwort hatte Tim wohl ebenso wenig gerechnet wie ich selbst. Einen Moment lang war es still, dann hörte und spürte ich, dass er sich freute. Auch ich sah unserem Treffen voller Vorfreude entgegen. Tims Job natürlich weniger.

Kaum beendeten wir unser Gespräch, fing Mia mit der alten Leier an: »Hau rein und raus!«

Da es Freitagabend war und ich sowieso nichts anderes zu tun hatte, ging ich ihrer Aufforderung nach – auch wenn ich durchaus spürte, dass nicht nur mein Körper, sondern neuerdings auch meine Seele sehr darunter zu leiden hatte. Eine Sucht zu erklären ist schwer bis unmöglich. Man kann es nur verstehen, wenn man es selbst erlebt.

Als die geschluckte Masse wieder nach oben stieg und von dort in die Toilettenschüssel klatschte, ja, da dachte ich … plötzlich nicht mehr weiter … denn da war Blut! Viel mehr Blut als sonst! Unmengen von Blut! Oje, oje, oje! Endlich wachte meine Vernunft aus ihrem Dornröschenschlaf auf und holte auch umgehend meinen Verstand zurück auf den Boden vor die Kloschüssel. Ich wurde panisch.

»Endlich!«, war das, was mir mein Bauchgefühl daraufhin signalisierte – ziemlich makaber.

»Keine Panik«, beruhigte mich hingegen Mia, »du hast dich nur ein bisschen mit den Fingern verletzt. Mehr nicht.«

Ich schaute in den Spiegel und öffnete meinen Mund – so weit es mir möglich war. Ich konnte weder Verletzungen noch irgendetwas anderes erkennen.

Verdammt! Was tat ich mir da nur an?

»Das, was du in einer Stunde noch einmal tun wirst«, orakelte Mia.

Während ich mir die Hände wusch, klingelte plötzlich mein Telefon.

»GEH RAN!«, vermittelte mir mein Bauchgefühl. »GEH RAN! GEH RAN! GEH RAN!«

Ich schlurfte zum Telefon. Es war mein Vater.

»Diana, es ist wegen Bonnie!« Er klang niedergeschmettert. »Wir haben sie heute eingeschläfert!«

»O mein Gott. BONNIE …!!«, schrie ich in den Telefonhörer.

»Ja. Ein Schlaganfall. Der passierte vor zwei Wochen, kurz nachdem du hier warst. Seitdem ging es bergab mit ihr.«

»Warum habt ihr mir nichts davon erzählt?«

»Du hattest die ganze Zeit so viel zu tun, da wollten wir dich nicht auch noch damit belasten«, rechtfertigte sich mein Vater, während meine Mutter im Hintergrund lautstark weinte.

Ich konnte es nicht glauben. Während ich im Oberflächlichkeitsland war und zusammen mit Ego und Mia ein beknacktes VIP-Programm an mir selbst durchzog, schlug bei Bonnie der Schlaganfall zu. Während ich unter dem Solarium lag, lag Bonnie kraftlos in ihrem Körbchen. Während die Friseurin meine echten Haare mit Extensions überdeckte, deckte Mama das sterbende Tier mit meiner alten Kuscheldecke zu. Bonnie war mein Hund – meine beste Tierfreundin! Und ich war nicht für sie da. Wegen unnötigem, oberflächlichem Kotz-Rotz!

Ich zitterte am ganzen Körper.

»SCHEISSE!!«, schrie ich so laut, unbrav und unlieb wie ein knappes Jahr zuvor.

»Es ging nicht anders«, erwiderte mein Vater daraufhin, »sie konnte sich kaum noch bewegen. Wir mussten sie erlösen.«

Vor mir auf der Kommode lag Bonnies Massage-Igel. Ich drückte ihn mit zitternden Händen an mich.

»Wir haben sie im Waldstück unserer Nachbarn beerdigt. Du kannst ihr Grab jederzeit besuchen.«

Wir legten auf. Ich legte mich augenblicklich ins Bett, wo ich unter lautem Schluchzen mein Kopfkissen tränkte, bis ich schließlich vor Kummer und Kreislaufbeschwerden erschöpft einschlief.

Am nächsten Morgen erwachte ich aus einem unruhigen Schlaf. Bonnies Tod machte mir zu schaffen – auch, weil ich ihr in den letzten Jahren wegen meiner Egozentrik viel zu wenig Aufmerksamkeit geschenkt hatte. Damit konnte ich nicht leben. Aufgeregt und weinend ging ich im Zimmer auf und ab – mit einem riesengroßen schlechten Gewissen, während meine Hals- und Herzschmerzen unerträglich wurden.

»Vergiss Tim nicht!«, schrie da plötzlich das Ego. »Oder willst du den auch noch verlieren?«

Ich hatte überhaupt keine Lust mehr auf irgendetwas, schon gar nicht auf Ego und Mia. Und so schrie ich: »Lasst mich in Ruhe!«

»Wenn du meinst. Dann stirb halt einen einsamen, adipösen Tod. So kommt der Dickenfluch doch noch auf seine Kosten«, sagte das Ego. Und da raffte ich mich tatsächlich auf.

Als mein Blick in den Spiegel fiel, erschrak ich. So fertig hatte ich seit langem nicht mehr ausgesehen.

»Du siehst echt zum Kotzen aus!«, keifte Mia.

»Ich hab gesagt, dass ich von euch nichts mehr hören will! Haut endlich ab!«, schrie ich.

Leider wirkte meine Wut bloß wie ein Magnet auf die beiden.

»Also, ganz ohne Make-up erschreckst du Tim jetzt nur! Wenigstens die Augenringe, die Falten und diese komischen Punkte solltest du abdecken«, meinte das Ego. Die komischen Punkte kamen vom Massage-Igel, der meinem Gesicht in der Nacht als Kissen gedient hatte. Viele kleine, tiefe Druckstellen, die aussahen wie Pickel, bedeckten eine komplette Wange.

»Und so gelb wie heute sahen deine Haare auch noch nie aus!«, lachte Ego, während ich mir selbige kämmte. »Als hättest du ein Pipi-Bad genommen.«

Voller Wut griff ich zur Blondierung, die ich für solch gelbe Fälle in meiner Schublade gebunkert hatte. Nachdem ich die beißende blaue Mischung unter heftigsten Hustenanfällen wieder ausgewaschen hatte, konnte ich nicht einmal mehr mit den

Fingern durch meine verfilzten Haare fahren. Nun waren sie zwar platinblond, aber dermaßen am Ende, dass sie unter dem Extension-Ballast kapitulierten und reihenweise abbrachen. In meiner gesamten Wohnung verteilten sich plötzlich Haarbüschel nebst Haarsträhnen wie Brotkrümel am Frühstückstisch einer Kita.

Ich drehte die übriggebliebenen kaputten Fusseln auf große Wickler und startete meine Überschminkorgie. Nach zwei Stunden Takel-Terror sah ich aus wie ein kannibalischer Kakadu, dessen Kamm außer Kontrolle geraten war. Viel zu viel Lippenstift, viel zu viel Rouge – und die Haare … ach, all das machte mir nun auch nichts mehr aus.

Ich wühlte in meinen Klamottenbergen wie eine junge Mutter im Sommerschlussverkauf und fand trotzdem nichts. Dank dem Hollywood-Projekt war mein noch tragbares Klamottenpensum auf den Inhalt eines Söckchenfachs geschrumpft. All meine Hosen waren mir um Längen zu weit. Als Alternative blieb mir neben zwei Sportanzügen und einem Schickimicki-Kostümchen nur ein kleines schwarzes Schlauchkleid. Mir war alles so verdammt egal, dass ich in eben dieses schlüpfte.

Extrem stark geschminkt, in Megaabsätzen und Ultramini-Kleid machte ich mich auf den Weg ins Café. Dort angekommen, erblickte ich Tim sofort. Auch wenn es Samstagmorgen war und die zahlreichen Frühstücker sich eng an eng wie Büchsenfische auf die wenigen Plätze verteilten, stach er aus der Masse hervor wie ein Delphin aus einem Sardinenschwarm. Staksig stöckelte ich ihm entgegen, während er mehr verwundert als verzückt an mir heruntersah und mich mit folgenden Worten begrüßte: »Irgendwie siehst du anders aus.«

»Ja, die Haare«, grinste ich und versuchte, mir meine Niedergeschlagenheit nicht anmerken zu lassen. Ego schrie indes: »Nehmt das und dies und das, ihr nackten Nutten! Diana ist viel schlanker und schöner als ihr alle zusammen!«

243

Tim machte seiner Enttäuschung sogleich Luft: »Also, ganz ehrlich, Jeans und normale Haare passen viel besser zu dir.«

Hatte er meinen weggewürgten Wabbelbauch denn gar nicht zur Kenntnis genommen? Meinen bis zum Po verlängerten Platin-Look? Mein kleines Schwarzes, das immerhin von Dolce war? Und meine Schuhe, die … okay, aus Deichmanns Regal stammten, was aber nur ein Kenner sah? Mehr perfekte Weiblichkeit konnte ich nun wirklich nicht bringen. Und meine höllischen Schmerzen überlächelte ich, während die Gesichtsquaste meine vorzeitige Hautalterung geschickt kaschierte.

Trotz allem Leid war mein Look doch perfekt, oder? Womit also hatte Tim ein Problem? Gar ein Frauenproblem?

»Scheiße!«, keifte das Ego, »diese Nutten sind ja auch immer nackt. Da kann kein noch so kurzes Kleid mithalten.«

Langsam wurde mir das alles zu viel, und so brach ich plötzlich in Tränen aus, was nicht nur Mascara und Rouge, sondern auch Tim sichtlich überforderte. »Och Mensch, nein … also … so hab ich das nicht … du bist ja trotzdem … also ich …«, stammelte er. Und da beschloss ich, ihm von Bonnies Tod zu erzählen.

»Ach, deshalb das schwarze Kleid. Oh, das tut mir jetzt leid«, reimte Tim unbeabsichtigterweise und errötete umgehend.

Aus tränen- und kajalverschmierten Augen blickte ich ihn an, während er verlegen und liebevoll zugleich versuchte, mir mit einer Hand durch die Haare zu fahren. Leider verhedderten sich seine Finger geradezu in Filz und Verbindungsstellen der Extensions. Kaum dass er seine Hand von meinem Kopf befreit hatte, wanderte sie zu meinem Gesicht, zog es sanft in seine Richtung, bis seine Lippen die meinigen berührten. Mit diesem Kuss bescherte Tim mir das erste gute Gefühl seit einem Monat.

Ich träumte noch vor mich hin, als er unerwartet meinte: »Ich wollte dich schon gestern etwas Wichtiges fragen. Total spontan, aber ich kann nicht anders.«

Warum auch immer kam mir ein Heiratsantrag in den Sinn. Der wäre beileibe noch spontaner als der von Adam, doch in diesem Fall würde ich sogar zustimmen.

»Diana, willst du meine …«

Er wollte mich wirklich heiraten?! Ich konnte es kaum glauben.

»… Assistentin sein? Beim heutigen Dreh – in Prag? Nur für einen Tag, morgen geht es schon wieder zurück. Musst dir nicht mal Urlaub nehmen. Du hast mir doch deine Unterstützung schon mal so nett angeboten …«

… ja – als ich noch nichts von kopulierenden Körpern vor der Kamera wusste. Von wegen heiraten! Es ging tatsächlich noch schlimmer. Jetzt sollte ich auch noch Teil der Porno-Parade sein.

Auf der anderen Seite: Meine geliebte Hündin war gerade gestorben. Mir ging es nicht gut. Bis auf Tim gab es nichts, das mich in diesem Moment auch nur einigermaßen glücklich machen konnte. Wenn Tim eben nur in Verbindung mit unverhüllten Uschis zu haben war, dann musste ich wohl oder übel auch da durch.

»Mehr übel als wohl«, lachte Mia.

»Okay«, antwortete ich kurz und bündig.

»Klasse. Du belegst Brote, kochst Kaffee und servierst Kuchen.«

»Hahaha … jetzt steigst du ab zur Prostituierten-Kellnerin!«, feixte das Ego.

Tim reagierte direkt auf mein geschocktes Schweigen: »Hey, doch nur, weil unser Schnittchenschmierer gestern abgesprungen ist. Jetzt kannst du endlich mal sehen, wie harmlos dieser Job in Wirklichkeit ist.«

Harmlos? Tja, wenn er damit das Brotebelegen und nicht die Proll-Pornos meinte, dann bestimmt …

»Einen Haken gibt es noch«, unterbrach Tim meine Gedanken.

»Jepp, Diana muss die Schnittchen nackt schmieren. Und ihr filmt sie dabei!«, lachte das Ego.

»Es geht schon in einer Stunde los«, sagte Tim.

Auch wenn ich mir ein wenig blöd vorkam, als aufgedonnerter Schnittchenschmierer beim pornographischen Aktfilmen dabei zu sein – schlimmer als es war, konnte es ohnehin nicht werden.

So saßen wir kurz darauf im Flugzeug nach Prag: Tim, Fred, ein langhaariger, anscheinend taubstummer Fotograf und die aufgestylte Diana. Kaum in Prag gelandet, fuhren wir vom Flughafen schnurstracks leider nicht in die malerische Innenstadt, sondern vor die Tür eines heruntergekommenen Plattenbaus. Das Apartment, das wir betraten, erfüllte angesichts seiner Plüschausstattung offenbar wirklich keinen anderen Zweck als einen pornographischen.

Einen Tag und eine Nacht sollte ich hier nun den Caterer machen, während mein Freund nackte Weiber filmte. Was für eine Überwindung!

In dem mir und Tim als Schlafstätte zugewiesenen Räumchen öffnete ich meinen Koffer und versuchte, der Sache mit einer gewissen Urlaubsatmosphäre entgegenzusteuern. Zuerst versprühte ich Zitronengrasduft, dann machte ich mich daran, meine zwei Sportanzüge in den Schrank zu räumen.

Da stürmte Fred herein: »Brauchst nichts auspacken, dieser Raum ist unser nächstes Motiv! Mach lieber Salami-Schnittchen! Und ich trink meinen Kaffee stärker als Tim!«

Wie bitte? Angewidert ging ich erst einmal ins Bad. Da stand schon die erste Pornotussi. Ein Winzling, nicht größer als ich. Arrogant nickte sie mir zu, während ihre angefeuchteten Finger mein sündhaft teures Haarwachs in die kackbraunen Haare schmierten und der winzige Bikini den Blick auf äußerst intime Tattoos freigab.

»Die im Bad gehört dir, Tim!«, schrie Fred, und es kam mir so vor, als grinste die Tussi daraufhin.

Ich teilte also Bett, Bad und Kosmetik mit nackten Frauen, die meinen Mann anhimmelten, während er ihnen seine Kamera zwischen die Beine hielt. Und währenddessen sollte ich seelenruhig Brote belegen? Allein diese Vorstellung war so erniedrigend, dass mir schlecht wurde.

Traurig schlurfte ich in die Küche. Ich wollte mir überhaupt nichts mit diesen Frauen teilen, erst recht nicht mein Bett und schon gar nicht meinen Tim! Da er es war, der mir diesen Mist eingebrockt hatte, warf ich Tim, der gegenüber gerade seine Kamera aufbaute, nicht den freundlichsten Blick zu, woraufhin der einfach die Tür zuwarf. Wie nett!

Überall im Apartment waren Menschen: Fred, der taubstumme Fotograf, der sich gerade einen Pferdeschwanz band, Stylistinnen und jede Menge nackter Weiber. Letztere liefen zum Großteil in Unterwäsche herum, einige wenige trugen einen Bademantel. Eine Stylistin verteilte Haarspray im gesamten Apartment. Aus gigantischen Musikboxen ertönte Rap-Musik, die dumpfen Bässe erinnerten ein wenig an afrikanische Tanzrituale. Vorm Spiegel übten die Mädels ihre Posen oder tuschelten in ihrer Muttersprache. Fred flirtete wie ein Weltmeister.

»Und Tim hat die Tür auch nicht grundlos zugemacht«, säuselte das Ego.

Ich wollte nur noch heim. Stattdessen stand ich in der Küche des Porno-Paradieses und legte angewidert Scheiben von toten Tieren auf labberige Billigbrötchenhälften. Furchtbar!

Und dann kam auch noch Fred in die Küche und machte einen auf wichtig: »Diana, mix uns bitte Red Bull mit Wodka. Anders werden die Mädels hier nicht locker – und wir auch nicht.« Er lachte dreckig und drehte sich zur geschlossenen Tür. »Tiiiimm, die Blonde gehört mir. Kannst dir die Braune schnappen, auf die hab ich eh keinen Bock.«

Verdammt, was sollte dieser Scheiß? Was um Himmels willen suchte ein Vegetarier wie ich auf einer derartigen Fleisch-Show?

Und wie konnte der Mann, mit dem ich eine frische Beziehung hatte, sich nur solch einem oberflächlichen Macho-Rotz hingeben – mich auch noch mit reinziehen? Wozu um alles in der Welt hatte Tim überhaupt ein Sportstudium abgeschlossen?

»Na, wozu wohl?«, meinte das Ego, »der braucht Kondition. Manneskraft! Standhaftigkeit!«

Vor das größte Rätsel stellte mich allerdings Tims Freundschaft zu Fred. Fred war genau der Typ Mensch, der mir meine größten Ängste vor Augen hielt, indem er das tat, was mich bulimisch gesehen zum Kotzen brachte: Frauen als optische Ware ansehen, sie belügen, betrügen, ausnutzen und austauschen, um zu guter Letzt noch ein Gefühl von Wertlosigkeit bei ihnen zu hinterlassen.

»Jeder ist ersetzbar«, meinte das Ego, »und hinter dieser Tür wirst du gerade ersetzt. Durch eine kleine Sexbombe.«

Die Tür war tatsächlich noch immer zu. Ich ließ die Brötchen liegen und bewegte mich langsam auf den Raum zu. Kaum stand ich vor der Tür, vernahm ich die Stimme meines Freundes – und die einer Frau.

Tim: »And now: Close your eyes!«

Frau: »O yes, o yes, o yes!«

Tim: »You are great!«

Frau: »You want me to lick it?«

Tim: »Yes, use your tongue. Yessss … Perfect. You do a great job!«

Frau: »You want me to stick it in?«

Tim: »O yes, yes … wow, hot! Don't stop it! Don't stop it!«

Mein Gott, was tat mein Freund da drin?

»Na, nach was hört es sich denn an?«, fragte das Ego.

Verdammt noch mal, jetzt reichte es! Mit vollem Schwung öffnete ich die Tür … und die Tür – knallte gegen eine Leiter.

Gegen eine Leiter? Ich hätte ja alles Mögliche erwartet, aber mit Sicherheit keine Leiter.

Genauso wenig hätte ich gedacht, dass Tim in jenem Moment auf ebendieser Leiter stand und in seinen Händen nichts weiter als eine Kamera hielt, die wiederum auf eine am Boden liegende vollentblößte Frau gerichtet war, die sich gerade eine Banane in den Mund schob. Die Betonung liegt auf dem *war*. Denn durch den Schlag, den ich der Tür versetzte und den diese direkt an die Leiter weitergab, glitt Tim die Kamera aus der Hand und landete unsanft auf dem Marmorfußboden, wo sie in viele kleine Teile zerbarst. Weil das wiederum einen Schlag tat, als würde eine Granate explodieren, erschrak die nackte Frau, die einen halben Meter neben der Aufschlagstelle lag, dermaßen, dass sie sich an ihrer Banane verschluckte und einen Erstickungsanfall bekam. Fred rannte an mir vorbei und begann sofort mit seiner Art von Erste-Hilfe-Maßnahmen, indem er die keuchende Nackte vom Boden aufhob, küsste – oder doch beatmete? – und dann in *sein* Bett trug.

Tim sah mich an, als hätte ich sie nicht mehr alle. Dann schrie er: »Diana, was tust du denn nur?«

Eigentlich hatte ich bloß eine Tür geöffnet …

Geschockt rannte ich aus dem Apartment, während der langhaarige Fotograf ein erstes Wort von sich gab, an mich gerichtet: »Brötchen?«

»Geh kotzen, geh kotzen!«, summte es in meinem Kopf. Zum Glück war ich in Prag. Für Vegetarier war hier ein Frustfressen kaum möglich. Der Fleischmarkt beherrschte nicht nur unser Apartment, sondern anscheinend auch alle Restaurants der Stadt.

Nach ein paar Minuten rief Tim auf meinem Handy an. Ich ging nicht ran. Er blieb hartnäckig. Erst nach einer gefühlten Ewigkeit drückte ich auf die grüne Taste. »Ja, bitte?«

»Komm sofort zurück! Prag ist viel zu gefährlich für dich!«, schoss es aus ihm heraus. Seine Stimme klang angespannt. Hatte er etwa Angst, dass mich in meinem aufgedonnerten Aufzug

jemand entführen und für erotische Filme missbrauchen könnte …?

Als ich im Apartment ankam, zerrte mich der zerzauste Fred
unsanft in die Küche und schimpfte: »Verdammt! Du wirst fürs
Schnittchenschmieren bezahlt!«

Ich wurde überhaupt nicht bezahlt.

»Und das Würzen nicht vergessen. Wir brauchen es scharf.«

Scharf, was auch sonst … Ich schnitt ein Brötchen auf und
spähte dabei vorsichtig in den Raum gegenüber. Dort unterhielt
sich Tim gerade mit einer scharfen Schnecke, die splitterfaser-
nackt vor ihm stand, als sei dies das Normalste der Welt. Nein, sie
unterhielten sich nicht. Sie flirteten. Ich sah die Blicke des nackten
Püppchens und spürte, dass Tim selbige genoss. Zumindest war
er sehr nett zu ihr.

Schnell versuchte ich, mich abzulenken, indem ich alle Gewür-
ze von ihrem Ständer holte. Ich beschmierte zwei Brötchenhälften
mit Butter und streute dann etwas darüber, das wie Paprika aussah. Dann bedeckte ich das Ganze mit totem Tier.

Just in dem Moment rief Tim: »Diana, kannst du ihr bitte ein
Brötchen bringen?«

Jetzt durfte ich Tims Flirtfrau auch noch bewirten. Mit grim-
migem Blick marschierte ich hinüber und reichte ihr die soeben
belegte Brötchenhälfte, in die sie sofort hineinbiss. Ich wollte gerade wieder gehen, als ich ein lautes Quieken vernahm. Es kam
von der Frau, die plötzlich feuerrot anlief. Während meine und
Tims Augen immer größer wurden, bekam sie einen Keuchanfall
sondergleichen. Neben ihrer Haut wurden nun auch ihre Augen
knallrot und tränten, was wiederum ihre schwarze Schminke auf
gespenstische Weise im gesamten Gesicht verteilte. Die in der
Ecke liegende Stylistin erwachte indes aus dem Tiefschlaf und
stimmte eine »O no!«-Endlosschleife an.

Dass ein äußeres Erscheinungsbild in derart kurzer Zeit von

»ansehnlich« zu »abscheulich« übergehen konnte, hätte ich nie für möglich gehalten. Dieses Mädchen konnte man jetzt wirklich nicht mehr für erotische Filme verwenden, selbst wenn man sie neu schminkte. Mit ihrem Aussehen konnte sie höchstens noch die Horror-Schiene bedienen. Blöd, dass gerade sie heute noch für Filmaufnahmen anstünde – als Einzige.

Tim zog seine Augenbrauen bis zur Stirn hoch und wiederholte seinen Ausruf von vorhin: »Diana, was tust du denn nur??«

»Diana hat ihren Job gemacht. Und ganz nebenbei noch die Konkurrenz ausgeschaltet!«, keifte das Ego, »Sie ist ein tapferes Schnittchen-Schmiererlein. Heute besticken wir ihren Gürtel: ›Zwei auf einen Streich!‹«

»Das ist echt nicht lustig«, rief Fred. »Wie sollen wir die jetzt noch filmen? Mit Augen, die aussehen, als stünde sie unter Drogen.«

»Tja, Diana, jetzt musst du ihren Job übernehmen. Zieh dich schon mal aus …«, raunte mir das Ego zu.

»Hast du da etwa Chili draufgestreut?«, fragte Fred und beschnupperte die zweite Brötchenhälfte. Ich brachte nur »Ich« und »Äh« heraus, der taubstumme Fotograf dagegen seinen ersten Satz: »Die ist echt zu blöd für alles.«

»Schmier Brötchen! Friss Brötchen! Kotz Brötchen!«, meldete sich nun auch noch Mia.

»Ich sag nur: Frauenproblem«, erwiderte Fred.

Tim sagte gar nichts. Er schloss sich stattdessen im Badezimmer ein, womit er zumindest Mias Pläne boykottierte.

Fred zeigte mir einen Vogel, nahm dann ein halbwegs angezogenes Mädchen in den Arm und verließ mit ihr zusammen das Apartment. Der Fotograf tat es ihm gleich, jedoch langte er vorher noch einmal in meine Handtasche, um anschließend seine Haarpracht mit meiner Bürste zu durchforsten. Nach und nach verabschiedeten sich alle Menschen aus dem Apartment. Auf einen

Schlag waren Tim und ich allein. Nachdem er wieder aus dem Bad gekommen war, wortlos alles abgebaut und ich derweil die Küche von Krümeln, hauchzart angenagten Brötchen (Erotikdarstellerinnen sind also auch essgestört), Bananenschalen und Puderspuren bereinigt hatte, setzte er sich neben mich und sagte: »Das war unglaublich.«

Ja, das war es wirklich.

»Diana, ich wusste ja, dass diese Situation nicht leicht für dich ist. Aber dass du so reagierst …«

Was meinte er?

»Du kannst dir nicht vorstellen, was der Ausfall einer Kamera für uns bedeutet. Und schon gar nicht kannst du dir vorstellen, was der Ausfall eines Mädchens für uns bedeutet. Von deinem unerfüllten Catering-Job einmal abgesehen.«

Schuldbewusst blickte ich auf den Boden und schwieg bedrückt vor mich hin. So lange, bis Tim wieder zu sprechen begann: »Möchtest du eigentlich wissen, was Fred mit ›Frauenproblem‹ meinte?«

Das wollte ich unbedingt. Schon die ganze Zeit. Ich traute mich nur nicht, das Thema noch einmal anzusprechen.

Tims Stimme zitterte. Nicht nur die, eigentlich zitterte der ganze Tim. Er atmete einmal tief durch und sagte dann: »Das Komische, also, das Problem ist, dass ich absolut treu bin, es schon immer war. Die Frauen vertrauen mir trotzdem nicht. Sie taten es nie, und sie tun es auch nie. Vor drei Jahren hab ich Jessica verloren, meine erste große Liebe. Und weißt du, warum? Weil ich Sport studierte. Das muss man sich mal vorstellen. Weil ich *Sport studierte*!«

Ich sah Tim fragend an.

»Jessica hat mir misstraut. Nur weil sie ein paar Kilos zugelegt hatte, meinte sie gleich, ich würde sie mit all den schönen, schlanken Sportstudentinnen hintergehen. Das war eine harte Sache. Ich wollte fast schon mein Studium hinschmeißen, nur damit Jessicas unbegründete Wutanfälle ein Ende fänden. Stattdessen aber schmiss Jessica die Beziehung hin. Weil sie annahm, ich hätte sie hintergangen. Hatte ich aber nicht.«

Ich schaute wieder beschämt auf den Boden, denn auch meine Phantasie hatte mir Tim schon mehrmals beim Fremdgehen präsentiert.

»Fred nennt es deshalb Frauenproblem, weil die Frauen ein grundloses Problem mit mir haben.«

Augenblicklich stiegen neue Schuldgefühle in mir auf. Ich begann zu weinen.

Tim sprach weiter. »Es ist so unfair. Kaum bin ich endlich wieder in der Lage, eine Beziehung mit jemandem einzugehen – nämlich mit dir –, passiert es schon wieder. Nur hängen nun auch noch Fred und Falko mit drin. Deine Eifersucht könnte uns in Teufels Küche bringen.«

Ich griff nach Tims Hand, doch er zog sie weg. Erschrocken blickte ich ihm ins Gesicht.

»Diana, ganz ehrlich, ich glaube, du kannst nicht mit diesem Job. Und du wirst es auch niemals können.«

Ich weinte noch mehr. Tim nun auch.

Dann machte er mit mir Schluss.

Spei-Spitze

Am nächsten Morgen saßen wir wieder im Flieger. Auch wenn ich zwischen dem traurigen Tim, dem fiesen Fred und dem jetzt munter auf mich einschimpfenden langhaarigen Falko-Fotografen saß, war ich nie zuvor einsamer als in diesem Moment.

Geknickt setzte Tim mich vor meiner Wohnungstür ab. Er sah mich ein letztes Mal an und sagte dann das, was auch schon Adam zu mir sagte, als er mich verließ: »Schade, dass es mit uns beiden nicht geklappt hat. Pass bitte auf dich auf.«

Bevor ich etwas antworten konnte, fuhr er los.

Ich war verzweifelt und frustriert. In diesem Moment mochte ich mich weniger als je zuvor.

Ich schloss die Wohnungstür auf und stellte mich sofort vor den Spiegel, aus dem mir eine Dragqueen sondergleichen entgegenblinzelte. Wie hatte ich es nur so weit kommen lassen können?

Ich war am Ende. Am Ende meiner Kräfte. Am Ende meiner Nerven. Und sehr, sehr krank – das wurde mir einmal mehr bewusst.

Und dann steuerte Mia auch noch das ihrige bei: »Hast halt nicht oft genug gekotzt! Was will der auch mit so 'ner Frusttussi?«

Mit diesen Worten entzog sie mir meinen letzten Tropfen Lebensfreude – und damit auch das seidene Fädchen namens Überlebenswillen. Irgendwie wurde es plötzlich finster in mir. Ich war im Tal der Ausweglosigkeit angekommen. Was hatten mir die vierundzwanzig Jahre auf diesem Planeten gebracht? Ich hatte mich verbogen und verstellt, war stets ein liebes, braves Liebdingli gewesen, das in jedermanns Schublade passte. Eine, die das trug, was andere schick fanden, und sich so stylte, wie es anderen gefiel. Ich hörte auf jeden, gab weder den bösen Bakterien noch den bösen Kalorien eine Chance. So etwas wie eine eigene Meinung hatte ich nie, und wenn doch, dann begründete sich diese auf eine beknackte Kotzsucht oder mein größenwahnsinniges Ego.

Es war doch nur allzu logisch, dass nicht nur mein Job und das Wohnen in einer Großstadt mir in keinster Weise entsprachen, sondern mein gesamtes Leben. Es war eine einzige Lüge, ein einziger Verrat an mir selbst. Und deshalb verlor ich all das, was echt war – an erster Stelle Bonnie! Das einzig Echte, das es an mir noch gab, waren die Schmerzen und der Teil meines Körpers, der mir gerade klarmachte, dass er nicht mehr konnte.

Ich konnte auch nicht mehr. Wie auch – mit einem gebrochenen Herzen, das schmerzte, als würde jemand mit einem dreckigen Messer darin herumbohren? Fakt war: Ich hatte vieles gegeben – und alles verloren. Nun fühlte ich mich so schlapp wie ein Übergewichtiger nach seinem ersten Marathon.

Ich taumelte planlos ins Bad, wo ich mir nach einem kurzen Schrei des Entsetzens unendlich viele Schichten von Make-up, Mascara und Malfarbe aus dem Gesicht wusch. Danach hoffte ich auf einen natürlicheren Anblick, sah stattdessen aber in das Antlitz eines Nacktmulls.

»Heul nicht!«, entschied Ego, »Kotz doch!«, entschied Mia.

Zusammen mit all dem anderen Frust, der sich in meinem Bauch befand, ging es wirklich nicht anders. Ich suchte alle hochkalorischen und unendlich gut schmeckenden Fressprodukte zusammen, die ich in meiner Wohnung finden konnte. Leider waren das nicht sehr viele, darum fuhr ich sogar extra noch einmal zu einer entlegenen Tankstelle. Dieses Kotzen sollte das Extremste werden, das ich je über mich gebracht hatte – und selbst Ella in den Schatten stellen, die einst fünf Packungen Paradiescreme in der Kaffeeküche ihrer Pharma-Firma anrührte, im Konferenzraum hinunterschlang und schließlich von einer Horde durchfallerkrankter Chinesen am sofortigen Übergeben gehindert wurde. Das wiederum erfolgte eine Stunde später im Solarium, in zwei Alditüten, von denen eine leider ein Loch hatte und so die Sonnenbank bis auf weiteres unbenutzbar machte, weil leider auch die Rolle mit Papiertüchern am Ende war …

An der Tankstellen-Kasse stellte sich heraus, dass dieses Kotzen mit über hundert Euro auch zu meinem teuersten Kotzen werden sollte.

Als ich daheim ankam, baute ich mir sogleich einen römischen Fressaltar vor dem Fernseher auf. Ich bedeckte jeden Winkel des kleinen Sofatisches mit Schüsselchen und Schälchen, ganz so, wie es meine Mutter an jenem Weihnachtsfest 1994, meinem ersten Kotztag, getan hatte.

Ich schlüpfte in eine bequeme Jogginghose und einen warmen Pullover, stülpte dicke Socken über meine eiskalten Füße, setzte mich aufs Sofa und schaltete den Fernseher ein. Dann startete ich mein Vollstopfprogramm. Ich löste zehn Schokoriegel aus ihrer Folie, holte ein halbes Kilo gelatinefreier Gummibären aus der Tüte, befreite Kekse vom Papier und öffnete fünf Puddingbecher. Mit jedem Schluck schmerzte mein Hals, als würde ich Rasierklingen schlucken. Es war, als wehre er sich gegen jeden einzelnen Bissen. Auch mein Magen bescherte mir alle paar Minuten Krämpfe, so dass ich immer wieder pausieren musste. Aber all dies ignorierte ich und futterte weiter, so viel nur ging. Zum Schluss meldete sich auch noch mein Herz mit schmerzendem Stechen und Ziehen.

»Weint eure Schmerzen ruhig heraus, ihr gequälten Körperteile«, sprach Mia wie ein Pastor bei der Letzten Ölung.

Irgendwann hatten sich alle einhundert Euro in meinem

Magen versammelt. Eine Masse wie Flüssigbeton schwappte in meinem Bauch. Während mir mein Magen schon jetzt durch extreme Schmerzen mitteilte, wie schlecht es wirklich um ihn stand, meldete sich mein Bauchgefühl, ja, meine sogenannte Seele nicht. Was hatte ich eigentlich für eine Seele? War ich etwa die Ausgeburt des Teufels?

Ich ging ins Bad, klappte Klodeckel und Brille nach oben und steckte mir dann meine schönen, langen, dünnen Finger in den Mund. Ich würgte und würgte. Die Ladungen von Fressalien ergossen sich ins Klo, während meine Schmerzen ins Unermessliche stiegen – in Bauch, Hals und Kopf.

Irgendwann erreichte ich die Grenzen des Möglichen. Ich überlegte, es gut sein zu lassen. Ein dermaßen krasser Aufriss für angeblich böse Kalorien? Zugegeben, das war eine Frage, die ich mir seit zehn Jahren noch nicht einmal gestellt hatte. Nun war es dafür eigentlich auch zu spät.

»Ich kann einfach nicht mehr!«, jammerte ich trotzdem.

»Du kannst noch!«, schrie Mia zurück.

Voll Restaggression bohrte ich meine Finger tiefer und tiefer in meinen Hals, während Mia mich anfeuerte: »Bravo, bravo, mein Mädchen! Weiter so!«

Aber es ging nicht so weiter. Denn schon wieder ergoss sich eine Lache Blut aus meinem Innern. Wie ein mahnendes Stoppschild benetzte sie erst meinen Mund mit einem metallischen Geschmack und färbte dann die Toilettenschüssel rot. Ja, für einen Moment glaubte ich tatsächlich, die Buchstaben *STOP* in blutigen Lettern auf dem weißen Porzellan zu sehen. All das belebte meine Vernunft und meinen Verstand wieder. Ich hatte nur noch einen Gedanken: Schluss jetzt!

Mit Mühe konnte ich gerade noch so die Toilettenspülung bedienen, den Klodeckel herunterklappen und mir Hände samt Mund waschen. Dann torkelte ich ins Schlafzimmer, wo mir schwarz vor Augen wurde. Vor meinem Bett brach ich zusammen.

Während meiner Ohnmacht rauschten unzählige Bilder der Vergangenheit durch meinen Kopf: Ich sah meine Mutter, wie sie 1986 mit mir Murmeln spielte und dabei selbst eine dicke Kugel vor sich herschob (Billy). Ich sah meinen Vater zu Beginn der neunziger Jahre den Kofferraum öffnen, aus dem mir Bonnie schwanzwedelnd entgegensprang. Ich sah den fünfjährigen Billy, der zu mir aufschaute, während ich ihm Geschichten erzählte. Ich sah mich selbst zu meinem großen Bruder Horst aufschauen, der stolz seinen selbstgebauten Flitzebogen präsentierte (nicht lange, denn kurz darauf landete ein eiserner Pfeil im Auto unserer Nachbarn …). Ich sah meinen alternden Hasen – wie eh und je nur am Grasen. Ich sah die Schneckenbratwurst aus dem Sommer 1993, die mich dazu brachte, Vegetarier zu werden. Und dann – plötzlich und unerwartet, für mich wohl bis heute unfassbar – brach die Pubertät über mich herein. Wie ein tosendes Unwetter zog sie einen düsteren Schleier über meine Kindheit, dessen grauer Schatten niemals verschwinden würde. Alles wurde kalt … kälter … am kältesten …

Irgendwann kam ich wieder zitternd zu mir. Die Bilder hatten sich fest in meinen Kopf gebrannt. Ich atmete laut und schwer. Dann tat ich etwas Eigenartiges: Ich kramte die alte Kiste hervor, in der sich laut Ego jene Dinge befanden, die mich am Erwachsensein hinderten. Ich öffnete den Deckel und drückte wenige Sekunden darauf meinen alten Steiff-Teddy an mich, als sei er ein guter und vor allen Dingen »wahrer« Freund, der nach Jahren der Verschollenheit wieder heimkehrte. Ich genoss das gute Gefühl, als mir plötzlich der Ring in die Augen stach, mit dem mein Drama vor zehn Jahren begonnen hatte.

»Wirf ihn doch ins Feuer, Frodo!«, lachte das Ego.

Doch das tat ich nicht. Nein, ich nahm ihn in die Hand, betrachtete ihn noch einmal intensiv, ging dann ins Badezimmer, klappte den Klodeckel rauf und warf den Ring in die Schüssel. Dann betätigte ich die Spülung.

Ich blickte dem Wasserstrudel hinterher, als trüge dieser mein Unglück nun zu einem anderen Kontinent.

Danach ging ich in die Küche und trank eine ganze Flasche Mineralwasser auf einmal aus. Trotz aller Schmerzen tat mir das wahnsinnig gut.

»Du meinst, du kannst deine Probleme einfach so runterspülen, was?«, zickte das Ego.

»Wenn ich etwas weiß, dann, dass sich ab morgen etwas ändern wird«, sagte ich leise zu mir selbst, legte mich mit meinem Teddy ins Bett und wusste noch nicht, wie wahr diese Worte waren.

Teil 3

Wie geht's?

Nach 2004

Jeder hat seine eigene Wahrheit

Als ich erwachte, war es früher Morgen, – noch nicht einmal fünf Uhr. Draußen zwitscherten die ersten Vögel, während ein Sommerlüftchen die Wipfel der Bäume sanft hin- und hertanzen ließ.

Eine Zeitlang sah ich gebannt aus dem Fenster, dann legte ich meinen Teddy zur Seite, richtete mich langsam im Bett auf und … nahm plötzlich mein Bauchgefühl wahr. Ich hatte noch – oder wieder mal – Probleme, zu verstehen, was es mir mitteilen wollte, doch hatte es diesmal nichts mit Hunger zu tun, sondern mit Hunden.

Entsetzt starrte ich auf meinen Bauch. Mit Hunden? Ja – sogar mit Bonnie. Das musste irgendeine Gedankenbrücke sein, also dachte ich angestrengt über die Momente mit meiner Mischlingshündin nach, als mir die uralten, unbulimischen Zeiten wieder in den Sinn kamen. Jene Zeiten, in denen es für mich nur Bonnie, Bäume, Block und Bleistift gab. Da fiel es mir wieder ein: das Schreiben, das mich – zusammen mit meinen Tieren – so gut durch die Kindheit gebracht hatte. Tatsache: Bis Mia in Erscheinung trat, waren die Zeit mit den Tieren und das Niederschreiben von Emotionen mein Ventil gewesen. Bis Ego begann, mir egozentrische Exkremente zu diktieren, war es das Schreiben, das mich wirklich glücklich machte.

Und so überkam es mich auch jetzt. Ich griff zum Block, den ich irgendwann einmal nebst Kugelschreiber unter mein Bett geschoben hatte. Doch irgendwie war ich noch zu aufgeregt, zu kopfgesteuert, vielleicht auch zu verpeilt, um Buchstaben aufs Papier zu bringen. Stattdessen zeichnete ich sinnlos vor mich hin.

Zeichnen war etwas, das ich noch nie konnte, auch jetzt nicht. Das, was nun auf dem Papier erschien, war ein dicker Klumpen mit wenigen Haarsträhnen, einem furchtbaren, gepunkteten Gesicht und kleinen, speckigen Ärmchen. Eine Art Matschmonster mit Maulwurfgesicht. Irgendwie eklig.

Ich wollte die Seite gerade aus meinem Block reißen, als mein Ego verzückt aufschrie: »Verdammt, kannst du gut zeichnen!«

War das sein Ernst? Jeder Dreijährige konnte besser zeichnen als ich.

»Nein, wirklich, das ist großartig! Los, mal weiter!«

Ich ließ es auf einen Versuch ankommen, und es ging tatsächlich noch schlimmer. Ich verunstaltete das Teil zu einem nahen Verwandten des Pumuckls – man musste sich nur Akne, Adipositas und altersbedingten Haarausfall hinzudenken. Das konnte man nicht mal als Kunst in seiner bizarrsten Form verkaufen. Mein mangelndes Make-up-Talent rührte wohl aus meinem mangelnden Maltalent. Ich riss das Blatt aus dem Block.

»Welch prächtiges Porträt! Es sah fast aus wie ich!«, protestierte mein Ego. Hatte ich richtig gehört? Wie ich? Nun gut, zwischen Kotzbrocken und Kackklumpen war wohl wirklich kein großer Unterschied mehr, aber das ging trotzdem zu weit.

»Nein, verdammt, wie *ich*!«, quakte das Ego.

Ach du Scheiße!

»Du bist so talentiert, ich muss gleich heulen«, schluchzte mein höheres Ich, was auch mich zu Tränen rührte, allerdings aus ganz anderen Gründen: Denn wenn ich soeben wirklich mein Ego gezeichnet hatte, dann war ich offenbar mit dem hässlichsten Ego der Welt gesegnet. Auf der anderen Seite erklärte dies so einiges – vor allen Dingen, warum ich alleine war und ein Leben führte, das offensichtlich zum Kotzen war. Oder?

Schon überkam mich ein tiefes Schreibbedürfnis, als würde die Antwort auf dieses »Oder?« in mir liegen und ihren Weg nun endlich über meine Hand aufs Papier finden. Ich schrieb:

Du kotzt, weil dein negativer Anteil überwiegt.

Dass man sich den Kummer von der Seele schreiben konnte, war eine Sache. Dass die Seele einem auch Fragen beantwortete, eine ganz andere. Und mit so einer unverständlichen Antwort hatte ich auch nicht gerechnet. Obwohl die Verständigung zwischen mir und meinem Bauchgefühl ja schon immer von einer gewissen Rätselhaftigkeit geprägt war.

Doch bevor ich mir weitere Gedanken dazu machen konnte, schrieb ich plötzlich wie eine Wahnsinnige:

Alles in unserem Leben unterliegt dem Polaritätsgesetz: Positiv und Negativ, Plus und Minus, Tag und Nacht, Weiblich und Männlich, Warm und Kalt, Hell und Dunkel, Gut und Böse. Diese beiden Pole gehören unweigerlich zusammen, auch wenn sie das Gegenteil des jeweils anderen darstellen. Jeder Mensch, jedes Tier, jede Pflanze, ja, jede noch so winzige Situation hier auf Erden trägt beide Seiten in sich. Es ist wichtig, zu erkennen und zu akzeptieren, dass wir alle eine gute, aber auch eine schlechte Seite in uns tragen. Unsere Aufgabe ist es, die Balance, die goldene Mitte, den Ausgleich dieser beiden Pole herzustellen, um dauerhaft glücklich, zufrieden und gesund zu sein. Man kann es mit einer Batterie vergleichen, die nur dann funktioniert, wenn ihr Plus- und ihr Minuspol gleichsam aktiv und in Balance zueinander sind. Krankheit bedeutet nichts anderes als ein Überschuss des negativen Anteils. Sind wir krank, funktionieren wir nicht mehr – ganz so wie eine Batterie, deren Pluspol zu gering oder gänzlich ausgefallen ist.

Ja, meine Batterie war wirklich am Ende. Genauso wie mein Handgelenk nach dieser Textsturzflut. Zumindest begann ich nun aber langsam zu verstehen. In mir war einfach zu viel Negatives. Mich überkam das tiefe Bedürfnis weiterzuschreiben:

Noch ein Beispiel: Wir füllen einen Behälter mit klarem Wasser. Nun schütten wir schwarze Tinte dazu. Erst ein wenig, dann immer mehr. Irgendwann ist nichts mehr von dem klaren Wasser zu sehen. Das Negative (die schwarze Tinte) nimmt zu, das Positive (das klare Wasser) nimmt ab – das Naturgesetz des Ausgleichs.

Bedeutete das nicht, dass bei mir Hopfen und Malz verloren waren? Denn a) konnte ich äußerlich wie innerlich bei mir nichts Positives mehr erkennen, und b) war ich auch kein Jesus, der aus Wasser Wein oder aus schwarzer Tinte wieder klares Wasser zaubern konnte.

Zum Glück ist es nie zu spät für die Veränderung. Dazu müssen wir zuallererst einmal unsere negative Seite akzeptieren, aber auf keinen Fall zulassen, dass sie uns weiterhin unseres positiven Anteils beraubt.

Da stellte sich automatisch die Frage nach dem Wie.

Das ist ein wahres Kunststück! Denn nun kommen unsere Gedanken ins Spiel. Unsere Gedanken schaffen unsere Welt. Wir sind tatsächlich das, was wir denken. Mag unser Leben an einem bestimmten Punkt noch so ausweglos erscheinen, so können wir kraft unserer Gedanken die Sache doch noch zum Guten umkehren.

»Dafür hätte ich ja gerne mal ein Beispiel …«, murmelte ich noch vor mich hin, als es mir schon wieder in den Fingern juckte:

Als dein Hund starb, tat dir das sehr weh. Bis heute begleiten dich Schuldgefühle, Wut und Trauer. All dies ist in Ordnung und ein Teil von dir. Aber jetzt ist es an der Zeit für neue Gedanken. Doch Vorsicht – damit ist kein Verdrängen gemeint! Verdrängen wäre nichts anderes als Schlucken von weiterem negativen Ballast. Besser ist es, die Sache kraft deiner Gedanken von ihrer positiven Seite zu beleuchten. Bonnie kam als armer Straßenhund in deine Familie, fand bei euch ein Dach über dem Kopf und Menschen, die sie liebten und versorgten. Im Vergleich zu ihrer Herkunft war ihr weiteres Leben ein wahrer Traum. Ganz egal, wie laut es bei euch daheim auch zuging. Zum Schluss war Bonnie alt und schwach. Nach ihrem Schlaganfall war die Todesspritze eine Erlösung. Bonnie hatte ein langes, behütetes und gutes Leben und starb keinen qualvollen Tod. Wenn du Bonnie stets in derartig positiver Erinnerung behältst, beendest du deine Trauer und kehrst die negativen Gedanken in positive um.

So langsam verstand ich, um was es ging: Ich sollte Schlechtes in Gutes umwandeln. Prompt meldete sich das Ego: »Cleo, Roman und all die Gestörten haben keine positive Seite – basta!«

Doch, auch sie!, schrieb ich. *HUMOR heißt das Zauberwort. Mit Humor kann man allem und jedem etwas Positives abgewinnen.*

Und siehe da: Ich freute mich. Auch wenn sich mein Humor zum Großteil aus Galgenhumor zusammensetzte, gab es noch Hoffnung. Auch in Bezug auf die Bulimie? Plötzlich kam ich ins Grübeln.

»Wenn das alles wirklich auf mein negatives Denken zurückzuführen ist, ist die Bulimie dann im Endeffekt nichts anderes als eine Folge meiner negativen Gedanken?«, fragte ich mich und schrieb als Antwort ein einsilbiges *JA* in meinen Block.

Ich konnte es kaum fassen – das klang ja wohl zu einfach, um wahr zu sein. Ich schrieb weiter:

Warst du wirklich dick? Oder sagten dir bloß deine Gedanken, dass du dick und deshalb auch schlecht bist – und dich umgehend erbrechen musst?

Diese Gegenfrage konnte ich mir tatsächlich selbst beantworten: Nein, ich war nie dick. Aber »dicke« Gedanken hatte ich trotzdem – im Überfluss und am laufenden Band. So nahmen mein negatives Denken und mein innerer negativer Anteil mit der Zeit immer weiter zu. Zwar wusste ich in meinem tiefsten Kern – meinem positiven Anteil –, dass ich nicht dick war, doch überwogen die negativen Gedanken dermaßen, dass sie mich immer tiefer in ihren Bann zogen.

Nun aber hatte ich die Lösung: Ich musste das alles einfach nur ins Positive umkehren!

Sagte ich »einfach nur«? »Ich muss mir die Bulimie also nur ›lustig‹ oder ›gut‹ denken, schon kann sie mir nichts mehr anhaben …«, grübelte ich vor mich hin. Dann zückte ich erneut den Stift:

»Lustig« ist zwar ein guter Schritt, denn Humor schafft Abstand und nimmt dem Negativen die Schwere. Aber »gut« kannst du dir die Bulimie nicht denken. Wir sprechen hier schließlich über eine Krankheit. Krankheit bedeutet immer Stillstand bis zum Tod, die Verhinderung, ja, das Gegenteil von Leben. Das Entscheidende, das Positive ist, wenn du aus der Krankheit lernst (Warum ist mein Leben zum Kotzen?), sie in der Folge akzeptierst und dich dann langsam von ihr löst, indem du dich veränderst. Das wiederum tust du, indem du deine zukünftige Aufmerksamkeit und deine Gedanken immer öfter weg von deinem Leiden hin zu den positiven Dingen des Lebens lenkst. Im Klartext: Fang an zu leben – und du beendest das Kotzen!

»Kotzt du noch oder lebst du schon? Das ist hier die Frage!«, flüsterte ich leise zu mir selbst. Ja, das war wohl die Herausforderung. Ich musste mich wirklich anstrengen, um nicht permanent ins negative Dickendenken abzudriften. Warum tat ich das bloß?

Wegen deiner Ängste!

Meine Ängste waren also das Problem?

Zum Teil. Denn auch sie haben ihre beiden Seiten. Angst in gesundem Maße ist eine Warnung und damit gut. Zu viel Angst wandelt sich in Panik, und das ist schlecht. Auch hier geht es darum, das gesunde Mittelmaß zu finden.

Dass ich unter massiven Ängsten litt, stand außer Frage – vorneweg die Angst vorm Dickwerden mit ihren bösen Konsequenzen. Und aus all diesen negativen Gedanken und der übertriebenen Angst bildete sich schließlich … die Bulimie?

Ganz genau. Das Negative holt sich Verstärkung, während das Positive dafür Platz schaffen muss. Selbstzweifel und Selbsthass reifen heran, während dein gesundes Selbstbewusstsein und deine Selbstliebe mehr und mehr verschwinden.

Was für ein Aha-Effekt. Deshalb konnte ich mein Essen und mein Leben nicht mehr genießen. Nur deshalb fehlte mir die Lebensfreude, selbst wenn ich Grund zur Freude hatte. Nun verstand ich, warum oftmals alles blöd für mich war. Fast schon schlüssig, warum ich selbst nicht dahinterkam. Weniger schlüssig, warum anderen mein Trauerkloß-Dasein nicht auffiel.

Während im Inneren das Negative zunimmt, entsteht außen eine unechte Hülle, die ihren wahren, traurigen Inhalt verbirgt. Eine Art Schutzschild – auf Basis des Egos.

Das Ego. Dieser Mistkerl! Nun verstand ich endlich, was seine wahre Aufgabe war: Ego kreierte eine aufgedonnerte Strahle-Diana, damit niemand auf die Idee kam, einen Blick auf mein negatives Inneres zu werfen. Sein Job war die Täuschung der Menschheit!

Ich nahm Egos angebliches Porträt, zerknüllte es und warf es mit einem lauten Wutschrei an die Wand. Kaum hatte mich die Bulimie in ein seelisches Tief gestoßen, musste auch noch mein größenwahnsinniges Ich auftauchen und mich in einen optischen und charakterlichen Abgrund treiben. So wütend war ich in meinem ganzen Leben noch nie gewesen.

Gleichzeitig hatte ich aber auch noch so viele Fragen: Woher kam die permanente Dickenangst? Warum bestimmte dieser eigentlich unnötige, oberflächliche Schwachsinn mein ganzes bisheriges Leben, das dadurch säckeweise an Qualität verlor, so wie Sylt seinen Sand? Warum hatte ich keinen anderen Weg eingeschlagen? Der Dickenpanik den Mittelfinger gezeigt? Warum musste ich stattdessen die Gestörten in meinen Freundeskreis ziehen, mir unbrauchbares Wissen über Bigamiekranke, verkorkste

Eltern-Kind-Beziehungen und erotisches Aktfilmen aneignen – bloß, um heute zu erkennen, welch ein Spektrum an psychischen Störungen diese Welt bietet?

»Darum!«, antwortete mir das Ego frech.

So schmerzhaft es auch war, alles hatte seine zwei Seiten. So auch das Ego. Ursprünglich war es seine Hauptfunktion, mich vor meiner Umwelt zu schützen, und das war positiv. Es bewahrte mich vor bedrohlichen Situationen des Alltags – meist mit Hilfe von Ängsten, die es in mir schürte: »Pass auf, da vorne ist ein Abgrund!«; »Geh nicht in diesen Fahrstuhl, er könnte stecken bleiben!«

Doch in einem Zeitalter, in dem nur noch der äußere Schein zählt, Frauen über ihre nach Möglichkeit schlanken Körper definiert werden und Männer über ihren finanziellen Status, weniger Miteinander und mehr Gegeneinander herrscht, ja, in dieser Zeit änderte sich auch die Aufgabe des Egos. Nun bastelte es mein Schutzschild: eine künstliche Diana, die nicht nur in die oberflächliche Masse passte, weil sie unnatürlich schlankgekotzt und aufgestylt war, sondern sich auch noch über diese definierte, nach dem Motto: »Findet ihr mich schlank, oder seid ihr sogar neidisch auf mich?«. Im Klartext: Ego machte mich zu einem hirnlosen, oberflächlichen Zombie in einer von Oberflächlichkeit geprägten Welt. Und zugleich ging ich innerlich daran zugrunde. Unterstützt wurde Ego durch Massenrotz wie Klatschzeitschriften und Sensations-TV, die Frauen eindeutig auf ihre Silhouette reduzieren und Bullshit posaunen wie etwa: »Drei Wochen nach der Geburt hat Fernsehstar XY keinen Babyspeck mehr – Kompliment!«

Von daher schadete mir mein Ego sehr, denn schließlich war es mein höheres Ich, das alles Negative, einschließlich der Bulimie, schützte, während mein Äußeres die Welt verarschte: »Schaut her, ich kann so viel essen, wie ich will, und bleibe trotzdem schlank – ätsch!« Dass ich mich gleichzeitig von dieser Welt verarschen ließ und glaubte, alle Frauen müssten Modelmaße haben, war die andere Seite der Medaille.

So entstand sie, die unechte Diana, die aus gutem Grund so natur- wie niveaulos durch die Welt marschierte, während die echte, die wahre Diana mehr und mehr dahinter verblasste. Mein positives Inneres – genau genommen sein kläglicher Rest – war so sanft und sensibel, dass es sich weder gegen ein dominantes Wort, gleich, ob von Ego oder Oma gesprochen, noch gegen die anklopfende Bulimie zur Wehr setzen konnte.

Total verloren und unfähig, mich zur Wehr zu setzen, sah ich zu, wie Mia meinen Körper systematisch zerstörte und Ego eine Plastikschachtel aus mir machte – und steuerte auf diese widersinnige Weise meinem frühen Verderben entgegen. Was für eine Lebensverschwendung!

Das sah mein Bauchgefühl anders. Plötzlich erfassten mich keine Schuldgefühle, sondern – und das war noch viel eigenartiger – Schul-Gefühle. Ich spürte die Freude über ein gutes Zeugnis und die Leichtigkeit, mit der ich all die Jahre in den Deutschunterricht ging. Und da verstand ich: Das Zauberwort hieß »Lernlektion«. Die Bulimie war meine »Lernlektion« zum Thema Gesundheit.

Das leuchtete ein. Warum sonst sollte ich mich vor Schmerzen schützen, wenn mir nicht einmal klar war, was Schmerzen sind? Ich erinnerte mich an ein ebenso einleuchtendes – und irgendwie auch erleuchtendes – Erlebnis, das ich im Alter von acht Jahren in unserer Küche hatte: Damals fasste ich auf die glühende Herdplatte. Heute hätte ich die darauffolgende Frage meiner Mutter: »Mensch, Kind, warum hast du das nur getan?« mit einem kurzgehaltenen »Lernlektion« statt kolossalem Losgeheul beantwortet.

Es ging also darum, die Dinge kennenzulernen – mit ihrer guten und ihrer schlechten Seite, sie zu erleben und aus ihnen zu lernen. Doch wenn die Bulimie meine Lernlektion war, was war dann mein Lernziel? Etwa die darauffolgende Heilung?

Ich schrieb: *Ja, aber neben der Heilung geht es auch um die fort-dauernde Veränderung. Du kannst dich nur verändern, wenn du zuvor etwas gelernt hast – gerade aus deinen Fehlern!*

Ach was? In meinem konkreten Fall war es so, dass ich zehn Jahre in der düsteren Kotzschule verbracht hatte, um heute mehr Spaß und schöne Gedanken in mein Leben zu bringen. Wie lustig …

Tja, und dann war da ja auch noch meine künstliche Identität. Ich dachte an jene Menschen, die ich im Laufe meines Lebens geblendet hatte. Eigentlich waren das alle. Jeder, selbst meine Kotz-Verbündete Ella, kannte nur meine verlogene Ego-Hülle. In Wahrheit aber war ich ein astreiner Pessimist, der in einem künstlichen Optimistenmantel steckte – ein Gollum in Klum-Klamotten, wenn man so wollte.

Da schickte mir mein Bauchgefühl ein Signal: »Bloß kein weiterer Selbsthass!«

So lange Zeit hatte ich der Welt etwas vor- und mich selbst dabei kaputtgemacht. Nach dieser Erkenntnis hatte ich wirklich allen Grund, mich zu hassen. Jetzt durfte ich noch nicht einmal das?

Mein Blick fiel auf meinen Block – und da fiel es mir wie Schuppen von den Augen: Selbsthass war negativ, und davon hatte ich schon mehr als genug intus. Es war also an der Zeit für das Gegenteil. Für etwas Gutes. Aber was genau? Und vor allen Dingen: wo und wann? Doch nicht etwa jetzt, in dieser Situation, wo ich in den Scherben meines Daseins saß?

Nach so vielen Fragen juckte es mir wieder in den Fingern, und ich schrieb:

Doch, genau jetzt ist die beste Zeit, deiner Selbstliebe eine Chance zu geben!

War das blanke Ironie? Ein schlechter Scherz? Oder eine Art von *Verstehen Sie Spaß?* Wenn ja, verstand ich Letzteren ab diesem Zeitpunkt auch nicht mehr – was natürlich mein Schicksal besiegelte, denn Humor war schließlich, wenn ich es recht verstanden hatte, meine letzte Rettung.

Weil das alles so gaga war, konnte ich nicht anders und bekam einen Lachanfall, woraufhin mein Bauch mir ein wohliges Gefühl schenkte. Stimmt, Lachen war schon mal ein guter Anfang.

Nun ging es an die Selbstliebe. Ich ließ es auf einen Versuch ankommen und lenkte meine Gedanken in eine weit zurückliegende Zeit, in der ich mich selbst noch ganz gut leiden konnte. Schon sah ich mich im putzigen roten Kleidchen, mit Löckchen und Kulleraugen auf der grünen Wiese stehen, hielt in der einen Hand meinen Steiff-Teddy und strich mit der anderen über den von mir so geliebten kugelrunden Diana-Bauch. Ja, zu der Zeit mochte ich mich – und meinen Körper. Da waren weder negative Gedanken noch eine Spur von Selbsthass. Ich atmete tief ein. Ein Gefühl der Geborgenheit erfüllte mich. Und zugleich schossen mir Tränen in die Augen.

Ich weinte und weinte und weinte … Dann schaute ich erschrocken auf die Uhr: Halb neun! Ich musste mich dringend krankmelden.

Neuanfang

Ich griff zum Telefon und rief in der Räucherkammer meiner Agentur an. Meine heisere Stimme und mein herzbewegendes Schluchzen unterstrichen meine Krankmeldung ebenso wie meine Entscheidung, heute wirklich zum Arzt gehen zu wollen.

In der vergangenen Stunde hatte ich dermaßen viel geweint, dass ich das Gefühl bekam, mich geradezu in Tränen aufzulösen. War Heulen nicht das Gegenteil von Lachen? Auf der anderen Seite hatte es etwas Befreiendes an sich gehabt, und das war ja wiederum positiv. Oje, diese Polaritätssache war gar nicht so einfach, wenn man sie ins echte Leben übertrug.

Ich griff nach dem Block und blickte auf die Antworten. Dann wartete ich vergeblich auf ein Gefühl aus meinem Bauch. Nichts. Aber auch von Ego und Mia war kein Piep zu hören, zum ersten Mal seit Jahren! Das grenzte an ein Wunder.

Ich freute mich und tänzelte ins Bad. Doch als ich in den Spiegel schaute, war mein kurzer Freudentanz schon wieder passé. Erbärmlich, armselig und unendlich traurig blickte mich mein Spiegelbild an.

»Was für ein hässliches Stück Dreck!«, schrie das Ego.

Kaum freute ich mich mal über seine Abwesenheit, war der Kerl schon wieder da.

»Ich bin dein Ego. Du kannst mich nicht einfach abschütteln wie eine Scheißhausfliege!«, giftete er. Nein, offensichtlich nicht. »Außerdem hast du mit deinem Anblick schon genug zu tun.«

Ich schaute erneut in den Spiegel. Ein lautes »Oje!« entfuhr uns beiden. Meine übriggebliebenen Extensions hingen an mir herunter wie totgeweihte Regenwürmer an der Angelschnur. Meine Hautfarbe oszillierte zwischen leichenblau und schimmelgrün. Meine eigentlich großen Augen sahen aus wie kleine, in den letzten Zuckungen liegende Käfer, eingebettet in schwarze Särge, sprich Augenringe. Ich sah aus wie Hulk mit Haarverlängerung. Ach was, Frankenstein und sein Monster in einer Person.

Während ich verzweifelt versuchte, die Selbstliebe-Thematik zurück in mein Denken zu holen, meinte Ego trocken: »Tims verschmierte Chili-Schlampe ist nichts gegen dich!«

Das hatte gesessen! Augenblicklich fischte ich ein kleines Haarteil aus dem Schrank, das ich mir umgehend an den Hinterkopf klemmte. Das Volumen belebte nicht nur meine müde Mähne, sondern irgendwie auch mich selbst. Ein wenig zumindest.

»Noch immer oje!«, setzte Ego energisch nach.

Ich entnahm eine kleine Menge Bräunungsgel aus der »Sonnengeküsst in zwei-Sekunden«-Tube und verteilte es in meinem Gesicht. Tatsächlich wirkte ich gleich ein wenig frischer. Ich nahm noch etwas mehr. Viel besser …!

»Langsam wird's. Aber vergiss deine abstoßenden Augen nicht«, bemerkte das Ego. Also griff ich nach Wimpernzange samt Mascara und tunte den armseligen Rest meiner Wimpern auf wie einen ungeschmückten Christbaum.

»Geht doch«, meinte Ego zufrieden.

Ich wollte gerade ebenso zufrieden sein, als es mir wie Mascara von den Wimpern fiel. Ich Idiot war schon wieder auf Egos Hüllen-Tuning hereingefallen. Das war wirklich unfassbar hirnlos.

»Nein, unfassbar hässlich!«, lachte ausgerechnet das Ego.

Ich drehte den Wasserhahn auf.

»Nein!«, schrie Ego, »Du wirst doch nicht die Rettung deiner schäbigen Gestalt zerstören. Tu's nicht!«

Doch genau das wollte ich jetzt tun. Für was oder wen hatte ich mich überhaupt aufgetakelt?

»Für den Arzt. Vielleicht wird der ja dein nächster Freund«, schlug Ego vor – was ich gleich zum Anlass nahm, nach einer *Ärztin* zu suchen.

Zuerst allerdings beschloss ich, mein neues Wissen über die Polarität umgehend in die Tat umzusetzen und meinen Eltern nach all den Jahren, in denen ich mich äußerst rargemacht hatte (negativ), nun etwas Gutes zu tun. Ich griff zum Telefon, um einfach nur ein »Ich hab euch lieb« loszuwerden (positiv).

Mamas mütterliche Sensoren empfingen jedoch sogleich mein tiefes Bedürfnis nach intensiver Nestwärme. In bester Sprachstörungsmanier konterte sie: »Jetzt komm aber ja nicht auf die Idee, dir bei deiner beruflichen Situation auch noch einen Hund anzuschaffen!«

Vielleicht war es ja wirklich so, dass nur noch Hunde in der Lage waren, bedingungslose Liebe zu geben. Auf der anderen Seite: Was hatte ich erwartet? Nestwärme per Telefon …?

Während Mama in der Folge von Billys schönem Schwimmsport und Papas schlimmem Schlankheitswahn (Nulldiät, mal wieder) berichtete, durchblätterte ich das Telefonbuch auf der Suche nach einer internistischen Ärztin, die meine innigen Eltern ersetzen sollte – zumindest für den restlichen Vormittag. Ich setzte mich über die Tatsache hinweg, dass mir Doktoren und ihre Diagnosen Angst machten und diese Angst natürlich nicht positiv war. Oder brachte ich da wieder etwas durcheinander? Verdammt, ich hatte einfach Angst, der Wahrheit ins Gesicht zu blicken und alle Bulimie-Folgen auf den Tisch gelegt zu bekommen. Dennoch ließ sich ein heutiger Arztbesuch nicht umgehen. Allein schon für eine Krankmeldung – und natürlich auch, weil ich wirklich sehr krank war. Zwar spürte ich gerade kein stechendes Ziehen mehr im Herzen, dafür litt ich noch immer unter Hals- und Magenschmerzen. Und nun gesellten sich auch noch sehr unangenehme Unterleibskrämpfe hinzu.

So kam es, dass ich eine Stunde später in einer völlig fremden Großstadt-Arztpraxis saß. Passenderweise hieß die gute Ärztin mit Nachnamen Wörges und hatte sich auf innere Organe spezialisiert. Anders als erwartet, empfing mich eine besonders junge, schlanke und schöne Internistin, allerdings mit einer derart distanzierten Begrüßung, als sei meine Hand ein Kaktus – oder gar eine besonders eklige Kalorie? Aber das interessierte mich in dem Moment nicht. Nein, jetzt ging es darum, mir einen Überblick über das körperliche Desaster zu verschaffen, das ich Mia zu verdanken hatte.

Ich wollte ehrlich und offen sein. Leider klappte das nur bedingt. So berichtete ich der distanzierten Doktorin zwar von zehn Jahren Bulimie, von fünfmal täglichen Übergebenshochzeiten und einmal monatlichen Tiefzeiten, doch das gestrige Blutspucken erwähnte ich nicht. Meine Angst vor ihrer Reaktion war einfach zu groß (»Sie spucken Blut – und kommen erst einen Tag später zu mir? Das ist glatter Selbstmord – ich muss Sie leider einweisen!«). Gleichzeitig spekulierte ich darauf, dass sie bei der Untersuchung ohnehin schon etwas finden würde, wenn mein Zustand wirklich so schlimm war, wie ich befürchtete.

»Das kann nicht ohne Folgeschäden geblieben sein«, antwortete sie auch spontan, allerdings noch gleichgültiger als Cleo. »Welche Beschwerden haben Sie denn im Moment?«

Ich zählte sie alle auf. Nun ja, fast alle. Zudem gab es neben der Bulimie ja noch einen Gesundheitsräuber: Die Hals- und Magenschmerzen schob ich tapfer Mia in die Schuhe, bei den Kreislaufproblemen und den heutigen Unterleibskrämpfen tendierte ich hingegen mehr zu meinem unfreiwilligen Tabakkonsum, den ich Frau Doktor Wörges wortreich und im Detail erläuterte.

Ihre Antwort erfolgte umgehend und unverblümt: »Nein, das

hat alles mit der Bulimie zu tun.« Sie schaute übermüdet auf ihre Uhr. »Man kann nie sagen, wie lange ein Körper mit dem dauerhaften Erbrechen zurechtkommt; inwiefern Ihre Speiseröhre bereits Schäden durch den anhaltenden Kontakt mit Magensäure genommen hat; wie es mit Ihren Magenwänden aussieht. Es kann auch sein, dass es schon zu Entzündungen der Speicheldrüsen oder der Bauchspeicheldrüse gekommen ist und dass es bereits erste Probleme mit Ihrem Elektrolyte-Haushalt gibt. Am besten, ich untersuche Sie jetzt gleich.«

Während sich Doktor Wörges Handschuhe überstreifte, machte ich mich obenherum frei und legte mich rücklings auf ihre Liege. Ich zitterte. Dies noch viel mehr, als mit einem kurzen Klatschgeräusch ein halbes Kilo eiskalter Schleim seinen Weg auf meinen Bauch fand. Wie es meine Mutter mit ihrer Cremetorte machte, so machte es Frau Doktor nun mit mir. Sie verteilte die glitschige Masse mit dem Schallkopf ihres Ultraschallgerätes kreuz und quer auf meiner Vorderseite, blickte ab und zu woandershin – mal auf den Monitor, mal auf meine Füße und manchmal sogar aus dem Fenster. Ich grübelte währenddessen über den Sinn ihrer Handschuhe nach. Angestrengt sah ich ihr ins Gesicht und konnte doch keinerlei Regung erkennen.

Wieder fiel mir das Blut ein. Und wieder sagte ich ihr nichts, malte mir stattdessen das ganz große Horrorszenario aus, das sich mir durch den Ultraschall offenbaren würde. Tatsächlich aber fand Doktor Wörges … nichts!

Super! Mit so viel Gesundheit konnte mein positiver Anteil ja nun ins Unendliche steigen.

»Ich bin also kerngesund?!«, sagte ich mehr aus, als dass ich es fragte.

»Ich habe nichts Auffälliges gesehen«, erwiderte Frau Wörges nüchtern. Sie setzte sich eine Brille auf (warum trug sie die eigentlich nicht beim Ultraschall?). Dann schrieb sie mir eine

Krankmeldung – und eine Überweisung. »Frau Fey, ganz ehrlich, ich erkenne zwar auf den ersten Blick keine Schäden, aber
Ihr Gesamteindruck scheint alles andere als kerngesund zu sein –
physisch wie psychisch. Bei Bulimie kann es manchmal schneller
gehen, als man denkt. Im Klartext: Sie übergeben sich noch einmal, und es könnte vorbei sein!«

Zumindest ihr letzter Satz hämmerte sich dann doch in mein
Hirn und ließ die so klapprig wie keimfrei wirkende Doktorin in
einem neuen Licht erscheinen: *Noch einmal, und es könnte vorbei
sein!*

»Ziehen Sie die Notbremse, solange Sie es noch aus eigenen
Kräften können«, fuhr die Frau fort. »Und wegen Ihrer Krämpfe
überweise ich Sie zur Darmspiegelung.«

Darmspiegelung?

Während ich aus der Praxis trottete, fragte ich mich tatsächlich,
warum ich Idiot das erbrochene Blut nicht erwähnt hatte? Mit Sicherheit wäre mir dann etwas anderes als eine Darmspiegelung
verordnet worden. Ich hatte es nicht getan, weil ich Angst hatte –
Angst, die mich jetzt, in diesen Sekunden, erneut erfasste und am
ganzen Körper erschaudern ließ.

Ob diese neue Angstflut tatsächlich nur aus meinen schlechten
Gedanken oder aus Doktor Wörges' schlechten Augen resultier-
te, wusste ich nicht. Was ich aber wusste, war, dass diese Angst
negativ und von daher der falsche Weg war. Das wiederum hätte
mir mein Bauchgefühl in diesem Moment nicht noch einmal ver-
deutlichen müssen, tat es aber trotzdem. Konnte es bei der Gelegenheit nicht endlich mal mit dem richtigen Weg winken?

»Der Weg ist das ziel…gerichtete Styling«, sprach daraufhin
das Ego. Vollidiot!

Eins war mir schon jetzt klar: Wenn ich überleben wollte,
durfte ich mich schlichtweg nicht noch einmal übergeben – das
hatte mir der Arztbesuch unmissverständlich klargemacht, und

das hatte ich verstanden. Von daher war eine Veränderung also unabdingbar.

Und so zog die Veränderung ihre Kreise – schon ein paar Tage darauf, als ich mich wieder »fit for work« fühlte. Kaum im Büro angekommen, begrüßten mich zwar wieder die altbekannten Tabakschwaden, zugleich aber ertönte auch mein Telefon. Es war Ella.

»Diana, ich habe eine neue Telefonnummer. Und nicht nur das, ich habe auch keine Bulimie mehr«, sagte sie so stolz wie ich damals beim Friseur. Wie gut, dass ich den Hörer abgehoben hatte. Ellas Anruf schien im passendsten Moment zu kommen – zumindest für ein paar Sekunden. Dann brachte sie ihren Monolog zu Ende: »Ich tue jetzt etwas viel Besseres: Chew 'n' spit!«

»Schuh und was?«, fragte ich.

»Chew 'n' spit – Spucken statt Schlucken. Ich kaue das Essen nur. Und wenn's ans Schlucken geht, spucke ich es wieder aus.«

»Ach ja, du spuckst dein Essen aus? Am Esstisch? Im Büro? Vor Bär?«

»Ach Quatsch. Zuerst habe ich heimlich und blitzschnell in den Mülleimer gespuckt, aber das stank natürlich mit der Zeit. Dann hatte ich die Idee mit dem Kaffeebecher – so einer im Schnabeltassen-Look. Da kann keiner unterscheiden, ob ich trinke oder spucke. Cool, was?«

Ella war wirklich die einfallsreichste Essgestörte dieser Erde. Wobei ihre neueste Form des Nahrungsentzugs bestimmt auch nicht ohne war. Zumindest nicht ohne Folgeschäden. Soweit ich mich nämlich erinnerte, produziert der Körper bereits Magensaft, wenn Nahrung gekaut wird. Wenn dann nichts in den Magen gelangt, ist Sodbrennen vorprogrammiert.

»Also spuck ich nun in meinen Becher. Weißt du, wie cool das ist? Geht sogar vor den Kollegen.«

»Ella, das ist unglaublich!«

»Das ist unglaublich praktisch! Erinnerst du dich eigentlich noch an Peter?«

Wie sie jetzt vom Becher zu Peter kam, erschloss sich mir nicht. Aber ja, ich kannte Peter. Er war Ellas Notlösung, wenn es mal mit dem Essbrechen oder dem Abführen nicht klappte. Mit Peter joggte Ella regelmäßig durch den Park.

»Ich weiß bis heute nicht, warum Peter keinen herkömmlichen Jogginganzug tragen kann«, fuhr Ella fort. »Stattdessen hoppelt er immer in knallengen, quietschbunten Gymnastikanzügen neben mir her. So was saugt doch die Blicke regelrecht auf. Also kein Wunder, dass sich uns vor ein paar Wochen ausgerechnet Bär in den Weg gestellt hat. Stell dir mal vor, Bär dachte tatsächlich, ich hätte was mit Peter am Laufen. Hallo?! Also echt …«

»Und? Ist Bär wieder zum Tier geworden?«, fragte ich schockiert.

»So was von! Er hat Peter eins übergebraten. Mit seiner Bierflasche. Voll auf die Zwölf! Der arme Peter.«

»O nein!«

»O doch! Und jetzt habe ich endlich die Scheidung eingereicht.«

Das waren ja Neuigkeiten. Zumindest waren wir nun beide Kontra-Bulimie, wenn auch auf unterschiedliche Weise. Und wieder zu haben. Wenn uns denn überhaupt jemand wollte … Bevor ich diesbezüglich in erneute Tim-Trauer verfiel (negativ), beschloss ich, Ella schleunigst etwas von meinen guten schriftlichen Erkenntnissen, von der Polarität und der goldenen Mitte, vom Bauchgefühl und von all den positiven Dingen zu erzählen. Ich wusste nur nicht, wie ich damit anfangen sollte, denn alles klang, als sei ich nicht ganz dicht (negativ). Und so entschied ich mich, ihr zuerst einmal etwas Gutes zu tun.

»Also, Ella, ich habe dich wirklich …«, begann ich meinen Satz, als es plötzlich zu bellen anfing und Ella mir ins Wort fuhr:

»Ach so, einen Hund hab ich jetzt auch noch.«

Gut zu wissen, dass sie ihre bedingungslose Liebe bereits bekam.

Ich konnte nicht anders und fuhr direkt nach der Arbeit zu Ellas neuer Bleibe am anderen Rande der Stadt – und zu ihrem Hund. Und, wie sich kurz darauf herausstellte, auch zu dessen wahrem Besitzer.

»Diana, das ist mein Freund André. Mein Bärchen! Wir werden heiraten!«

Glücklich schob sie einen putzigen Grinsemann, der auch in einem Holzfällerhemd steckte, in meine Richtung. Er war kaum größer als ich, hatte dafür aber viel blondere und viel längere Haare, die zudem echt zu sein schienen. Dazu hielt er keine Bierflasche in der Hand, sondern eine Leine, an deren anderem Ende ein süßer schneeweißer Mischling hing.

André alias Bärchen gab mir noch die Hand und verabschiedete sich dann zum Gassigehen. Ich sah ihm hinterher und musste darüber lachen, dass ein Bärchen den Bär ersetzt, freute mich aber für Ella. Die wiederum freute sich, dass wir nun in Ruhe reden konnten.

»André ist meine Jugendliebe«, sagte sie, »und wie es der Zufall wollte, sind wir uns wiederbegegnet.«

»Auf der Straße? Oder im Supermarkt?«

»Nein, im Internet. Ich hab seinen Namen gegoogelt und ihn dann auch ziemlich schnell gefunden. Wer hätte das gedacht? Ich heirate meine große Liebe – na ja, sobald die Scheidung von Bär durch ist.«

Nun war ich endlich dran, ihr meine Neuigkeiten zu erzählen. Zuerst erwähnte ich nur Bonnies Ableben, meinen Auftritt beim Nacktdreh und dass Tim mich verlassen hatte. Ella rutschte ganz nah an mich heran und tätschelte meine Schulter. Nahtlos ging ich zu der Tatsache über, dass mich mein Blut gerettet hatte. Ohne große Umwege kam ich dann zu meinem hässlichen Ego, meinem mysteriösen Bauchgefühl und meinem Schreibblock, der mir mein verlogenes Leben schriftlich vor Augen geführt hatte.

Mit jedem Satz entfernte sich meine Kotz-Verbündete ein Stück weiter von mir, bis sie schließlich in der hintersten Ecke des Sofas klebte und resümierte: »Die haben dir in Prag sicher LSD aufs Brötchen gestreut, wie?«

War ja klar, dass sie das alles nicht verstand. Zumal ich selbst wahrscheinlich auch nur einen Bruchteil davon kapierte.

»Zumindest wissen wir jetzt, dass wir nicht mehr kotzen sollten«, beendete ich meine Erzählungen.

»Ja – chew'n'spit ist wirklich besser«, erwiderte Ella.

So hatte ich das zwar nicht gemeint, gleichzeitig fiel mir aber auch auf, dass wir zwei noch nie über etwas anderes als über Essstörungen gesprochen hatten. Tatsächlich fehlte uns nunmehr eine Unterhaltungsgrundlage. So fuhr ich nach einigen Minuten des gegenseitigen Anschweigens wieder nach Hause.

Bedeutete das Ende der Essstörung etwa auch das Ende unserer Freundschaft? Wenn es so war, wollte ich das nicht wahrhaben. Noch am selben Abend rief ich Ella an. Natürlich nahm sie nicht ab.

Verdammt, ich hatte so vieles verloren, ich wollte nicht auch noch Ella verlieren. Deshalb wurde ich penetrant. Immer wieder rief ich bei ihr an, bis sie schließlich abhob und sich bereit erklärte, mich in einem Café zu treffen. Ich kam mal wieder eine Stunde zu spät, was aber nicht weiter auffiel, da Ella selbst noch nicht da war.

Alleine saß ich also an meinem Platz, nippte an meinem Wasser und schaute immer wieder nervös auf mein Handgelenk. Langsam tickte die Uhr vor sich hin. Neben mir tippte es dagegen recht schnell. Ein unglaublich gut aussehender Mann saß am Nachbartisch und vergewaltigte die Tastatur seines Laptops, während ich mir zusehends blöder vorkam. Zum vierten Mal kramte ich mein Handy hervor und betätigte die grüne Taste. Ella nahm nicht ab.

War dieses ewige Zuspätkommen oder Nicht-Dasein auch eine Folge der Essstörung? Oder die Folge irgendeiner anderen Störung? Wie auch immer. Zehn Minuten würde ich Ella noch geben. Wenn ihr Hintern dann noch immer nicht auf dem Stuhl vor mir säße, würde ich gehen.

Knall – jetzt war mir auch noch mein Handy runtergefallen. Die Kellnerin kam – nicht etwa, um es aufzuheben, sondern um es mit dem rechten Fuß hinfort zu schießen, genau unter das rote Sofa, auf dem ich saß. Ich stand auf, bückte mich und versuchte, das Teil wieder hervorzufischen.

»Alles okay da unten?«, fragte plötzlich jemand, der strenggenommen mit meinem Arsch sprach.

»Ja, mein Handy ist … hinüber!«, japste ich, denn ein großer Riss zog sich quer übers Display.

Ich stand auf, gerade als der, der mit meinem Hintern sprach, meinte: »Du kannst mein Handy nehmen.«

Ich drehte mich um und versank in einem tiefbraunen Augenmeer. Es war der Typ vom Tisch nebenan. Er sah aus wie Kai Pflaume – vielmehr wie dessen jüngerer Bruder. Ein Traummann, der bis vorhin noch mit seinen Fingern an der Tastatur geklebt hatte, nun aber (warum auch immer) mit meinem Allerwertesten sprach.

»Und jetzt, wo der sieht, dass das dazugehörige Gesicht ebenso im Arsch ist, nimmt er das mit dem Handy bestimmt gleich wieder zurück!«, krähte das Ego.

»Danke, das ist nett. Aber ich hab die Handynummer meiner Freundin nicht im Kopf. Die wechselt sie nämlich alle paar Monate«, antwortete ich hilflos und biss mir dabei auch noch auf die Unterlippe. Verdammt, dieser Mann strahlte so viel Güte aus, dass die Schmetterlinge in meinem Bauch Saltos drehten. Ich durfte

284

ihm auf keinen Fall in die Augen sehen, sonst würde es mir den Boden unter den Füßen wegreißen.

»Und pünktlich scheint sie auch nicht zu sein. Klingt ja nach einer echten Diva«, lachte er und präsentierte eine Reihe perfekter Zähne.

Ich schaute beschämt aus dem Fenster und sagte: »Na, das trifft auch auf mich zu. Also, das mit dem Zuspätkommen.« Meine Zähne hingegen passten eher zu einem Hasen.

»Ich weiß. Die waren hier schon kurz davor, deinen reservierten Tisch wieder freizugeben, Diana«, sagte Kais kleiner Bruder. Wie, er kannte auch noch meinen Namen? Hach, der stand ja auf dem Schildchen – dem »Reserviert für Diana«-Schildchen.

»Ich bin Andy.«

So unspektakulär lernte ich also Andy kennen. Und ich hätte ihn wohl vom Fleck weg geheiratet, hätte er auf meine Frage nach seinem Beruf nicht ausgerechnet mit »Filmbranche« geantwortet.

»Der nächste Nuttenfilmer steht schon in den Startlöchern!«, grölte das Ego.

Mir entglitten sämtliche Gesichtszüge. »Du filmst?«

»Aber nein«, sagte Andy lachend, »ich schreibe. Ich bin Drehbuchautor.«

Von da an war ich im siebten Himmel. Mein Traummann schrieb anscheinend genauso gern wie ich, was natürlich eine erstklassige Unterhaltungsgrundlage schuf. Und tatsächlich verbrachten wir noch drei weitere Stunden in dem Café, in dem Ella nicht mehr auftauchte. Wir tauschten unsere Telefonnummern (vorerst musste er mit meiner Festnetznummer vorliebnehmen), trafen uns am darauf folgenden Abend auf einen Tee im selben Café und verabredeten uns dann für die kommende Woche.

»Entweder der Typ verarscht dich, oder er ist selbst im Arsch«, meinte das Ego, während ich mich mit den Funktionen meines neuen Handys auseinandersetzte. Ob Andy wirklich ernsthaftes

Interesse an mir hatte, konnte ich nach zwei platonischen Treffen auch noch nicht vorhersehen. Wir verstanden uns nur gut. Mehr noch nicht.

Das einzig Erkennbare dieser Zeit war, dass mein finales Erbrechen nicht nur dafür gesorgt hatte, dass ich nicht mehr kotzte, sondern auch dafür, dass ich Ego nicht mehr hörig war.

»Wart ab, sobald es mal nicht so gut läuft, wirst du wieder über der Kloschüssel hängen«, wisperte Mia, die sich in letzter Zeit recht rargemacht hatte.

Zum Glück lief bei mir alles gut. Allerdings nur für eine Woche. Dann kam der Tag, an dem ich meinen Traummann zu mir nach Hause einlud – zum Abendessen. Zufälligerweise wurde an dem Abend auch noch ein Film im Fernsehen ausgestrahlt, in dem ich eine kleine Sprechrolle hatte: als Kellnerin, die einer sitzengelassenen Polizeikommissarin einen entscheidenden Ratschlag gibt: »Kein Mann ist es wert, dass man ihm hinterherläuft – Hauptsache, er bezahlt! Bleibt's beim Frühstück?« Ich hatte diese Sätze so oft wiederholen müssen, dass sie sich für immer in mein Hirn brannten.

Nun aber verbrannte das Essen, weil ich es immer wieder aufwärmen musste. Denn die Zeit verging ... und Andy kam nicht.

»Ella, Ella«, sang Mia, und das Ego sprach, »Sieht verdammt nach Wiederholung aus, was? Alle lassen dich sitzen, nur ich und Mia nicht.«

Ich ignorierte die beiden. Seit meinem finalen Erbrechen hatte ich nicht mehr gekotzt und wollte es auch nie mehr tun. Als es fünf vor Film war, griff ich daher nicht zum Kühlschrankgriff, sondern zum Telefon. Nachdem Andy abgehoben hatte, sagte er bloß: »Diana, ich komme nicht.«

»Ich habe auch nichts anderes erwartet«, antwortete das Ego, und Mia ergänzte: »Na, wenn das nicht zum Kotzen ist ...«

»Du kommst heute nicht mehr zu mir?«, fragte ich irritiert.

»Ich erkläre dir lieber nicht, weshalb – ist recht unschön. Ich kann dir nur sagen, dass ich heute auf keinen Fall zu dir komme.«

Ein tiefer Seufzer entfuhr mir. Mal wieder fühlte ich mich unbedeutend, unschön und vor allem ungeliebt.

»Diana, weinst du jetzt etwa?«, fragte Andy.

»Ich … ich …«, stotterte ich, während ich angestrengt mit den Tränen kämpfte.

Da seufzte Andy und sagte: »Na gut, dann sag ich dir, was los ist. Ich habe heute irgendetwas Komisches gegessen. Na ja, eigentlich ging es mir schon den ganzen Tag nicht so gut. Und jetzt komme ich seit Stunden nicht mehr aus dem Badezimmer raus.«

»Der hat Bulimie, der hat Bulimie! Halt ihn dir warm!«, schrie Mia verzückt auf.

»Vielleicht irgendeine Magen-Darm-Geschichte …«, ergänzte Andy noch, dann musste er umgehend auflegen.

Jetzt war ich baff. Der Mann meiner Träume wollte auf jeden Fall zu mir kommen. Was ihn daran hinderte, war nichts weiter als Durchfall? Dünnschiss? Diarrhö? Wie ehrlich!

»Wie peinlich!«, sagte das Ego, »Was willst du mit so 'nem Kackhaufen?«

»Klappe, du Kackklumpen!«, schimpfte ich zurück, als mein Handy klingelte – Ella. Sie rief aber nicht an, um sich für ihr Fernbleiben vor einer Woche zu entschuldigen, sondern wollte nur wissen, ob die Tussi, die gerade im Fernsehen »Bleibt's beim Frühstück?« gefragt hatte, zufällig diejenige sei, die mit Bauch oder Block über Bedingungsloses und Böses sprach. So erfuhr ich wenigstens, dass mein Minitext im Film noch weiter gekürzt worden war.

»Du kannst halt nix!«, schimpfte das Ego. »Das war's jetzt mit Hollywood!«

Ja, meine Fernsehkarriere war ab diesem Zeitpunkt im Sommer 2004 wirklich vorbei. Aber mit dem aufrichtigen Andy fing es gerade erst an. Auch deshalb nahm ich mir vor, ebenso ehrlich zu sein – alles andere würde nur wieder im altbekannten Drama enden. Andy sollte von der Bulimie erfahren – ganz egal, ob sie nun vorbei war oder nicht.

Das wiederum sollte ich dann auch noch telefonisch bewerkstelligen. Denn tatsächlich hatte sich mein Traummann neben mir noch einen Infekt eingefangen, und so konnten wir uns eine ganze Woche lang nicht sehen.

Ich griff zum Hörer und erzählte ihm fast alles: von Tante Edeltraud über die Anfänge der Bulimie bis hin zu deren Höhepunkt vor ein paar Wochen. Nur den vollgeschriebenen Block und das Signale sendende Bauchgefühl sowie die sprechende Bulimie nebst beklopptem Ego behielt ich weiterhin für mich. Mit diesen Informationen hatte ich schließlich schon Ella vergrault.

Andy reagierte geschockt. Für einen Moment sah es so aus, als würde unsere Beziehung schon enden, bevor sie überhaupt begonnen hatte. Doch während ich schon wieder vom Schlimmsten ausging (negativ), informierte sich Andy stattdessen intensiv über die Krankheit und rief mich noch am selben Abend zurück (positiv). »Sei einfach ehrlich, und erzähl es mir, falls es dich wieder überkommen sollte«, sagte er.

So hatte noch niemand zuvor reagiert: keine Schwierigkeiten wegen psychischer Defekte, kein »Superheld vs. Spucksucht«-Theater, keine Sprachstörungen. Einfach nur die Bitte um Ehrlichkeit! Zugegebenerweise ausgerechnet das, was ich seit zehn Jahren nicht mehr hinbekam.

Eine Woche später durfte ich ihm dann endlich wieder in die braunen Augen blicken – wenn auch nur kurz, denn wir gingen ins Kino. Als wir in der Popcorn-Schlange standen, bekam ich eine SMS von Ella: »Kaum bin ich kotzfrei, kackt Bärchen aufs Sofa! Weil er dachte, er müsse bloß pupsen. Hallo?!«

Blöd, dass ich in meinem Ehrlichkeitsdrang alles laut vorlesen musste. Nicht nur Andy, nein, die ganze Schlange blickte mich entsetzt an.

»Bärchen ist ihr Hund«, log ich.

»Schön, dass du sooo ehrlich bist!«, lachte das Ego.

Fünf Tage darauf folgte dann meine Darmspiegelung. Die war schon einen Tag vor ihrem Stattfinden schlimm. Ich musste abführen, was für mich dermaßen furchtbar war, dass ich Ella, die freiwillig und regelmäßig abführte, nunmehr noch viel weniger verstehen konnte. Andy schockierte meine Darmspiegelung nicht. Noch schlimmer, er bot sogar an, mit ins Krankenhaus zu kommen – und tat das dann auch. Ich selbst konnte mich später an nichts mehr erinnern, außer an eine Beruhigungsspritze, gefolgt von einem dreißigminütigen Nichts und dem plötzlichen Anblick der weltschönsten Gardinen.

»Diese Gardinen sind so wunderschön!«, lallte ich.

»Das sind gehäkelte vergilbte Fetzen«, antwortete Andy, der in diesem Augenblick an Schönheit kaum zu übertreffen war. »Du hast nun alles überstanden.«

Ich wusste zwar nicht, was »alles« war, aber selbst das war unfassbar schön. Mit einem letzten Blick auf die weltschönsten Gardinen brachte mich der weltschönste Mann in meine wunderschöne Wohnung, legte mich sanft in mein traumhaft kuscheliges Bett und gab mir einen unglaublich liebevollen Kuss auf die Stirn. So verrückt es auch klingen mag, für ihn waren wir ab dem Tage meiner Darmspiegelung ein Paar.

»Yep! Den Heiratsantrag macht er dir dann bei einer Bootsfahrt – in der Kanalisation. Statt Goldringe tauscht ihr Kloringe aus. Und eure Flitterwochen verbringt ihr am Pipi-Kacka-See. Er auf dem Klo und du davor. Toi Toi Toilette«, säuselte das Ego.

Mein höheres Ich hatte offenbar weitaus mehr Ahnung vom Lokus als von der Liebe. Dabei war es doch gerade die Liebe, die mich wirklich zu heilen schien – neben der Tatsache, dass mein

Körper sehr robust war. Nach den guten Befunden der Darmspiegelung und einem erneuten Ultraschall meinte Frau Doktor
Wörges nämlich, dass ich gute Aussichten auf Genesung hätte.
Mehr sagte sie nicht. Wahrscheinlich war »mehr« auch nicht Teil
des Aufgabengebiets einer Internistin.

»Wenn du jetzt auch noch deine Selbstzweifel ablegst, bist du
bald nicht nur ein gesunder, sondern ein völlig neuer Mensch«,
sagte mein neuer Freund und schaute mir dabei ganz tief in die
Augen. Ich hätte ihn auf der Stelle geküsst, wenn er nicht das mit
den Selbstzweifeln angesprochen hätte.

»Hast du eine Idee, wie ich das anstellen soll?«, fragte ich. Die
Selbstzweifel waren mir mit Sicherheit angeboren.

»Indem du deinen inneren Kritiker verstummen lässt oder,
noch besser, ein bewusstes und achtsames Leben beginnst.«

»Und wie?«, wiederholte ich.

»Indem du ab jetzt nur noch auf dein Herz hörst«, antwortete
Andy in einem Ton, als sei dies das Normalste der Welt.

»Bist du etwa Esoteriker?«, fragte ich leicht verwirrt.

»Ich stecke in keiner Schublade. Ich bin offen für alles«, antwortete er.

Schubladen – ja, das war es. Ich steckte zeit meines Lebens in
Schubladen. Und da konnte ich nicht anders, als aus der Angst-
Schublade auszubrechen und Andy die unglaublichen Dinge zu
erzählen, die mir in und nach jener finalen Nacht passiert waren.

Er hörte gespannt zu und konterte dann mit Bewusstseins-
erweiterungen und vorherigen sowie nachfolgenden Leben. Er
war also doch Esoteriker.

»Ich stecke in keiner Schublade!«, wiederholte Andy, »und der
Begriff ›Esoterik‹ wird wohl schon länger fehlinterpretiert.«

Ich überlegte mir, was genau Esoteriker waren. Bis zu diesem
Moment hätte ich sie sicher als »Den-Mond-nackt-antanzende-
vollbekiffte-Weitgewandträger« bezeichnet, die sich selbst für

etwas *gaaanz Besonderes* hielten. So jemand war Andy bestimmt nicht, obwohl er sogar hier und da zu einem Energetiker ging.

Ich informierte mich im Internet und fand Folgendes heraus:

Esoterik ist eine andere Form von Wissen. Ein Wissen, das zum neuen, zum bewussten Leben führt. Von daher ist es nichts anderes als ein tiefes Bewusstsein, das wir alle mehr oder weniger gut verschlossen in uns tragen.

Na, das musste bei mir ja ordentlich eingebunkert sein. Wie konnte ich es nur befreien?

Wahrscheinlich auf die Weise, wie ich auch gesunden würde: Indem ich nicht mehr auf Ego und Mia hörte, sondern auf mein Herz. Das war wiederum gar nicht so schwer, weil mein Herz in dieser Zeit viel lauter pochte als sonst. Das wiederum tat es, weil ich wirklich verliebt war. Ich hätte Andy am liebsten vierundzwanzig Stunden um mich herum gehabt (was leider sein Job zu verhindern wusste). Andy gab so viele wahre Dinge von sich, war zudem auch noch in mich verliebt – irgendwie fühlte sich alles einfach nur »richtig« an.

Prompt zeigte sich die Polarität von ihrer positivsten Seite: Ich wurde immer glücklicher – und Mia immer leiser. Das Ego blieb so laut und frech, wie es war, ich aber hatte gelernt, es mehr und mehr zu ignorieren – etwa so, wie Meister Eder es mit seinem Pumuckl machte, wenn Gäste vorbeikamen. Klar, das war nicht ideal, aber allemal besser, als auf Egos Schwachsinn einzugehen.

Wenn ich etwas von meinem Block gelernt hatte, dann, dass ich selbst für mein Leben verantwortlich war. Weil das wiederum schon einmal so gut geklappt hatte, setzte ich mich erneut mit Block und Stift aufs Bett und überlegte, was für positive Dinge ich mir zukünftig noch antun könnte – und da fiel mir auf, dass ich mir gerade etwas Gutes tat. Ich schrieb wirklich gern. Und weil die Technik mehr und mehr das Papier ablöste, kaufte ich den IT-Jungs meiner Agentur einen alten Laptop ab.

Verlust-Frust

Januar 2005. Mein finales Erbrechen lag nun schon ein halbes Jahr zurück. Ich steckte in einer festen Beziehung – mit Andy. Trotzdem lebten wir in getrennten Wohnungen, denn mein Freund hatte wenig Zeit – schon gar keine Zeit für einen Umzug, dafür jede Menge beruflichen Erfolg. Nach seinem ersten Kinofilm schrieb er nun das Drehbuch zu einem Fernsehfilm. Das Einzige, was die Unbeschwertheit unserer jungen Beziehung störte, war, dass Andy das Drehbuch nicht allein schrieb.

Als er mir von Andrea erzählte, die bereits einen Bestseller und einige Drehbücher für Kino und Fernsehen geschrieben hatte, schluckte ich. Andy lobte sie in den höchsten Tönen, ganz so, als sei sie eine schillernde Göttin, ach was, die Venus persönlich. Andrea sah nicht nur unverschämt gut aus, sondern stellte durch ihre Intelligenz und ihr selbstbewusstes Auftreten auch alles andere in den Schatten. Vor allen Dingen mich.

»Die wird dich ersetzen! Andreas & Andrea passt viel besser als Andreas & Diana«, keifte das Ego.

Es war die Eifersucht gewesen, die Tim vertrieben hatte. Auf keinen Fall durfte sie nun auch das zarte Beziehungspflänzchen zwischen Andy und mir zerstören.

»Da ist nichts mit Andrea!«, hämmerte ich mir ins Hirn.

»Ich muss mich mit Andrea ranhalten«, sagte Andy in dem Moment.

Ranhalten? Ich schluckte.

»Ja, ranhalten mit dem Zeitplan. Wir haben nur drei Monate Zeit für die Geschichte. Deshalb fahr ich jetzt einmal wöchentlich zu ihr nach München.«

München war fast fünfhundert Kilometer entfernt.

»Und wer weiß, was die da machen …«, rief das Ego lachend.

»Ich übernachte dann auch dort«, ergänzte Andy.

»In München?«, fragte ich.

»Ja, bei Andrea daheim. Ein Hotel wäre auf Dauer zu teuer.«

Ego konnte sich nicht mehr einkriegen. Ich schluckte erneut.

»Hat Andrea denn einen Freund?«, fragte ich zaghaft.

»Ja, hat sie.«

»Und wohnen sie zusammen?«

»Ja, aber er ist sehr viel unterwegs. Das ist auch gut für uns, denn so sind wir ungestört – beim Arbeiten natürlich.«

Das Ego grölte.

»Ich finde es gut, dass du dich so in die Arbeit kniest«, heuchelte ich.

Andy strahlte. Dann ließ er seinen Gedanken weiter freien Lauf: »Danke, Schatz. Das mach ich auch für Andrea. Sie ist der totale Glücksgriff für mich, denn sie hat so viel Erfahrung. Und das Arbeiten mit ihr macht richtig viel Spaß. Für Andrea muss ich wirklich alles geben. Wenn es gut läuft, dann bleiben wir ein Team. Vielleicht sogar für immer.«

Glücksgriff? Erfahrung? Spaß? Für immer?

Da sprach das Ego: »Na, was ist schlimmer? Ein Kerl, der dumme Schlampen filmt, oder einer, der den ganzen Tag und die ganze Nacht bei einer weit entfernten, intelligenten und schönen Co-Autorin verbringt, deren Freund – o Zufall – nie daheim ist?«

»Ich wäre eine Option für deinen Frust!«, meldete sich Mia.

»Haltet die Klappe!«, rief ich Ego und Mia in Gedanken zu.

Die beiden verstummten – o Wunder! Dafür meldete sich mein Bauchgefühl. Es sandte mir ein Signal, bei dem ich mir ausnahmsweise gewünscht hätte, es nicht zu verstehen: »Jetzt freu dich doch mal für deinen Freund!«

Unglaublich. Musste mir mein Bauchgefühl jetzt auch noch in den Rücken fallen? Wie sollte ich meinem Herzensmann so etwas von Herzen gönnen?

Ich konnte das alles nicht länger schlucken und konfrontierte Andy schließlich mit meinen wahren Gefühlen:

»Andy, muss ich mir Gedanken machen?«

»Gedanken?«, fragte er irritiert.

»Ja, wegen Andrea. Wenn du dich in sie verliebt hast, dann ist das in Ordnung – wirklich! Bitte sei einfach nur ehrlich und sag es mir! Sonst gehe ich hier kaputt, während du in München …«

Ich konnte den Satz nicht mehr zu Ende bringen, denn zum ersten Mal seit unserer halbjährigen Beziehung wurden Andys Gesichtszüge bedrohlich.

»Was soll das denn jetzt? Tickst du noch ganz richtig?«, fuhr er mich an. So ungehobelt hatte ich ihn noch nie erlebt.

»Ich … ich …«, wimmerte ich ängstlich.

»Andrea ist in einer Beziehung. Hast du das vergessen?«

»Nein, aber du redest so anders von ihr … so …«

Andys böse Blicke schüchterten mich dermaßen ein, dass ich keine ganzen Sätze mehr zustande brachte.

»Was geht nur in deinem Kopf vor, Diana? Musst du wirklich alles auf dich beziehen? Ich *arbeite* mit Andrea! Und es gibt noch andere Themen als die, wer was mit wem hat. Zum Beispiel, dass Andrea sich von einer schlimmen Krankheit erholt hat. Krebs, wenn du es genau wissen willst.«

»Ähm … ich …« Selten gab es Situationen, in denen mir so sehr die Worte fehlten. Krebs?

Andy unterbrach mein Gestotter: »Ich habe hier die Chance, einen richtig guten Fernsehfilm zu schreiben, verstehst du das? Drehbücher schreiben ist mein Job. Und dafür erwarte ich deine

Unterstützung. Bei dir habe ich aber mehr das Gefühl, dass du meine Arbeit boykottieren willst!«

Mir stiegen die Tränen in die Augen. Die Szene hatte verdächtige Ähnlichkeit mit Tims Frauenproblem.

»Oder bist du einfach nur krankhaft eifersüchtig?«, fragte Andy in dem Moment auch noch.

Wahrscheinlich lautete die Antwort: Ja.

Aber ich konnte nicht antworten. Ich wusste auch gar nicht, wie ich auf seine plötzliche Wut reagieren sollte. Also flüchtete ich in die Opferrolle. Heulend packte ich meine Sachen zusammen. Das versetzte Andy augenscheinlich noch mehr in Rage. Er warf mir ein »Ja, hau besser ab! Du undankbare Ziege!« zu, und ich antwortete mit einem lauten Türknall. Dann floh ich in meine Wohnung ... und dort erst einmal ans Telefon.

Ich sprach sehr lange mit Ella, die seit Monaten erstmals wieder abhob.

»Erst einer, der Nutten filmt. Jetzt einer, der bei schönen Frauen schläft. Hallo?! Das hält doch nicht mal eine *normale* Frau aus! Wie willst *du* das dann bitte schaffen?« Allem Anschein nach hielt sie mich noch immer für eine Psychopathin. »Ach Diana, ganz ehrlich, zieh lieber einen Schlussstrich. Sonst bringt dich das nur wieder zum Kotzen.«

»Aber ich liebe ihn doch! So richtig! Wie du dein Bärchen!«, jammerte ich.

»Mein Bärchen hat nichts mit anderen Frauen und würde auch nie derartig austicken.«

Nein. Bärchen hatte nur eine anstrengende Mutter, die Ella regelmäßig den letzten Nerv raubte.

»Letzten Endes ist es immer deine Entscheidung«, setzte Ella nach, »aber es tut mir trotzdem weh, dass du dich mit deinen Kerlen so quälst.«

Just als ich den Hörer auflegte, klingelte es an der Tür. Andy stand vor mir. Sein entschuldigender Blick aus tieftraurigen Augen erklärte alles.

Wortlos entführte er mich in ein entlegenes Waldstück, wo wir eine halbe Stunde lang durch den märchenhaft verschneiten Tannenwald stapften. Dann waren meine Schuhe durchnässt, und die Dämmerung begann, so dass wir schnell wieder nach Hause fuhren. Den gesamten Abend über hüllte ich mich in vollkommenes Schweigen. Andys einzige Worte waren »Ich liebe dich«.

Damit war sein vorheriger Wutanfall vom Tisch. In der Realität gibt es wohl keinen immerzu perfekten Traumprinzen. Zumindest nicht in meiner. Und so lernte ich, auch den schroffen Andy zu lieben. Vielleicht erkannte ich in diesem Moment, dass eben wirklich alles seine zwei Seiten hat, deren Mitte es zu finden gilt – notfalls mit Humor.

Von der Eifersucht zur Ökosucht

Humor war das, was auch meine Frisur nötig hatte. Seit mehr als sechs Monaten blondierte ich meine Haare nicht mehr. Allmählich setzte sich meine Naturhaarfarbe »Kackbraun« durch. Ich kam rüber wie ein Küken, das man aus Versehen in Kaffee getaucht hatte. Mehr als das störten mich jedoch die Haarverlängerungen. Eines Morgens zeigte ich Ego den Mittelfinger, ging schnurstracks zum Friseur und entledigte mich aller Extensions.

Nach dem ersten Schock über all die echten Haarbüschel, die sich mit den Kunststrähnen vermischten und nun den kompletten Fußboden bedeckten, schaute ich in den Spiegel und stieß einen lauten Schrei des Entsetzens aus. Meine übriggebliebenen Haare waren dünner als die vom alten Honecker, weshalb ich mir kurzzeitig überlegte, die Aufmerksamkeit stilgerecht mit einer Honecker-Brille auf meine Augen zu lenken. Oder gleich Haarteile zu benutzen. Dann aber beschloss ich, die Sache durchzuziehen. Meine Haare waren zwar ausgedünnt und kaputt, aber in ein paar Monaten würde sich das sicher geben. »Mehr Mut zur Hässlichkeit«, dachte ich mir und zog das Hochstecken dem Honecker vor.

Was für viele nicht besonders spektakulär klingt, war für mich ein riesiger Schritt – in die richtige Richtung!

Ella machte parallel das Gleiche durch. Ihr Grund zu diesem Entschluss war ebenso natürlichen Ursprungs, denn Ella war schwanger. Als zukünftige Mama wollte sie auf Extensions, vor allem jedoch auf die böse Blondierung verzichten. Ihrer Schönheit tat das keinen Abbruch. Eigentlich war sie schöner denn je.

Ich war nicht schwanger. In meinem Bauch saß bloß Mia, wenn auch minimal klein und unauffällig, aber sie war noch immer da. Jeden Tag verklickerte sie mir, wie einfach ich meine Eifersuchtsprobleme doch loswerden, sprich wegkotzen könne. Ich widerstand, auch wenn es mir nicht immer leichtfiel.

Andy und Andrea steckten noch immer in ihrem gemeinsamen Projekt. Allerdings hatte ich Andrea inzwischen kennengelernt, wenn auch nur am Telefon. Sie war wirklich sehr nett – total offen und unsagbar ehrlich, was es fast schon unmöglich machte, weiterhin eifersüchtig auf sie zu sein. Aber für jemanden, der den Großteil seines bisherigen Lebens Essen in sich hineinund aus sich herauskatapultierte, schien fast nichts unmöglich zu sein.

So kam der Februar des Jahres 2005 und damit auch die Berlinale. Andy flog nach Berlin, dienstlich natürlich. Prompt regierten mich nur noch Gedanken der Eifersucht. Ich konnte an nichts anderes denken als an schöne junge Schauspielerinnen mit prachtvollen Haaren, die meinen Freund anbaggerten, während er dabei was auch immer tat.

»Kotz diese Gedanken einfach raus! Das hilft. Wirklich«, wisperte Mia, während ich mich eines trüben Wintermorgens auf den Weg ins Büro begab. Ich verdrängte den Gedanken sofort. Das durfte ich meinem Körper nicht wieder antun.

»Du hast keine andere Wahl, als es heute zu tun«, setzte Mia nach. »Für diesen Zweck hält eure Kantine auch im Winter eine Riesenauswahl an Eiscreme bereit. Nichts lässt sich leichter erbrechen als Eis.«

Ja, die Kalorienbomben unserer Kantine sprachen wirklich eine eigene Sprache. Das galt auch für bestimmte Kolleginnen, die sich penetrant daran bedienten – und mir kurz darauf mit erschöpftem Gesichtsausdruck auf dem Klo begegneten. Nein, in diesen Kotzkreis wollte ich nie mehr eintreten.

Auf der anderen Seite … einmal war doch eigentlich keinmal, oder?

»Ganz genau, einmal ist keinmal! Nimm Stracciatella!«, rief Mia.

»Oje, oje, ich brauche Hilfe, sonst kotze ich gleich wirklich!«, dachte ich, während ich schnaubend vor Eifersucht durch den Agenturflur lief.

Wie durch ein Wunder wurden meine Hilferufe erhört. Oskar, einer unserer IT-Jungs, poppte wie ein Ausrufezeichen vor mir auf und reichte mir eine Tasse Baldrianwurzel-Tee.

»Igitt!«, schrie Mia, wobei nicht klar war, ob sie damit den Tee oder Oskar meinte.

»Du siehst so gestresst aus. Dieser Tee wird dir helfen«, sagte Oskar. Er war in unserer Firma auch als Öko-Oskar bekannt, da man ihn immerzu zwischen den Regalen kleiner Bioläden erspähte.

»Danke«, sagte und dachte ich gleichzeitig. Ihn hatte mir das Schicksal wirklich im passendsten Moment geschickt. Ich nippte an der Tasse. »Schmeckt gut. Wo kommt der her?«

»Aus ökologischem Anbau«, antwortete Oskar. Strahlend stand er in seinem hellbraunen Strickpulli vor mir.

»Sag mal, Oskar, trägst du sogar ökologische Klamotten?«, fragte ich mit einem Blick auf seine verwaschene braune Baumwollhose. Oskars naturnahe Kleidung und sein eingecremtes helles Gesicht schenkten ihm den Look einer frischgepflückten Kastanie.

»Alles! Alles, was ich esse, trage, creme, trinke – einfach alles stammt aus ökologisch korrektem Ursprung.«

»Warum?«

»Weil ich dann länger und glücklicher lebe.«

Glücklich war er, das sah man ihm an. Lang auch – die Zwei-Meter-Marke knackte er garantiert.

»Glaubst du etwa, das moderne Essen bringt uns um?«, fragte ich irritiert.

»Ja!«

»Aber die Lebensmittel werden doch heute streng auf Bakterien und Schadstoffe untersucht, oder? Die sind doch schon fast steril!«, entgegnete ich und dachte an meine bakterienfreie Oma.

»Leider nein. Warum sonst gibt es andauernd diese fiesen Fleischskandale?«

»Die interessieren mich nicht. Ich esse kein Fleisch«, konterte ich.

»Ich auch nicht. Aber was die Essensmafia tut, interessiert mich trotzdem. Die Lebensmittelindustrie hat zu viel Macht. Die vertuschen ihre verbrecherischen Aktionen, und kaum einer unternimmt etwas dagegen. Der Verbraucher ist ja heute zum wehrlosen Versuchskaninchen geworden. Und wir zahlen auch noch für diese Machenschaften!«

»Pssst!«, zischte eine Kollegin und warf Oskar ein Kaubonbon an den Kopf. Zufälligerweise war es gerade sie, die mir erst gestern mit Eis in der Kantine und anschließend mit geröteten Augen auf dem Klo entgegenkam.

»Lass uns nicht hier darüber reden. Wenn es dich interessiert, dann treffen wir uns einfach nach der Arbeit«, raunte Oskar mir konspirativ zu. Tatsächlich weckten seine Verschwörungstheorien mein Interesse, und zwar so sehr, dass mein Eifersuchtsfrust abnahm.

Wir trafen uns noch am selben Tag auf einem wenige Kilometer entfernten Gutshof, der logischerweise nur Bioprodukte anbot. Ich hatte mir bis dahin bereits viele Gedanken zu Oskars Aussagen gemacht. Modernes Essen war eine Qual? Modernes Essen rein- und auf selbigem Wege wieder rauszuwürgen war für *mich* eine Qual. Aber alle Esser als Versuchskaninchen zu bezeichnen schien mir doch sehr überzogen.

Geduldig erklärte mir Öko-Oskar seine Sicht der Dinge: Modernes Essen sei keine direkte Qual, sondern ein schleichender Prozess, der viele Quälereien nach sich zöge. Oskar erwähnte unzählige Krankheiten, die erwiesenermaßen auf den Genuss bestimmter moderner Lebensmittel zurückzuführen seien. So erfuhr ich erstmals von Zitronensäure, dem wahren Karies-Verursacher; von Pflanzenschutzmitteln auf Obst und Gemüse, die erwiesenermaßen Krebs auslösten; von Lebensmittelfarben, die das Gehirn verrücktspielen ließen; und von fiesem Etikettenschwindel. Bei vielen Herstellern ginge es, so mein neuer Öko-Freund, schon lange nicht mehr um Qualität, sondern einzig und allein um Quantität. Je billiger die Zutaten, desto höher der Gewinn! Selbst Kinderarbeit auf den Kakaoplantagen der Elfenbeinküste werde für »cheap chocolate« in Kauf genommen.

»Ist ja wirklich zum Kotzen«, meinte Mikro-Mia. »Vielleicht verstehst du jetzt, warum ich dich gerade bei deinem Schokoladenkonsum immer wieder ans anschließende Erbrechen erinnert habe.«

»Klar, deshalb hast du mich ja auch vorher zum Vertilgen genötigt«, zickte ich in Gedanken.

Oskar sprach indes weiter. Seine Offenbarungen waren so krass, dass ich erschrak, denn in den letzten Jahren hatte ich mir Dinge, die er als Sondermüll betitelte, in Massen reingezogen.

»Und dank mir wieder rausgekotzt«, wisperte Mia.

»Ich traue nur noch kleinen Bioläden oder Selbstversorgern«, sagte Oskar, während wir über das verschneite Gut schritten. An der Brottheke angekommen, erschrak ich erneut. Die Brötchen kosteten das Dreifache dessen, was ich vom Supermarkt gewohnt war.

»Das müssen sie auch. In kaum einem Land ist das Essen derartig billig wie bei uns in Deutschland. Wirklich! Das kommt davon, dass die Leute bereit sind, miese Qualität in sich hineinzustopfen.« Und in meinem Fall größtenteils wieder erbrachen. Dass die Bulimie auch noch etwas mit meinem Vaterland zu tun haben könnte, hätte ich nie gedacht. Auf der anderen Seite erklärte dies aber auch, warum ich mir das Kotzen selbst mit dem niedrigsten Gehalt noch leisten konnte. Mia wollte gerade die Nationalhymne anstimmen, als Oskar zum Glück fortfuhr: »Aber hier, an so einer Theke, bekommst du Dinge, die ihr Geld auch wirklich wert sind.« Er klang wie ein Grünen-Politiker im Wahlkampf und kaufte mir sogleich ein Brötchen. Ich staunte: Das kleine Teil war schwer wie ein Stein. Oskar erwähnte »Backhilfen«, die nicht nur aus Minibrötchen Maxibrote mit neunzig Prozent Luftinhalt machten, sondern anscheinend auch die Bäuche ihrer Esser aufblähten. Zudem konservierten sie für die Ewigkeit. Sollte das stimmen, würde dies meinen ewigen Speckbauch ganz neuartig begründen.

»Stimmt nicht«, flüsterte Mia.

»Das Gemeinste ist: Diese Backhilfen werden nicht mal auf der Zutatenliste erwähnt«, sagte Oskar.

»Wem kann man da überhaupt noch trauen?«, fragte ich.

»Dieses Brötchen hier ist jedenfalls giftfrei«, sagte er aufmunternd, während ich in meine erste Biosemmel biss. Voller Ehrfurcht kaute ich das wertvolle Teigprodukt, ganz so, als wäre es weltteuerster Kaviar. War das jener Essensgenuss, an dem es mir all die Jahre gemangelt hatte? Tatsächlich hatte ich erstmals das Gefühl, gute Kalorien gelangten in meinen Körper. In meinen »verseuchten« Körper?

»Das hier ist Nahrung – das aus dem Supermarkt ist Müll!«, rief Oskar.

Eins war klar, in Oskars ökologischer Ernährungsschule hätte ich mir für meine bisherige Lebens- und Essensweise eine Sechs redlich verdient. Ich packte den Rest des wertvollen Brötchens wieder in die Tüte. Dieses tolle Stück Natur war eindeutig zu schade für mich.

»Wenn ich mich bis heute immer konventionell ernährt habe, lohnt es sich dann überhaupt noch, auf Bio umzustellen?«, fragte ich unschlüssig.

»Dafür ist es nie zu spät. Dein Körper wird es dir danken. Das Gift hast du schon in ein paar Jahren wieder ausgeschwemmt«, munterte Oskar mich auf.

Flugs kam mir die Polarität in den Sinn. Mit dem guten Essen verhielt es sich also genauso wie mit den positiven Gedanken: Für die Veränderung war es nie zu spät!

Damit brachte ich eine heftige Diskussion in Fahrt.

Bauchgefühl: »Tu Gutes, und iss Gutes!«

Ego: »Sieht Diana aus, als hätte sie im Lotto gewonnen? Wie soll sie denn diesen Biowahnsinn finanzieren?«

Bauchgefühl: »Wer Gutes isst, braucht weniger!«.«

Mia: »Wenn sie nur noch Bio und weniger isst, wird sie niemals wieder kotzen können. Dann hat sie gar kein Ventil mehr für ihren Frust.«

Bauchgefühl: »Welchen Frust?«

Danke, Mia! Die beknackte Krankheit hatte mir soeben das beste Argument für meine Nahrungsumstellung geliefert.

Ich kaufte mir also meine ersten Bioprodukte – wir schrieben das Jahr 2005, früh war ich damit ohnehin nicht dran, Biocornflakes, Biomilch, Biobrot, Biokäse, Biokekse, Bioschokolade, eine Bioavocado und drei Bioäpfel. Oskar warf mir beim Hinausgehen noch fünf Karotten in meine braune Papiertüte: »Hier, damit du mal siehst, wie echte Karotten schmecken.«

»Der Typ ist so peinlich!«, lästerte das Ego.

Ich fand das nicht. Oskar war in Ordnung. Auf seine Art – auf seine ökologisch korrekte Art.

Nie zuvor hatte ich mir in so kurzer Zeit so viel brauchbares Wissen angeeignet. Daheim angekommen, sortierte ich mein gesamtes Chemieessen aus und schenkte es der Nachbarin, die es gerne annahm. Ich erklärte ihr zwar, dass sie auf diese Weise zum menschlichen Sondermüll werden würde, sie aber hatte mehr Interesse an meinen giftigen Kalorien als an meinem gutgemeinten Geschwätz. Egal, ich hatte meine Entscheidung getroffen. Ab sofort sollte mein Kühlschrank nur noch Bio beherbergen.

Abends erreichte ich Andy – im Taxi zwischen zwei Berlinale-Partys – und erzählte ihm von meinem biologischen Nachmittag. Zu meiner Überraschung antwortete er: »Was meinst du, was ich bei Andrea zu essen bekomme? Das ist wirklich das Beste, was wir für uns tun können.«

»Ist Andrea etwa auch ein Öko?«, fragte ich.

»Diana, hör auf mit den Schubladen«, mahnte er. »Andrea ist den Krebs mitunter auch durch ihre Nahrungsumstellung losgeworden. Schau doch mal in ihr Buch.«

Das Buch, das Andrea über ihre Krebserkrankung geschrieben hatte, lag auf meinem Regal, weil Andy meinte, so würde ich Andrea noch besser kennenlernen. Bisher hatte ich dieses ungewöhnliche Kennenlernangebot undankbar abgelehnt, nun nahm ich das Buch mit einem Seufzer zur Hand und fing an, darin zu blättern. Tatsächlich, auch Andrea hatte ihre Nahrung komplett auf Bio umgestellt – sogar auf eine biologische Fünf-Elemente-Küche, was auch immer das war.

Am nächsten Morgen erzählte ich Öko-Oskar davon. Er war – wie scheinbar jeder Mann – sehr angetan von Andrea. »Wenn du gleich mit der Umstellung auf Bio beginnst, dann entgehst du den schlimmen Krankheiten sogar im Voraus«, meinte er, so überzeugt wie ein Vorwerk-Vertreter von seinem Staubsauger. Ich hustete. Meine heutige Erkältung hatte das biologische Brötchen vom Vortag leider auch nicht verhindern können.

»Bin gleich wieder da!«, rief Oskar und rannte aus dem Firmengebäude. Er kam mit einer grünlich weißen Pflanze zurück, die er mit kochendem Wasser übergoss. »Das wird dir helfen«, sagte er und reichte mir eine Tasse des grünlichen Getränks. Brav trank ich davon, auch wenn es scheußlich schmeckte.

»Was ist das? Und wo hast du das so schnell herbekommen?«

»Spitzwegerich. Wächst da unten am Straßenrand.«

Ich hustete, diesmal wegen eines leichten Ekelanfalls. Unmittelbar neben unserem Firmengebäude verlief die Hauptstraße, die zu Recht den Namen »Hundeklo« trug. In meinem Getränk befanden sich mit ziemlicher Sicherheit mehr Abgase und Hunde-Urin als Hustenwirkstoffe. Doch Oskar lächelte so stolz und heilpflanzenverliebt, dass ich ihm zuliebe die ganze Tasse hinunterkippte.

Von nun an wollte ich jede Mittagspause mit Oskar verbringen. Wir waren wirklich auf einer Wellenlänge. Die Kollegen lachten und tuschelten, weil es wohl optisch gesehen kaum unterschiedlichere Menschen als uns geben konnte. Zwar war ich keine Plastik-Blondier-Barbie mehr, aber gänzlich konnte ich auf mein Styling noch immer nicht verzichten. So gab es wohl ein lustiges Bild ab, wenn ich in Highheels und Etuikleidchen mit Jute-Oskar durch die Bioläden klackerte. Bio war damals noch nicht so schick wie heute, der Bioboom fing gerade erst an. Folglich fiel ich optisch ein wenig aus der Reihe, fast wie ein Geschäftsmann, der sich mit Anzug und Aktenkoffer in der Wüste Gobi verlaufen hatte und in einer Oase nach einem Espresso verlangte. Auch meine Ahnung vom ganzheitlichen Leben war zu diesem Zeitpunkt äußerst bescheiden. Aller Anfang ist schwer. Dass es kontrolliert Natürliches bald schon sogar im Discounter geben sollte, hätte ich zu diesem Zeitpunkt niemals für möglich gehalten. Vielleicht mit Recht?

Rückfallrisiko

Meine Kollegen und Ella konnten meine plötzliche Bio-Euphorie, gepaart mit meinem neuen Alm-Öhi-Kumpel, so wenig verstehen wie einen Winterurlaub am Nordkap. Ich nahm es hin. Ja, zum ersten Mal war ich nicht auf das Okay meiner Mitmenschen angewiesen. Noch besser: Die Meinung meiner Mitmenschen ging mir tatsächlich am Allerwertesten vorbei. Auch das war ein großer Schritt auf dem Weg meiner Veränderung.

Als ich meinen ersten zaghaften Blick in Richtung der biologischen Kosmetik warf, fiel mir eine weitere Veränderung an mir auf. Ich hatte mich seit drei Tagen dermaßen mit Öko & Co. beschäftigt, dass ich gar nicht mehr dazu kam, eifersüchtig auf meinen Berlinale-Partner zu sein. Und in der Folge kam mir auch wieder in den Sinn, dass die Bulimie am Ende doch »bloß« eine Sucht sei, von der ich mich mittels anderweitiger Beschäftigung ablenken konnte – ganz einfach, indem ich mein Leben komplett auf wichtigere Themen lenkte, zum Beispiel auf gesunde Ernährung. Sollte vielleicht doch ein Leben in dauerhafter Ablenkung meine persönliche Kotzlösung werden?

»Das kannste vergessen, wir haben noch ein Thema miteinander«, quiekte Mias Stimme. Gut, dass sie das sagte, denn damit war klar: Irgendwann musste ich meine Probleme – die Bulimie und den Selbsthass – aktiv angehen, denn nur dann konnte ich sie verstehen, akzeptieren und in der Folge loswerden; da war das, was auf meinem Block stand, durchaus stimmig. Mein Bauchgefühl versicherte mir, dass eine Umstellung auf Bio bereits ein Schritt in die richtige Richtung war – weg von den bösen, hin zu den guten Kalorien. Und Oskar als Mentor beantwortete all meine brennenden Fragen zu gesunder, wertvoller, fairer und »echter« Ernährung. Doch Oskar war auch ein Mann. Ein Mann, der weder unter Selbstzweifeln noch unter einer lebensbedrohenden Kotzsucht oder sonst einer Krankheit litt.

Mit Oskar konnte ich über gesundes Essen, nicht aber über die ungesunde Bulimie, meinen Selbsthass oder negative Gedanken sprechen. Das konnte ich auch nicht mit Ella, die mich mehr denn je für einen Spinner hielt (»Säurehaltige Bonbons? Klar doch, sicher eine Verschwörung der CIA!«). Und seit seinem Wutanfall konnte ich das auch nicht mehr mit meinem Freund.

Eigentlich gab es nur eine Lösung: Weg von der Eifersucht, hin zu Andrea. Ich griff zum Telefon und rief sie an. Dann ging alles ganz schnell. Ich erfuhr von Andreas Lebenswandel, von ihrer Nahrungsumstellung, aber auch einiges über ihre Intuition, die Kraft der Liebe und die Stärke von wachsendem Vertrauen. So komisch es auch war, die Parallelen zwischen uns waren nicht zu übersehen: Auch Andrea führte einst ein oberflächliches, unechtes Leben, wenn auch vor ihrer Erkrankung – mit flüchtigen Freundschaften und nichtssagenden Beschäftigungen. Kaum etwas war dabei, das ihrem wahren Ich entsprach, nicht einmal ihr Job. Erst mit der Diagnose »Krebs« änderte sich alles. Andrea schaffte sich ein komplett neues Leben und wurde dafür mit ihrer Gesundheit belohnt.

Nachdem wir uns eine gute Stunde ausgetauscht hatten, fühlte ich mich so verstanden und erleichtert wie nie zuvor. Ich war voller Hoffnung, mein Leben nun in eine positive Richtung lenken zu können. Ich war dankbar dafür, dass Ella mich im Café hatte sitzenlassen und ich so auf Andy getroffen war. Froh, dass Andy Andrea in mein Leben geholt hatte. Und ebenso froh, Oskar zu kennen. Vor allem aber war ich verliebt. Auch wenn mein Traummann noch immer auf der Berlinale verweilte.

Erst jetzt fiel mir ein, dass ich seit zwei Tagen nichts mehr von ihm gehört hatte. Voller Freude rief ich ihn an, auch, um von meinem tollen Gespräch mit Andrea – und meiner verflogenen Eifersucht – zu berichten.

Andy hatte leider keine Zeit. Zumindest nicht für mich. Er war gerade in einem Taxi unterwegs. Und zwar nicht allein, denn im Hintergrund erschallte lautes Mädchengekicher. Ich schluckte. Auch, weil Andy sichtlich angeheitert war: »Di, was, na, hicks, geht jetzt nit. Bin kurz vorm Po… Po… hihi, Potsdamer Platz. Haha. Kann nicht telefonieren. Ruf morgen an! Ciao! Haha. Hihi.«
Dann legte er auf.

Mir sagte einmal jemand, dass der Betrunkene sagt, was der Nüchterne denkt. Wohl auch ein Grund, warum ich bis heute keinen Alkohol anrühre. Andy hatte mir mit wenigen Worten klargemacht, dass ich ihm gerade am Po beziehungsweise am Potsdamer Platz vorbeiging. Mit einem Mal fielen all die Freude, all die Euphorie und all das Glück von mir ab wie Blätter im Herbststurm. Ego meldete sich:

»Der hat gar keine Andrea, der hat eine andere.«

Mia: »Scheiß drauf! Dann kotz halt mal Biozeug! Aber kotze, sonst kommst du damit nicht klar! Tu es!«

Ego: »Tja, was willst du auch sonst tun?«

Wie ferngesteuert lief ich zum Kühlschrank, stopfte alles Mögliche im Eiltempo in mich hinein, während mir dicke Tränen die Wangen hinunterliefen. War es wieder so weit? Sollte ich heute wirklich kotzen? Nur weil ich Angst hatte, dass Andy mich mit irgendeiner unbekannten Filmfrau hinterging?

Kurz überlegte ich, es anders zu machen. Ich legte den zehnten Biokeks beiseite, griff zum Telefon und rief Oskar an, fest entschlossen, ihm alles über die Bulimie zu erzählen. Oskar war der Einzige, der mich jetzt noch vom Reihern abhalten konnte – beziehungsweise es bestimmt getan hätte, wenn er in Reichweite seines Telefons gewesen wäre. Leider klingelte ich ins Leere. Wie anschließend auch bei Ella.

»Kotzen!«, diktierte Mia. Und das tat ich dann auch. Ich erbrach teures, wertvolles Bioessen. Natürliches Naturgut.

Was war mit all dem Lernen, dem neuen Bewusstsein? Wo war meine ach so tolle Veränderung?

Nachdem ich mich voller Scham ins Bett gelegt hatte, vernahm ich Mias wieder lauter gewordene Stimme: »Braves Kind, jetzt ist alles gut. Andy liebt nur dich.«

Im selben Moment poppte eine SMS von Andy auf: *Sorry, mein Schatz, hatte heute etwas zu viel getrunken, schlechten Empfang und viel Stress mit den Leuten hier. Ich liebe Dich! Dein Andy.*

Mehr traurig als beruhigt schlief ich schließlich ein.

Am nächsten Morgen wurde ich von einem schlechten Gewissen sondergleichen geweckt. Ja, ich hatte es wieder getan. Ich hatte gekotzt. Gold gekotzt. Ich schämte mich in Grund und Boden. »So etwas darf ich nie wieder tun!«, rief ich mir selbst laut zu, »Das war ein einmaliger Ausrutscher. Einmal ist keinmal – ganz sicher!«

»Nein, du wirst es wieder tun«, antwortete Mia.

Krank vor Angst

Tatsächlich bekam ich es mit der Angst zu tun. Angst, wieder zur Kotztante zu werden und mich doch noch ins Grab zu würgen.

Ja, ich wusste, dass Angst der falsche Weg war, aber welcher der richtige war, wusste ich auch nicht.

Ich schaute gerade in meinen Block, als sich mein Bauchgefühl meldete: »Lerne endlich, auf dein Herz zu hören!«

Verdammt noch mal! Ging es vielleicht ein bisschen konkreter?

Da schickte es das nächste Signal: »Erkenne endlich, was du wirklich willst!« Puh – jetzt reichte es langsam …

»Klammer dich nicht länger an deine Probleme, dann erkennst du auch dein wahres Spiegelbild wieder!«

Wie viele dieser Kalenderweisheiten wollte mir mein Bauchgefühl eigentlich noch andrehen?

Aber gut. Genervt und trotzig stellte ich mich wie ein Idiot vor den Spiegel. Ich sah in mein Spiegelbild, während ich krampfhaft versuchte, nicht an meine Probleme zu denken, vor allem nicht an Mia und meine Komplexe. Und wie immer erkannte ich überhaupt nichts – schon gar nicht mich selbst.

»Mach weiter! Nicht aufgeben!«, signalisierte mir mein Bauch.

Kein Wunder, dass Ella mich für bescheuert hielt – wer stellte sich normalerweise schon vor den Spiegel, bloß weil es das eigene Bauchgefühl empfahl? Doch ich blieb stehen. Nach gut zwanzig Minuten schnappte ich dann wirklich über, denn ich begann, mir seltsame Fragen zu stellen.

»Warum bist du so?«, fragte ich mein Spiegelbild. »Warum kannst du dich nicht leiden? Warum vertraust du deinem Freund nicht? Warum entscheidest du nichts? Warum bist du nicht konsequent? Warum stellst du es in Frage, wenn Menschen dir etwas Gutes tun wollen? Warum kannst du nichts genießen? Warum lebst du ein Leben in Qualen?«

Nun sah ich mich. Es war, als schaute ich durch meine äußere Hülle hindurch und erkannte etwas Neues: Ich war mehr als Optik, mehr als ein in Klamotten gehüllter Körper, gekämmtes Haar und gute Laune heuchelndes Gesicht. Nein, da war mehr – da war eine Wärme, eine Kraft in mir. Etwas, das man kaum in Worte fassen kann.

Spiegelbild und ich begannen zu zittern. Kurz darauf brach der ganze Frust aus mir heraus, und ich heulte wie ein Schlosshund. Es fühlte sich aber nicht niederschmetternd an, im Gegenteil, es war sehr erlösend, ganz so, als würde mit jeder Träne etwas Negatives von mir abfallen.

Mein Bauch schickte mir ein beruhigendes Gefühl.

»Wenn du jetzt noch reiherst, dann geht's dir noch besser«, meldete sich die Bulimie. Das Ego schwieg indes. Der hässliche Kerl verstummte genau dann, wenn mein Problem ihn betraf. Das wunderte mich nicht. Und es wunderte mich ebenso wenig, dass mein Kotzausrutscher den Heißhunger zurück in mein Leben gebracht hatte. Die Bulimie war wieder gewachsen und hatte mehr Macht über mich, als mir lieb war. So einfach ließ sie sich nicht abschütteln oder gar vorm Spiegel wegheulen. Leider!

Dennoch, ich wusste mir zu helfen, wenn auch nicht besonders gut. Gelangte ich erneut an meine psychischen Grenzen und Mia an den Steuerknüppel meiner Gedanken, griff ich sofort zur Notlösung, die sich Ablenkung nannte: Ich zog mit Oskar um die ökologischen Kaufhäuser, lieh mir seinen Hund für ausgiebige Spaziergänge oder lenkte mich mit sonstigen Bio-Thematiken ab – so lange, bis die Gedanken ans Kotzen wieder verschwanden. Zwar hatte ich erkannt, dass Ablenkung keine Dauerlösung war; ich wusste ja, dass ich das Thema Bulimie noch an seinem Schopfe packen musste, um es endgültig aus meinem Leben zu streichen. Aber genau davor sträubte ich mich. Sie war einfach sehr stark, die Macht der Gewohnheit. Ebenso wie die Angst vor der Veränderung.

Doch ob ich es wollte oder nicht, die Veränderung war bereits im Gange. Ich interessierte mich nicht mehr für Blondierungen oder Botox, sondern für Bio und Bücher – Aufklärungsbücher, wohlgemerkt, die mich hinter die schillernde Fassade der scheinbar steril-sauberen Lebensmittelbranche führten. Prompt verwandelte sich der ehemalige Extension-Freak in einen erstklassigen Essensverderber: »Ob ihr dieses nährstofffreie Baguette oder Papier esst, kommt aufs Gleiche raus!« oder »Wenn du deine Zähne noch drei Jahre tragen möchtest, dann verkneif dir diese Bonbons besser!« waren noch meine harmloseren Tipps an meine arglose Umgebung. Als ich in der Kantine einen Vorgesetzten freundlich darauf hinwies, besser keine Dinge zu essen, für die Werbung gemacht werde, hatte ich für einen Moment vergessen, dass mein Arbeitgeber eine Media-Agentur war.

»Sei etwas vorsichtiger«, mahnte Oskar, der neben mir saß.

Und er hatte recht: Der Holzhammer war auch im Guten nicht immer das Mittel der Wahl, ganz einfach deshalb, weil die Knüppelmethode negativ war. Hach, diese Polarität!

Meine schwangere Freundin Ella stieß unbewusst ins gleiche Horn: »Ach Diana, wir beide sind halt schon immer extrem gewesen. Jetzt bin ich extrem schwanger, und du bist extrem biologisch.«

O ja! Wer sich Essen in extremem Maße einverleibte, um es auf noch extremere Weise wieder loszuwerden, der hatte offenbar auch sonst eine extreme Herangehensweise an die Themen seines Lebens. Alle Essstörungen gehen nämlich auf ihre Art in extreme Richtungen: extreme Ablehnung, extremer Verzicht, extreme Verschwendung, extreme Hassliebe zum eigenen Körper, extreme Stimmungsschwankungen, extreme Kontrollausübung – und ein gewisser dysfunktionaler Perfektionismus gehörte wohl auch dazu.

Ein Blick in meinen Block sagte mir, dass auch das Extreme einseitig negativ war, denn es hinderte mich daran, in meine goldene Mitte zu gelangen. Auf diese Weise stand es meiner Gesundung im Weg. Folglich konnte all das, was extrem war – selbst extrem gesundes Essen –, mich auf Dauer nur aus der Bahn werfen.

Moment: Bedeutete das nicht, dass extrem gesundes Essen mich auf Dauer sogar krank machte? Wie paradox war das denn?

»Es ist wirklich so«, meinte Andy, als ich ihm abends ein besonders ökologisches Essen servierte und das auf mein extremes Dasein schob. »Denn deine Motivation hinter dem extrem gesunden Essen ist die falsche.«

»Welche ist es denn?«, wollte ich wissen.

»Die Angst.«

Nun fiel es mir wie Schuppen von den Augen. Alles Extreme, alles Zwanghafte, fand seinen Ursprung tatsächlich in den Ängsten. Die Angst vor bösen Kalorien machte aus mir einen extremen Erbrecher. Und die Angst vor ungesundem Essen machte aus mir einen extremen Öko. Auch das brachte mich letzten Endes aus dem Gleichgewicht, schließlich erbrach ich kurz darauf sogar ökologisches Essen, obwohl ich mich lange Zeit davor überhaupt nicht erbrochen hatte.

Der Unterschied zwischen Öko-Oskar und mir lag auf der Hand: Der gutgelaunte Oskar aß sein gesundes Biobrot aus einer positiven inneren Überzeugung heraus, und so tat es ihm gut. Die gleiche positive innere Überzeugung lebte auch Andrea. Auf diese Weise wurde Oskar nicht krank und Andrea wieder gesund. Ich hingegen hielt plötzlich alles, was kein Bio-Siegel trug, für schlecht und schlimm. Ich hatte keine positive innere Überzeugung, sondern negative Angst vor allem, was nicht bio war. Selbst wenn wir drei exakt die gleichen Lebensmittel zu uns nahmen, konnten diese bei mir nicht annähernd das bewirken, was sie bei Oskar und Andrea erreichten. Nein, ich war kein Öko aus innerer Überzeugung, sondern nur ein Möchtegern-Öko aus Angst. Ich Idiot!

»Selbstliebe statt Selbsthass!«, signalisierte mir mein Bauchgefühl – mal wieder im unpassendsten Moment. Schließlich war ich gerade dort angekommen, wo ich vor nahezu elf Jahren gestartet war: bei den »bösen Kalorien«.

Und doch, eine Sache war heute anders: Ich wusste, dass mein Hauptproblem nicht mehr die bösen Kalorien, sondern die Angst vor den bösen Kalorien war. Eine Angst, die nicht nur Bulimiker kotzen, Magersüchtige hungern und Sport-Anorektiker bis zum Umfallen laufen lässt, sondern auch zwanghafte Gesundesser (Fachbegriff: *Orthorexia nervosa*) zur tagelangen Überprüfung von Nährstoffgehalten nebst Vitaminzufuhren und der gedanklichen Aufspaltung von Lebensmitteln treibt. Und genau auf diese letztere Schiene bewegte ich mich gerade zu.

Von der Bulimie zur Orthorexie? Auf den Schock musste ich mich erst einmal unter die Dusche stellen – und erschrak erneut. Ich hatte an diesem Tag ja schon zweimal geduscht. Dass ich mir seit jeher bei fast jeder sich bietenden Gelegenheit die Hände oder eben auch den ganzen Körper wusch, hatte ich lange Zeit als normal angesehen. So wie es aussah, war aber wohl auch das ein psychischer Defekt. Scheiße – wie krank, ja, wie gestört war ich eigentlich wirklich?

Da schickte mir mein Bauchgefühl die Information, dass sich jeder psychische Defekt an den eigenen Ängsten maß.

»Gut, und wie werde ich diesen Angstberg nun los?«, fragte ich mich.

Mia: »Auskotzen!«

Ego: »Aufbrezeln!«

Bauchgefühl: »In Ruhe und Frieden liebevoll aus dem Inneren verabschieden.«

Nach dieser buddhistischen Bekundung lachten sich Mia und Ego schlapp, und ich verstand mal wieder Bahnhof: Verabschieden – o. k. Aber in Ruhe und Frieden? Liebevoll??

In den Tagen darauf wuchs der Druck. Erneute Angst vor einem weiteren Kotz-Rückfall machte sich in mir breit. Und ich entfloh ihr mit neuer Ernährungsfachliteratur, anstatt mich ruhig und friedlich damit auseinanderzusetzen.

Jene Flucht hatte sicherlich auch ihren Vorteil: So staunte der Mann, über dessen Aufrichtigkeit ich so oft staunte, über mein von Monat zu Monat wachsendes Lebensmittel-Fachwissen. Immer öfter holte Andy sich meinen Rat zu Ernährungsfragen. Dass dieses Fachwissen in Wahrheit nur eine Flucht vor der Bulimie war, verschwieg ich ihm. Die Bulimie war für ihn ohnehin passé, weil ich auch den Kotz-Rückfall für mich behielt. Der authentische Schöne und das schwindelnde Biest – das traf unsere Konstellation ganz gut.

Kurz nach unserem einjährigen Liebesjubiläum im Herbst 2005 hielt Andy mir dann eine Karotte unter die Augen und sagte: »Ab heute esse auch ich kein Fleisch mehr.«

Na, wenigstens veränderte sich einer von uns. Ich steckte meinerseits noch immer in der Kotz-Angst-Schiene, obwohl ich seit inzwischen sechs Monaten nicht mehr rückfällig geworden war. Meine Güte, warum fiel mir dieses Verändern bloß so schwer?

»Weil du eine blöde Bulette bist. Und deshalb wird dein Freund bald auch dich durch junges Gemüse ersetzen!«, lachte das Ego.

»Warum sollte er das tun?«, fragte ich.

»Weil du ihn belogen hast. Er denkt bis heute, dass du dem Römersport abgeschworen hast«, antwortete das Ego.

»Dabei wirst du es bald wieder tun«, meldete sich nun auch noch Mia.

War ich wirklich so blöd?

»Ja!«, sagten Ego und Mia einstimmig.

»Lerne endlich: SELBSTLIEBE STATT SELBSTHASS!«, signalisierte mir da plötzlich mein Bauchgefühl.

Aber wie denn, verdammt?

»Überwinde dich. Rede mit Andy über deine Ängste. Oder besuch eine Gesprächstherapie. Nur unternimm endlich etwas!«

So viel Klartext hatte mir mein Bauchgefühl schon lange nicht mehr geschickt. Es schien also ernst zu sein.

Aber was sollte ich tun? Mit Andy über meine Ängste reden? Ihm am Ende sogar meinen Berlinale-Bio-Brech-Vorfall beichten? Das konnte ich beim besten Willen nicht. Auch, weil er schon einmal sehr schroff auf meine – zugegeben grundlose – Eifersucht reagiert hatte.

Also blieb alles, wie es war. Zehn angsterfüllte Monate vergingen. Dann spitzte es sich zu.

»Verändere dich endlich, bitte!«, bettelte mein Bauchgefühl, als ich eines Tages nur noch Bruchteile davon entfernt war, wieder mit dem Römersport anzufangen.

»Okay«, sagte ich und beschloss, Öko-Oskar als Gesprächstherapeuten zweckzuentfremden. Nach der Arbeit trafen wir uns auf einen Spaziergang, aus dem dann aber nichts wurde. Stattdessen saßen wir auf einer Bank, wo ich meinen Wasserfall aus Worten und Seufzern auf Oskar einstürzen ließ. Aufmerksam und geduldig hörte er sich alles an – und »alles« war in diesem Fall wirklich alles. Nachdem er komplett über mein Leben und Leiden aufgeklärt war, bat Oskar mich, mehrmals tief durchzuatmen.

»Wie kann ich bloß meine Ängste loswerden?«, jammerte ich.

»Indem du dich ihnen stellst«, antwortete Oskar ruhig.

Ach ja! Kombiniert mit den Infos meines Bauchgefühls, ergäbe dies ein sich liebevoll zuwinkendes Gegenüberstellen, so lange, bis einer von uns in Ruhe und Frieden verschwinden würde. Und mir war schon jetzt klar, dass es meine Wenigkeit wäre, die hierbei den Kürzeren ziehen würde.

»Wie denn, Oskar? Jeden Tag habe ich Angst, dass es mich wieder überkommt, dass ich wieder über der Kloschüssel hänge. Und die Angst wird immer größer. Wie soll ich mich dem stellen?«, sprudelte es voller Verzweiflung aus mir heraus. Mein Limit war mal wieder erreicht. In meinem Hirn verlangte es unaufhörlich nach Frustkotzen.

»Unsere Gespräche, die Spaziergänge mit meinem Hund, das Essen aus ökologischem Anbau – das alles hat dir in den letzten Monaten doch schon geholfen, oder etwa nicht?«

»Ich weiß nicht. Ich sehe das gerade mehr als eine Art Ablenkung, eine Art Flucht. Oder denkst du, auf diese Weise stelle ich mich meinen Ängsten?«

»Hm, schwer zu sagen. Was sagt denn dein Bauchgefühl dazu?«

»Dass ich meine Ängste in Ruhe und Frieden liebevoll aus meinem Inneren verabschieden soll. Verrückt, oder? Wie soll das denn gehen?«

»Das ist nicht verrückt, das ist sehr weise. Tu es doch einfach.« Oskar hatte anscheinend einen besseren Draht zur Seele.

»Wie denn, Oskar, wie??«

»Lass es uns von der anderen Seite angehen. Was ist denn das Gegenteil von Angst?«

Gute Frage. »Mut?«

»Nein, Mut ist nur zusätzlicher Druck. Eine auf Druck basierende Angstüberwindung. Zwanghaft und maschinell. Nein, Mut ist es nicht.«

»Liebe?«

»Nein, sicher nicht!« Oskar schüttelte energisch den Kopf.

»Warum?«

»Weil du gleichzeitig jemanden lieben kannst, vor dem du auch Angst hast. Denk doch mal an Frauen, die zu ihren brutalen Ehemännern zurückkehren. Oder an Kinder, die ihre Eltern lieben, ganz gleich, was die mit ihnen auch anstellen. Nein, Liebe ist nicht das Gegenteil von Angst. Aber Liebe ist ein Helfer. Mit Liebe kannst du die Angst gut überwinden.«

»Gibt es also gar kein Gegenteil von Angst?«, fragte ich irritiert.

»Doch.« Oskar hatte sichtlich Spaß an unserem Rätselraten. »Diana, das Gegenteil von Angst kann nur Vertrauen sein.«

Was für eine Antwort!

Mein Kopf reagierte sofort. »Frust-Kotzen!«, »Frust-Kotzen!« – all diese Gedanken wurden plötzlich leiser, während sich das Wort »Vertrauen« auf ein großes Plakat in meinem Hirn schrieb, auf dessen linker Seite ein weinender Tim stand, umrahmt von nackten Frauen, über ihm eine Sprechblase: »Bitte vertrau mir!«

»Wenn du dich akzeptierst, mit all deinen Fehlern, und darauf vertraust, dass alles gut ist und wird, dann schaffst du es auch. Aber auch nur dann!«, sagte Oskar.

»Zuerst muss ich mich akzeptieren?«

»Ja, das ist wichtig. Nur dann empfindest du Selbstliebe. Die Selbstliebe ist dein Helfer beim Vertrauensaufbau – und gleichzeitigem Angstabbau.«

»Und wie mache ich das? Gerade jetzt, wo ich pausenlos ans Essen-Auskotzen denke, mich nicht mag und total frustriert bin?«

»So, wie es dir dein Bauchgefühl gesagt hat. Gönn dir Ruhe und ein friedliches Drumherum. Tu dir nur Gutes! So kommst du wieder mit dir ins Reine, fängst an, dich zu akzeptieren, und kannst beobachten, wie deine Selbstliebe zunimmt. Parallel baut sich auch dein Vertrauen auf, ganz von allein. Und ehe du dich versiehst, sind die Ängste weg.«

Der Öko-Oskar. Erklärte mir meine Bulimie-Überwindung so einfach und verständlich wie die *Sendung mit der Maus*.

Fakt war: Das Negative in mir hatte noch immer die Oberhand. Mir ging es nicht gut, weil ich es mir selbst nicht gut machte. Ich genoss weder mein Leben noch mein Essen, ja noch nicht einmal meinen Freund.

Doch nun – endlich! – hielt ich den Schlüssel zur Veränderung in der Hand, den Schlüssel zur Beendigung dieser andauernden Negativität: An allererster Stelle die Ruhe!

»Mensch, in dir steckt so viel Gutes, Oskar«, stellte ich abschließend fest.

»Na, dann lass uns mal schauen, was wir dir noch Gutes tun können«, sagte Oskar, während er an mir herunterblickte wie ein Künstler an seinem Erstlingswerk. »Vielleicht gönnst du dir mal ein paar bequemere Schuhe … und Make-up braucht deine Haut nun wirklich nicht. Aber das Wichtigste: Mach mal Urlaub!«

Gutes Stichwort. Meine Eltern hatten gerade eine Ferienwohnung in Norddeutschland erworben, an der Nordseeküste, weit ab von jeglicher Zivilisation, Großstadtstress und Alltagshektik – entweder, weil sie sich nun auch nach Ruhe sehnten, oder weil es ein Sonderangebot war. Dort, wo alles so ebenerdig ist, dass man schon morgens sehen kann, wer nachmittags zum Tee kommt, durften wir nun entspannen, wann immer uns danach war.

»Fahr doch mal hin«, meinte Oskar.

Mit dem Gedanken spielte ich wirklich. Doch just in dem Moment, als ich Urlaub beantragen wollte, wurden meine Hilfeschreie aus der Räucherkammer erhört.

»Da, wo Sie ab jetzt arbeiten werden, raucht niemand«, strahlte mir die freundliche Personalchefin unserer Agentur entgegen. Für mich Räucherfisch klang das schon fast wie Urlaub, weshalb ich meine Nordsee-Pläne umgehend auf die lange Seehund-Bank schob. »Und Frau Fey, Sie sind dann auch keine Assistentin mehr, sondern Mediasachbearbeiterin.«

»Wow«, ergötzte ich mich.

»Im Werbebereich Pharmazie«, ergänzte sie.

Nein, nein, nein!

Seit Monaten steckte ich nun schon in der Naturspur. Ich half mir mit Homöopathie, schluckte Globuli statt Schmerzmittel, nutzte Kräuterumschläge statt chemischer Salben. Und jetzt das: Medikamentenindustrie! Nicht nur mein Ego, sondern auch mein Herzensmann konnte sich vor Lachen nicht mehr einkriegen: »Sorry, Diana, aber eine Öko-Tante in der Pharma macht weniger Sinn als ein Eiswürfel in der Bratpfanne.«

Das wusste ich auch. Eine andere Wahl hatte ich trotzdem nicht. Im Gegensatz zu Andy war ich nicht selbständig, sondern vollends fest angestellt. Ich hatte wirklich keinen Mumm, meinen Job erneut zu wechseln oder gar aufzugeben.

»Vertrauen, Vertrauen«, mahnte mein Bauchgefühl.

Aber wie? Die Chancen auf dem Arbeitsmarkt waren schon lange nicht mehr das, was sie einst versprachen. Ich konnte froh über meinen unbefristeten Arbeitsvertrag sein.

»Liebe statt Hass! Vertrauen statt Angst!«, wiederholte mein Bauchgefühl.

Darauf konnte ich nicht eingehen, denn ich hatte einfach riesige Angst davor, keinen besseren Job zu finden. Und dank dieser Angst klammerte ich mich an mein neues, extrem negatives Aufgabengebiet. Ich blätterte mich durch eine urologische Fachzeitschrift und fand dort nicht nur die bildliche Darstellung einer Vasektomie (Sterilisation des Mannes) zum Kotzen.

Sogar Öko-Oskar verzweifelte allmählich an mir. »Wenn du so weitermachst, wirst du wieder rückfällig. Hab doch mal Vertrauen, irgendetwas wird sich schon ergeben – wenn nicht sogar etwas viel Besseres. Ich schick gerade ein paar Bewerbungen ab. Tu das doch auch!«

Ich machte stattdessen nur ein trauriges Gesicht. Das konnte ich besonders gut, mindestens so gut wie das Jammern. In der

Folge jammerte ich auch noch Ellas Ohren zu, wenn auch nur über das Telefon.

»Ach Diana, der Job ist doch nicht so wichtig!«, stöhnte sie, während ihre Aussage durch ihr quakendes Söhnchen unterstrichen wurde. »Schlimmer ist das, was ich hier durchmache.«

»Was du mit deinem Kind durchmachst?«, fragte ich geschockt. Ellas Sohn Bert war gerade einmal zwölf Monate auf diesem Planeten – und schon war es für seine Mutter zuviel?

»Nein, mit dessen Oma, meiner Schwiegermutter. Bärchens Erzeugerin hängt hier jeden Tag rum, als hätte sie kein eigenes Zuhause. Und glaub mir, die hat echt 'nen Sprung in der Schüssel. In der Obstschüssel! In ihren Augen habe ich schon deshalb versagt, weil ich Kiwis in den Obstsalat schneide. Hallo?!«

»Klingt verdammt nach meiner neuen Chefin«, sagte ich und dachte daran, dass ebendiese Person mir erst gestern in einem Burgfrauenkostüm entgegengekommen war und gemeint hatte, meine kurzen Etui-Kleidchen seien von mir unpassend gewählt.

»Aber deine Chefin hast du nicht ein Leben lang an der Backe.«

Das stimmte. Auf der anderen Seite hatte auch niemand Ella zur Hochzeit mit André gezwungen. Sie hätte schon viel früher einsehen können, dass Bärchen bereits mit seiner Mutter den Bund fürs Leben geschlossen hatte. Zwangsweise erinnerte mich ihr schwiegermütterliches Belagerungsdesaster an ihren Tanten-Terror zu Teenagerzeiten, und dabei fiel mir auf, dass Ella sich in all den Jahren – trotz Kind – genauso wenig verändert hatte wie ich selbst. Und dann beichtete sie mir auch noch, dass sie gerne mal wieder essbrechen würde. Zugegeben, daran dachte ich in zunehmendem Maße auch.

»Du solltest jetzt wirklich dringend in Urlaub fahren«, sagte Oskar, als er mich vorm Eisfach unserer Kantine erspähte, »aber ganz allein. Ohne Ablenkung, Damit du endlich mal zur Ruhe kommst.«

Ich und ganz allein Urlaub machen? Ich und keine Action? Direkt von hundert auf null? Das konnte ich mir beim besten Willen nicht vorstellen. Und das klang irgendwie auch wieder extrem.

Ich sprach mit Andy darüber. Er hielt es zu meiner Überraschung ebenfalls für eine gute Idee. Und als er versprach, nach einer Allein-Woche nachzukommen, schwand das Extreme. Und so fuhr ich im Spätsommer 2006 in ein verschlafenes norddeutsches Städtchen, das einen willkommenen Kontrast zu meinem großstädtischen Alltag darstellte und mich an meine kleinstädtischen Wurzeln erinnerte. So gesehen war es eine Art »Back to the roots«.

In der Ruhe liegt die Kraft

Der hohe Norden mit seinen Eigenheiten sorgte (nebst meinem Alleinsein) tatsächlich dafür, dass ich zur Ruhe kam. Mit einem stinkenden Krabbenkutter schipperte ich übers Meer, sah mir Seehundbänke an, spazierte stundenlang am Wattenmeer entlang und saß abends mit einem Tee am Fenster. Es war mir egal, wie ich aussah oder was die wenigen Leute, die mir hier und da begegneten, über mich dachten. Und so traf ich ausnahmslos auf gutgelaunte Menschen. War das Zufall? Oder doch Polarität?

Die Zeit verging so langsam, dass sich ein Tag wie eine Woche anfühlte. Endlich kam ich dazu, mir »in Ruhe« Gedanken über mein bisheriges Leben zu machen. Und diese hielt ich fest, jetzt nicht mehr auf dem Schreibblock, sondern im Laptop. Dabei wurde mir immer klarer, dass ich – abgesehen von meinem Broterwerb – wirklich allen Grund zur Freude hatte. Ich war mit einem phantastischen Freund und einem gebildeten Bio-Buddy gesegnet, und meine Ernährung hatte ich auch umgestellt. Mein Leben hatte sich also bereits in eine gute Richtung verändert, und darauf konnte ich stolz sein.

»Ich bin jetzt stolz«, murmelte ich dreimal hintereinander in mich hinein. Stolz, allein in den Urlaub gefahren zu sein; stolz, mir Sorgen und Probleme von der Seele zu schreiben, anstatt sie zu erbrechen, und schließlich auch stolz, ein ökologisch korrektes Leben zu führen.

Doch halt: Verhielt ich mich wirklich ökologisch korrekt – oder noch immer ökologisch verrückt? Lange dachte ich darüber nach. Dann meldete sich leider wieder eine, die offenbar in dem Zusammenhang nicht fehlen durfte. »Die bösen Kalorien machen dich auch in Norddeutschland dick, fett und hässlich«, säuselte mir Mia zu. Selbst im wohlverdienten Urlaub spielte sie ihr ausgeleiertes Programm an mir ab. Doch diesmal durchschaute ich ihren Plan, der wieder einmal nur das Ziel hatte, Angst in mir zu schüren.

»Jetzt stelle ich mich der Angst!«, rief ich und öffnete … die Schranktüren. Die Schranktüren? Ich dachte nicht länger darüber nach, sondern tat einfach das, was mir mein Bauchgefühl vermittelte. Schon griffen meine Hände nach einem ungesunden konventionellen Schokoriegel, den meine Eltern zurückgelassen hatten. Behutsam öffnete ich sein glänzendes Papier.

»Schlechte Biobraut! Ökoverräter!«, spottete das Ego.

»Du weißt, der muss wieder ausgekotzt werden. Also such noch mehr davon, damit sich das Übergeben auch lohnt«, diktierte Mia.

»Danke für die Tipps«, sprach ich, ganz ohne Hintergedanken, Wut oder Frust. »Aber heute mach ich es anders.«

Dann biss ich in die kleine Sünde hinein. Ich schloss meine Augen und genoss den süßen Geschmack. Immer und immer wieder. Bis zum letzten Bissen. Und tatsächlich: Da war kein schlechtes Gewissen, und da war auch keine Angst vor konventionellem Gift oder bösen Kalorien zu spüren. Aber auch kein Hunger auf weiteren Süßkram. Es war einfach nur ein kurzer, purer Genuss – ohne Reue!

Ego und Mia verstummten, und ich legte mich zufrieden ins Bett.

Selbst am nächsten Morgen fühlte ich mich noch immer erleichtert. Im wahrsten Sinne des Wortes.

»Ich wusste gar nicht, dass Ängste dermaßen viel Gewicht haben«, erzählte ich Oskar am Telefon.

»Das haben sie«, bestätigte er mir. »Ein Traum, diesen schweren Ballast endlich loszuwerden, nicht wahr?«

»O ja!«

»Und? Weitest du deinen ökologischen Ansatz jetzt vom Essen auch auf alles andere aus?«, fragte er neugierig.

Daran hatte ich noch gar nicht gedacht. Doch es stimmte. Sich ökologisch zu ernähren war nur ein Teil des ökologisch korrekten Lebens. Ich dachte über mein heimisches Umfeld nach. Was davon konnte ich auf eine biologischere Schiene bringen? Mein klappriges Auto war bereits mit einem zweistelligen Alter, aber nicht mit einer Umweltplakette gesegnet. Ein neues, umweltfreundliches Auto konnte ich mir bei meinem mickrigen Gehalt selbst beim besten Biowillen nicht leisten. Den Verzicht auf Sinnlos-Fahrten schon eher. Und Ökokleidung? Nun ja … mit dem Gedanken, mir einen organischen Kartoffelsack überzuziehen, konnte ich mich bei aller Naturliebe auch nicht anfreunden, schließlich war ich eine Frau und kein runzliger Höhlenbewohner. Öko-Waschmittel stellten hingegen eine gute Alternative dar. Einiges war eben möglich, anderes nicht. Beziehungsweise noch nicht.

Bevor wir unser Telefongespräch beendeten, mahnte Oskar: »Gut, aber denk bitte daran: Tu es aus einer tiefen inneren Überzeugung, nicht unter einem extremen Zwang.«

Und genau diese Überzeugung wurde kurz darauf auf die Probe gestellt: Als Andy an die Küste nachkam und meine mitgebrachten Bioreserven allmählich ihr Ende fanden, stellten wir zu unserer Überraschung fest, dass Bioläden in jener Ecke Nordfrieslands, in der wir uns befanden, so selten waren wie Pinguine in der Karibik: Es gab überhaupt keine. Mein Vater lachte mich am Telefon aus und erwähnte mit lokalpatriotischer Stimme, dass im wunderbaren Norden »alles« biologisch sei und Bioläden deshalb unnötig seien. Ein Blick auf die E-Nummern in den Supermarktregalen bestätigte seine These allerdings nicht.

»Egal, wir haben jetzt Urlaub, und den können wir auch ohne Öko-Siegel genießen«, meinte Andy.

»Sieh die Chance dahinter«, meinte mein Bauchgefühl, und ich verstand, dass es damit den gesunden Mittelweg meinte, den ich bereits mit dem Schokoriegel angetestet hatte.

»In der Ruhe liegt die Kraft«, sagte ich mir auf dem Weg in den Supermarkt. Dort angekommen, studierte ich sämtliche Etiketten auf Konservierungs-, Farb- und Zusatzstoffe, während Andy geduldig an der Kasse auf mich wartete.

»Klasse! Jetzt können wir sogar Urlaub im fernen Asien machen, ohne dass du gleich unter Bio-Entzug leidest«, entgegnete mein Freund voller Stolz, während er die schwere Einkaufstüte nach Hause schleppte.

Am Abend schaute ich zufrieden in den Spiegel. Je mehr ich mit mir ins Reine kam, desto besser ging es mir, desto mehr Vertrauen fasste ich und umso weniger Ängste kamen auf. Je weniger Ängste aufkamen, desto seltener dachte ich an böses Essen und anschließendes Erbrechen. Unglaublich einfach. Zu einfach, um wahr zu sein – oder?

Auf diese wunderbare, einfache Weise hätte mein Leben endlos weitergehen können. Tat es aber nicht.

Fenster zu – Tür auf

Urlaub und Alltag sind manchmal wie zwei Welten. So jedenfalls fühlte sich mein erster Arbeitstag nach dem erholsamen Urlaub an, als mich statt der gemächlichen Empfangsdame eine gewaltige Entourage geschäftiger Polizisten begrüßte.

Mein Arbeitgeber knabberte ja schon länger an der Konjunkturflaute – hieß es zumindest. Im Widerspruch dazu besaß unser Geschäftsführer einen äußerst luxuriösen Fuhrpark; das war grotesk, aber geduldet. Seit vielen Jahren arbeitete ich für eine gleichbleibend miese Bezahlung, inklusive unbezahlter Überstunden und Konferenzraum-Putzdienst. Sicher, das schrie nach Gerechtigkeit, aber irgendwie war es auch kein Grund, dreißig Hüter des Gesetzes in unser Büro zu entsenden. Was also sollte das?

Bevor ich mir weitere Gedanken machen konnte, ging unser Geschäftsführer. Allerdings nicht in eine andere Agentur, sondern in den Knast. Wie ich erfuhr, hatte das weniger mit meinem mickrigen Gehalt als mit massivem Geldbetrug zu tun, was mich wiederum vor die Frage stellte, woher das entsprechende Geld wohl kam. Das beantwortete mir natürlich keiner. Dafür kam die Staatsanwaltschaft, durchwühlte Büros, nahm diverse Unterlagen und Individuen mit und sicherte sich hier und da Zugang zu Privatkonten. Bei mir reichte ein Blick auf die Gehaltsabrechnung – und alle hatten ihren Spaß … Verdammt, das machte mich wirklich rasend.

»Frust ist der falsche Weg!«, rief da mein Bauchgefühl.

Stimmt, mit Raserei war es nicht getan. Hier musste sich einfach nur endlich etwas ändern!

»Genau, geh endlich wieder Konferenzkekse kotzen!«, sagte Mia.

Nein, ich hatte aus meinen Fehlern und meinem Urlaub gelernt – endlich! Und so tat ich es Oskar gleich und schrieb stattdessen Bewerbungen.

Schneller als erwartet bekam ich attraktive Angebote, und so begann ich im Herbst des Jahres 2006 einen Job als Business Administrator bei einem Privatinvestor. Hier konnte ich nun meine hochgeschlossenen Kleidchen stolz zu Highheels und Hochsteckfrisur tragen, denn mein neuer Job war wirklich etwas, das mich ausfüllte. Umgeben von normalen, netten und nicht zuletzt nichtrauchenden Menschen, durfte ich endlich selbständige Tätigkeiten verrichten und eigene Ideen einbringen. Zu alledem bekam ich neben einem guten Gehalt auch noch den perfekten Chef. Ich konnte mein neues berufliches Glück kaum fassen.

Und weil ab diesem Zeitpunkt erstmals mein gesamtes Leben positiv war, beschloss ich, mal für jemanden da zu sein, dem es im Moment nicht so gut ging. Ella hatte sich bei unseren letzten Telefonaten recht unglücklich angehört. Ich hoffte sehr, dass sie keinen Rückfall hatte.

»Nee, hatte ich nicht«, beruhigte sie mich, während sie ihrem kleinen Sohn ein Hipp-Glas auf ex in den Mund schaufelte. »Dank Schwiegerkoller hab ich gar keine Zeit zum Schlankkotzen.«

Brauchte sie ja auch nicht. Ella war schlank. Zudem gehörte ihre Zeit nun Bert, der einen Blick draufhatte, als wolle er überhaupt nichts essen. Ich geriet ins Schwärmen. So ein Kind war bestimmt wichtiger, herzerwärmender und mit Sicherheit auch erfüllender als all unsere bisherigen Themen.

»Ach Quatsch«, meinte Ella, »durch Bert hat sich vieles geändert, aber nicht alles. Bärchens Mutter wird mich auch weiterhin mit behämmerten Besuchen belagern. Gestern war sie wieder hier und hat geweint, weil ich ihr den Sohn weggenommen habe. Tse … Anstatt sich mal um ihren neuen Enkel-*Sohn* zu kümmern, heult die noch lauter als mein Kind. Puh! Wahrscheinlich hätte ich schon längst wieder gekotzt, aber ich komm einfach nicht dazu … verdammte Scheiße, jetzt hat der Hund auch noch ins Wohnzimmer gekackt!«

Oje.

Ich wollte ihren letzten Satz gerade zum Anlass nehmen, das frustbeladene und vollgekackte Feld zu räumen, als Ella mir salopp ihren Sohn in den Arm drückte. Irritiert betrachtete ich den putzigen Bert, der mich ebenso musterte. Kurz machte ich mich auf einen Schreikrampf seinerseits gefasst, doch er blieb ganz ruhig und lieb. Unglaublich ruhig und lieb.

Schweigend saß ich da, mit Bert im Arm, der mich zufrieden anlächelte, während seine Mama … egal, das interessierte uns in dem Moment nicht. Ein wohlig-warmes, rundum zufriedenes Gefühl überkam mich. Es war geradezu magisch! So lange, bis Ella zurückkam und ihren Sohn gegen ein Aa-Tütchen eintauschte, das ich auf dem Weg nach draußen entsorgen sollte.

Abends erzählte ich Andy, der mal wieder in München war, am Telefon von meinem magischen Moment mit Balance-Bert. Er freute sich für mich, und ich freute mich, weil Andy sich so freute. Die Freude war so groß, dass es mich überkam und ich Andy endlich meinen Bio-Kotz-Rückfall beichtete, auch wenn der inzwischen verjährt war – um mehr als eineinhalb Jahre. Dennoch, ich hatte Andy nie davon erzählt, und das wog ebenso schwer. Ich hielt den Atem an.

Zu meiner Überraschung wurde Andy jedoch nicht böse oder laut. Nein, er blieb ganz friedlich und erklärte mir seelenruhig die Sinnlosigkeit hinter meinen Ängsten. »Das passt zusammen wie ein Puzzle. Du magst dich nicht, du bist nicht mit dir im Reinen, ja, du bist sogar eifersüchtig, obwohl ich dich liebe, während ich das Gefühl habe, es niemandem recht machen zu können. Deshalb hat uns das Schicksal zusammengeführt – weil nämlich alles in uns nach dem Ende unserer Minderwertigkeitskomplexe schreit! Wenn wir beide mehr Selbstvertrauen entwickeln, bist du nicht mehr eifersüchtig und ich nicht mehr jähzornig.«

Bis auf die Sache mit dem Jähzorn klang Andy wie mein Bauchgefühl.

»Erinnerst du dich an den Tag, an dem ich dich voller Wut anschrie, nur weil du eifersüchtig auf Andrea reagiert hast – nur weil du Angst hattest, dass ich mich in Andrea verliebt haben könnte?«

Na klar, diesen Tag würde ich niemals vergessen. Nicht nur wegen des schönen Waldspaziergangs. Andys Wutanfall war wirklich unheimlich gewesen. Aber auch der war inzwischen verjährt.

»Diese grundlose Eifersucht verfolgt mich seit meiner Kindheit. Ich hatte schon immer das Gefühl, es niemandem recht machen zu können. Ganz besonders den Frauen nicht, denn die überschütten mich seit jeher mit Vorwürfen. Die Tatsache, dass Menschen, die ich liebe, nicht an meine Liebe glauben, macht mich einfach wahnsinnig. Dermaßen wahnsinnig, dass meine Wut hier und da überhandnimmt. Bitte verzeih mir das! Und auch, dass ich mich erst heute für mein Verhalten entschuldigen kann.«

Das klang verdammt nach Tims Frauenproblem. Doch Andys aggressive, im Nachhinein aber ambitionierte Art war mir um Längen lieber als Tims feige Flucht.

»Mit dieser Art, meinen plötzlichen Wutanfällen, in denen ich sicher überreagierte, kamen deine Vorgängerinnen nicht zurecht. Sie haben mich verlassen. Aber du … du bist noch immer bei mir. Und das schon seit mehr als zwei Jahren!«

Andy schluchzte in den Hörer. Und auch mir kamen die Tränen.

»Ich liebe dich, Diana!«

»Ich liebe dich auch, Andy.«

»Und? Wollen wir jetzt endlich mal zusammenziehen?«, fragte er.

»O ja!«, rief ich.

Und das taten wir dann auch.

Neues Leben

Wir zogen in eine wunderschöne Wohnung inmitten der Natur, was zwar aus mir einen Berufspendler machte, mich aber nicht im Geringsten störte. Das Zusammenleben und die Wohnung fühlten sich gut an, und mein Job war die lange Anfahrt wert.

Ich genoss die Freizeit in der Natur. Inmitten sehr viel Natur. So viel Natur, dass wir unser Liebesnest zuerst von haufenweisen Tannenzapfen, Tannennadeln und daumengroßen Käfern befreien mussten. Nicht befreien konnten wir es von der zehnköpfigen Mäusefamilie, die wir täglich in Lebendfallen zurück in den Wald entließen, von wo aus sie direkt wieder in unsere Küche trippelten. (Irgendwann markierten wir unsere nagenden Freunde mit grünem Filzstift. Der Maus-kommt-nach-Haus-Rekord lag bei zwanzig Minuten.) Außerdem konnten wir den Kamin nicht anmachen, weil dort ein Siebenschläfer wohnte, und den Garten nicht bepflanzen, weil der von einer Wildschwein-Sippe wöchentlich gepflügt wurde.

Lebhaft und schön – so endete das Jahr 2006. Ich mochte mein Leben, meinen Beruf und meine Beziehung. Alles war gut.

Aber das sollte es nicht bleiben. Denn mit der beginnenden Finanzkrise im Jahr 2007 schwappte eine erste Kündigungswelle durch meine Branche, und sie brachte etwas in mein Leben zurück, das ich mühsam abgelegt hatte: die Angst. Jeden Tag fuhr ich mit einem mulmigeren Gefühl zur Arbeit, jeden Tag nahmen meine Ängste zu, und das, obwohl mir meine Vorgesetzten versicherten, ich hätte nichts zu befürchten. Anstatt die nächsten eineinhalb Jahre zu genießen, machte ich mir laufend Sorgen, so lange, bis mir im Dezember 2008 schließlich auch noch schlecht wurde – kotzschlecht, um genau zu sein.

Mein Leben war wirklich ein einziges Auf und Ab. Wie gerne hätte ich gewusst, was nun mit mir los war. Doch Ego, Mia und auch mein Bauchgefühl schwiegen, während meine Laune neuerdings im Minutentakt von super-gutgelaunt zu abgrundtief-depressiv wechselte.

Ich hatte keinerlei Ambitionen, meine Zeit krank daheim im Bett zu verbringen, während anderswo die Finanzkrise wütete, also schleppte ich mich täglich leichenblass zur Arbeit. Dort bestand man natürlich darauf, dass ich mich umgehend wieder nach Hause begab, aber ich ließ nicht mit mir reden.

Als ich schließlich Ella davon erzählte, hatte sie einen Verdacht. »Kann es sein, dass du schwanger bist?«, fragte sie.

»Schwanger?? O nein!« In meinem Ökowahn hatte ich die Pille durch einen cleveren Verhütungscomputer ersetzt, der mir minutengenau meine fruchtbaren Tage berechnen konnte. Konnte er doch, oder?

»Bleib ruhig und mach erst mal einen Test«, entgegnete Ella meinen panischen Ausrufen.

In der Mittagspause kaufte ich einen Schwangerschaftstest, der mir am selben Abend die Wahrheit offenbarte. Er war negativ.

Ich wollte den Test gerade entsorgen, als er plötzlich seine Meinung änderte und »Schwanger ja« anzeigte. Augenblicklich kam mir die Polarität in den Sinn. Ja, was denn nun? Verstört lief ich mit dem jetzt positiven Stab zu Andy, der das laut in die Welt hinausrief, was ich schon dachte: »Schwanger!«

Ich fiel aufs Sofa.

»Ganz ruhig, ganz ruhig«, stammelte mein Freund, während er selbst ultranervös im Zimmer auf und ab ging. Nach zwanzig

Minuten und einem Schluck Hochprozentigem nahm er mein Gesicht in seine zitternden Hände und sprach: »Jetzt wird sich alles ändern! Alles. Ab heute trägst du nämlich echte Verantwortung. Und deshalb gehören deine Komplexe, deine Ängste und die Bulimie ab sofort der Vergangenheit an, verstehst du? Und ich suche lieber gleich nach einer Vierzimmerwohnung.«

»Ich bin aber trotzdem noch da«, meldete sich nun auch noch Mia.

O Mann! Was dachte sich Andy eigentlich? Dass ich mal eben lebenslangen Selbsthass, Komplexe und eine Suchtkrankheit wie Schneeflöckchen von mir abschütteln konnte, *nur* weil ein Schwangerschaftstest positiv ausfiel? Mia war nicht an mir – sie war in mir. Im Angesicht meiner zukünftigen Verantwortung lief es mir eiskalt den Rücken hinunter.

»Erst ja, dann nein – das kann ja gar nicht sein.« Unter Andys irritiertem Blick griff ich zur Jacke. »Vielleicht war der Teststab nicht in Ordnung. Ich kaufe lieber noch einen.«

Andy drückte mich unsanft aufs Sofa zurück.

»Nein, das übernehme ich. In deinem Zustand bleibst du besser hier …«

In meinem Zustand? Was sollte das denn heißen?

Wir einigten uns auf eine gemeinsame Fahrt – aufgrund unserer beider Zustände (Andy hatte Alkohol intus, und ich vielleicht ein Kind).

Der zweite Test fiel direkt positiv aus. Nun stand es also fest.

Während ich die Toilettenspülung betätigte, meinte Andy: »Dann lass uns mal heiraten.« Das war kurz und bündig. Tja, mein zukünftiger Ehemann konnte in dem Moment keine Rosen auf mich niederregnen lassen oder mir tief in die Augen sehen, weil er stattdessen tief in seine Sporttasche griff, um verschwitzte Socken herauszuholen. Heiratsanträge mögen bei anderen vielleicht romantischer und atemberaubender über die Bühne gehen (na ja, atemberaubend waren seine Socken auch), aber mir genügte das.

Am späten Abend schmiegte ich mich an meinen zukünftigen Gatten, während dieser meinen Bauch streichelte und ein »Hallo Baby« von sich gab.

»Hey Baby«, antwortete ihm Mia. Allerdings klang es bei ihr mehr wie eine billige Anmache. Zum Glück konnte Andy das nicht hören, zum Pech aber ich, und das nutzte Mia gleich noch einmal aus: »Pass auf, dass du das Kind nicht auskotzt!«

Darüber hätte ich vielleicht noch lachen können, wenn es mir nicht weiterhin so schlecht gegangen wäre. Die nächsten Tage begannen nämlich immer auf die gleiche Weise: Mir war übel, speiübel.

Ella meinte, dass es sich in diesem Fall um ein Mädchen handele. Mia meinte, dass es sich in diesem Fall um Mia handele. Und ich litt. Unter Mia, die mir jeden Morgen verklickerte, dass meine Übelkeit nur von Bulimie-Gründen herrührte.

Ella beruhigte mich: »Ach, Diana – keine Angst! Das ist nicht die Bulimie. Ich hatte diese Morgenübelkeit zwar nicht, aber auch nur, weil ich einen Sohn bekommen habe.«

Im Schwangerschaftsbuch stand das Gegenteil: »Übelkeit = Junge; keine Übelkeit = Mädchen.«

Was denn jetzt? Außerdem, wer sprach von Morgenübelkeit? Mir war den ganzen Tag über schlecht.

»Das bin ich, das bin ich! Kotzen … kotzen!«, triumphierte Mia.

Vor meinem inneren Auge stand Andy mit warnendem Zeigefinger: »Du trägst Verantwortung – ab heute ist endgültig Schluss mit der Bulimie!«

»Nee, jetzt geht's erst richtig los!«, lachte Mia.

Nach dem dritten Tag konnte ich meinen Übergebenswillen nicht länger zurückhalten und hing tatsächlich, wenn auch kreidebleich und hauptsächlich gallespuckend, über der Kloschüssel. Erstmals seit langem.

»Du kotzt, du kotzt! Juhuuuu!«, triumphierte Mia.

»Nein, Mia«, würgte ich innerlich, »das hat nichts mit dir zu tun. Mir ist wirklich schlecht.«

»Mia ist wirklich schlecht!«, korrigierte ich meine Gedanken, nachdem Mia meinte: »Sei lieber ruhig, sonst weckst du noch das Kind auf. Wie ich sehe, schläft es nämlich gerade – trotz Mamis lautstarker Brechaktion …«

Prompt gesellte sich zur schlechten Bulimie auch noch das schlechte Gewissen. Das hatte mir in dieser Situation gerade noch gefehlt. Ich wusste, dass ich niemals wieder kotzen wollte. Und dies war auch kein Bulimie-Kotzen. Ganz sicher!

»Gar nichts ist sicher!«, schrie Mia.

Verdammt! Die Schwangerschaftsemotionen packten mich. Ich war schon im ersten Schwangerschaftsmonat eine schlechte Mutter. Eine Rabenmutter, die ihrem Kind die Nahrung wegkotzte.

»Dein Kind wird auch essgestört«, flüsterte die fiese bulimische Stimme. Ich musste mich von ihren üblen Attacken ablenken, also schaltete ich den Fernseher ein und sah mir einen Tierfilm an:

Eine Erdmännchenfamilie saß in der Falle. Der böse Schakal kam, um sie alle zu fressen. Ein Erdmännchen-Weibchen opferte sich. Frau Erdmännchen, selbst Mutter von zehn Kindern, starb, damit alle anderen leben durften. Wimmernd sah der gesamte Clan ihrem Todeskampf zu. Zum Schluss rülpste der Schakal zufrieden in die Kamera, und ein Fellball kullerte in Zeitlupe durchs Bild.

Scheiße, war das traurig! Jetzt musste ich erst recht heulen. Weil ich die mit Abstand schlechteste Mutter der Welt war.

»Du sagst es«, sagte Mia.

Als Andy heimkam, erzählte ich ihm von meiner Not. Von meiner Bulimie-Panik. Und von weiblichen Erdmännchen, die so viel besser waren als ich. Andy kam bei den Erdmännchen zwar nicht ganz mit, nahm aber gleichwohl meine Hand und sagte: »Quäl dich nicht! Das sind nur die Hormone.«

Leider konnte er überhaupt nicht verstehen, wie schlimm meine innere Qual tatsächlich war. Wie auch? Andy war ein bulimiefreier, nichtschwangerer Mann. Seine Hormone liefen im Einklang, während bei mir das allergrößte, unkontrollierbare Kotz- und Hormon-Chaos herrschte.

Doch eins war mir bereits in jenem Moment klar: So wie ich mein Kind allein zur Welt bringen musste, so musste ich auch durch diese Essstörung allein hindurch.

Wehe, du kotzt!

Vier Monate später, im Mai 2009, standen wir schließlich vorm Traualtar. Nur Andy und ich.

Wir hatten beschlossen, heimlich und allein zu heiraten, damit wir (na ja, vor allem wohl ich) diesen liebevollen Moment in Ruhe und Frieden genießen konnten. So ließen wir es uns richtig gutgehen und verbrachten auch die anschließenden Tage fernab jeglichen Trubels in einem schönen Hotel. Alles war so wunderbar harmonisch, dass mich sogar die Übelkeit samt Mia in Ruhe ließen.

Kaum daheim angekommen, beschlossen wir, eine Hochzeitsnachfeier für Verwandte und Freunde stattfinden zu lassen. An und für sich war das kein großes Tamtam, dennoch geriet ich wegen der Vorbereitungen in Stress – und prompt wurde mir wieder schlecht.

»Morgenübelkeit ist vorbei. Das bin ich. Du musst den Stress auskotzen!«, äffte Mia in endlosen Schleifen. Und irgendwann hing ich tatsächlich wieder über der Kloschüssel. »Du bist eine schwangere Bulimikerin«, lachte Mia, nachdem mein klägliches Frühstück vom Wasser davongetragen worden war.

Ihre Worte brachten mich zum Weinen. Die Übelkeit war wieder da – und zwar nicht ab und an, sondern inzwischen rund um die Uhr. Das konnte nur die Kotzsucht sein.

Aber so plötzlich? Nach so vielen Tagen der Ruhe? Und nur wegen des Hochzeitsstresses? Verdammt, ich konnte mir überhaupt nichts mehr erklären. In meinem Kopf brummte es unaufhörlich. Ich wusste, dass ich so schnell wie möglich etwas für mein ungeborenes Kind tun musste, irgendetwas, um dem Kotzdrang nicht weiter nachzugeben.

Doch was? Aus meiner Angst erwuchs totale Panik. Ich konnte, wollte und durfte meinem Baby nicht noch mehr schaden. Also kramte ich – mal wieder – die alte Ablenkungsmasche hervor und flüchtete mich in Arbeit. Ich arbeitete wie eine Besessene und übernahm auch noch die Jobs von zwei mitschwangeren Kolleginnen. Diese Beschäftigung verhinderte zumindest jedes dritte Übergeben. Doch für das kleine Wesen, das gerade in meinem Bauch heranwuchs, war dieser Stress bestimmt nicht gut.

Im Juni 2009 fand dann unsere Hochzeitsnachfeier statt. Ich organisierte Unterbringungen, versuchte, alle Gäste zufriedenzustellen, bastelte Gastgeschenke, putzte mal wieder übertrieben viel – und bekam vor Übelkeit kaum einen Bissen runter, während mir von allen Seiten fröhlich »Du musst jetzt für zwei essen!« zugerufen wurde. Das Ende vom Lied: Einen Tag nach der schönen Feier bekam ich erste Wehen – Frühwehen im sechsten Monat!

»Kannst das Kind auch gleich rauskotzen«, faselte Mia, als der Frauenarzt zu meinem nächsten Schock feststellte: »Ihr Kind ist ein wenig zu klein.«

Das setzte mich unter Druck, und prompt ging es mir noch schlechter. Also lenkte ich mich abermals ab. Wieder arbeitete ich mehr als nötig – und es kamen weitere Wehen. Tat ich das nicht, wurde mir schlecht, ich erbrach die Nahrung meines viel zu kleinen Kindes, und Mias verbaler Dünnschiss gab mir den Rest.

Zwei Monate darauf konnte ich nicht einmal mehr schlafen. Es war drei Uhr morgens, als ich aufstand, mich ins Wohnzimmer setzte und die Stille der Nacht nutzte, um endlich in Ruhe über mein Schwangerschaftsfiasko nachzudenken. Eigentlich war es ja ein Diana-typisches Merkmal: Ich gab dem Guten, dem Positiven, mal wieder keine Chance – nein, ich genoss meine Schwangerschaft nicht, sondern lebte stattdessen in extremer Weise das Negative aus, vor allem die Ängste. Ja, Angst vor der Bulimie wechselte ständig mit Angst vor einer drohenden Frühgeburt. Und dazwischen passierte allzu oft das, was doch niemals wieder passieren sollte: Ich kotzte. Dabei hatte ich doch so viel über die Ängste gelernt, mitunter auch, wie man sie loswird.

Doch anstatt mir endlich Ruhe und Frieden zu gönnen, etwa zu meditieren, heilsame Musik zu hören, mich mit liebevollen Gedanken einzudecken oder darauf zu vertrauen, dass all das Negative keinen Platz mehr bei mir finden konnte, mir zur Not auch therapeutischen Rat einzuholen, floh ich lieber in die Stress-Ablenkung. Damit tat ich das Gegenteil dessen, was gut, also positiv gewesen wäre.

Warum sprang ich immer wieder auf die falsche Seite? Warum machte ich es nicht endlich anders – gerade, wo mir doch von außen alle Möglichkeiten dazu gegeben waren?

»Weil du eben total bescheuert, total krank, total gestört bist!«, meckerte da plötzlich das Ego. Während andere Egos ihre Menschen auf den Olymp trugen, bekam ich von meinem die bittersten Vorwürfe. »Andere Menschen bezeichnen ihre Egos auch nicht als hässlich«, konterte Ego, und da wurde mir klar, dass die es ja auch noch nie gezeichnet hatten. So gestört musste man erst einmal sein … oh …

»Dabei bin ich nur ein Spiegel deiner selbst!«, setzte es noch nach.

Es durchfuhr mich wie ein Blitz. Das Ego hatte tatsächlich die Wahrheit ausgesprochen. Eine bittere Wahrheit, um die ich mich all die Jahre gedrückt hatte. Warum wohl zog ich gestörte Menschen in mein Leben? Weil mein verrücktes Karussell von einer einzigen gestörten Person gesteuert wurde – und das war ich selbst. Ich, die ich die Schuld an den missratenen Teilen meines Lebens allzu gerne in den Umständen und bei anderen suchte.

An diesem Punkt musste ich einsehen, dass ich mehr als nur essgestört war. Die tatsächlich oder auch nur vermeintlich Gestörten, die Oberflächlichen, die Unechten, die Nackten, die Wütenden, die Schrägen, sie alle kamen nur aus einem Grund zu mir: um mir meine eigene Gestörtheit tagtäglich vor Augen zu führen. Deshalb gab es den mehr an Musik als an mir interessierten Tekkno-Gunnar, den mich betrügenden Tuning-Tom, den cholerischen Schizo-Roman, den samariterhaften Gutmensch-Karl, die bigamistische Gefühllos-Cleo, die kotzende Ella, die selten an ihr Telefon ging, Flucht-Tim, der nicht grundlos Nutten filmte, und auch meinen Angetrauten, der hier und da wutmäßig überreagierte. Sie alle waren nichts weiter als wandelnde Spiegel, in denen ich meine eigenen Abgründe erblickte. Abgründe schlimmster Gedanken, die den Wechsel zur guten Seite verhinderten.

Nun aber war es an der Zeit, endgültig meinen negativen Gedanken-Mantel abzulegen, samt Angst und Jammerdasein, und mich auf diese Weise endlich von meinem eigenen, vollends gestörten Negativ-Dasein zu verabschieden. Für mein Kind. Für meinen Mann. Und natürlich für mich – die echte Diana, die ein Recht auf Ungestörtheit besaß.

»Gleich morgen werde ich nur noch entspannen! Ist das nicht eine gute Idee?«, sprach ich in Gedanken zu meinem Bauchgefühl, nachdem ich mich wieder ins Bett gelegt hatte.

Es antwortete mir nicht. Dabei hatte ich soeben eine wichtige Erkenntnis erlangt und eigenhändig die Notbremse gezogen. Warum reagierte meine Seele nicht darauf? Wahrscheinlich, weil meine Einsicht etwas zu spät kam.

Nun plätscherte es aus mir heraus – nicht nur verbal, nein, ich tränkte das ganze Bett. In jenem Moment platzte mir nämlich die Fruchtblase. Ich wurde mit Blaulicht ins Krankenhaus gefahren, verfolgt von einem grenzhysterischen Andy. Was folgte, war ein Notkaiserschnitt. Von dem wiederum bekam ich schmerzmäßig nicht mehr mit als einen Stich in den Rücken (PDA), blickte anschließend auf meinen Mann im grünen OP-Kittel, durfte gefühlte 0,7 Sekunden in das Antlitz unseres sechs Wochen zu früh geborenen Sohnes sehen, der sofort in die Frühgeborenen-Station gebracht wurde, während mich unzählige Menschen für meine großartige Leistung beglückwünschten …

Hatte ich wirklich etwas geleistet? Eher das Gegenteil. Verdammt, wenn ich mein Kind schon nicht austragen konnte, dann wollte ich ihm jetzt wenigstens beistehen. Das durfte ich aber nicht. Stattdessen wurde ich ins Traumland gelegt, während Papa Andy verliebt in seiner neuen Vaterrolle aufblühte.

Als ich am nächsten Morgen meine Augen aufschlug, beschloss ich umgehend, zu meinem Kind zu gehen. Ich sprang schwungvoll aus dem Krankenbett – und bekam den Schmerz meines Lebens. Das aber sagte ich der konsterniert vor mir stehenden Schwester nicht. Stattdessen riss ich mich zusammen und meinte nur salopp: »Also, ich geh dann mal zu meinem Kind.«

Das mit dem Gehen klappte genau zwanzig Meter. Dann brach ich zusammen und wurde in einen Rollstuhl gesetzt, mit dem mich mein Angetrauter in die Frühchenstation brachte.

Als ich mein Baby erblickte, überwältigten mich die Tränen. Es war nicht größer als zwei Pixi-Bücher, und musste auch deshalb noch eine unendlich lang anmutende Zeit im Glaskasten der Frühchenstation verbringen, verkabelt und verstöpselt wie das Innenleben eines Computers. Für mich war das schlimm. Der klitzekleine Mann in seinem Kasten indes lächelte seelenruhig vor sich hin. Er schien dies alles wesentlich lockerer zu sehen als seine Eltern.

Ich jedenfalls machte mir die größten Vorwürfe. Und dennoch war ich über beide Ohren verliebt. Sooft es ging, stand ich vor seinem Glaskasten und hielt sein klitzekleines Händchen. Mehrmals täglich brachte ich ihm abgepumpte Milch. Dieses kleine Wesen schien das Tüpfelchen auf dem »i« meiner Veränderung zu sein. Der Kleine war das wertvollste Geschenk meines Lebens.

In dieser Zeit schwor ich mir, meinem Sohn ein *ungestörtes* Leben zu ermöglichen. Ich wusste, so etwas konnte ich nur dann vollbringen, wenn ich endlich meine eigene Gestörtheit angehen und überwinden würde. Noch hatte ich die Chance dazu.

Zucker-Zensur

Zwölf schlaflose Monate später, die ich zwischen Stillkissen und Sterilisator verbrachte, ohne jeglichen Gedanken an Essenerbrechen oder das Ego, dafür aber im verliebten Vollrausch der Gefühle, begann mein neues Denken. Eigentlich begann ich nach diesem Jahr überhaupt erst wieder mit dem Denken, denn zu der Zeit, in der Milch aus meinen Brüsten lief, schien ich auch sonst auf dem geistigen Level einer Kuh zu sein, die gerade gekalbt hatte. Einer sehr ängstlichen Kuh, die ihr Kleines am liebsten Tag und Nacht desinfiziert hätte, panisch auf jedes zarte Hüsteln reagierte und es fünfmal nächtlich weckte, bloß um sich zu vergewissern, ob noch alles »in Ordnung« mit ihm sei. Das war freilich alles andere als »in Ordnung« – und natürlich auch alles andere als »ungestört«.

Ich sollte also tunlichst mal wieder etwas verändern. Und das tat ich dann auch: Kaum wanderte der Still-BH in den Schrank, wanderte ich selbst in die Alpen – allein. Und zwar, weil dort ein Seminar zum Thema Positives Denken stattfand.

Das hatte ich mir natürlich nicht selbst in den Kopf gesetzt. »Ich hab dich da angemeldet – und du gehst da jetzt auch hin!«, diktierte mein Ehemann, während er unserem Sohn die Flasche gab. »Sonst lernst du es am Ende nie!«

Ich warf einen Blick auf den Flyer. »*Positives Denken – wir lernen, was unsere Gedanken bewirken und wie wir selbst eine positive Veränderung bei uns und unseren Mitmenschen einläuten.*«

Aha. Na, diese Ehrenrunde musste ich wohl drehen.

Kaum im österreichischen Vorarlberg angekommen, wäre ich am liebsten gleich wieder gegangen. Da saß ich nun – mit dreißig anderen Jammerlappen. Genaugenommen lagen wir: auf Massageliegen, auf flauschigen Kissen oder auf den Nerven der anderen. *Heul! Jammer! Schnief! Mir geht es so schlecht!* Irgendwie kam mir das Ganze wie ein Eurovision-Klageweiber-Contest vor.

Besonders unangenehm war allerdings die Tatsache, dass meine Probleme im Vergleich zu denen der anderen Teilnehmer reinste Peanuts waren. Während die Frau links von mir gerade ihren Mann an den Krebs verloren hatte und ihren Sohn an den Alkohol, hatte die Frau rechts von mir niemanden mehr: Kinder konnte sie nie bekommen, und jetzt machte auch noch ihr Körper schlapp. Es war fast peinlich, den Leuten zu erklären, dass ich als verheiratete junge Mutter hier war, weil ich mich selbst nicht besonders gut leiden konnte und hier und da über der Kloschüssel hing. Verlegen biss ich in einen Keks, der verlockend in einer goldenen Schale vor mir lag.

»Kotz doch, kotz doch!«, lachte Mia, während ich kapierte, dass in diesem Moment mal wieder das Negative überwog. Also fokussierte ich mich auf die guten Seiten – darauf, dass unser Seminar nicht in einem Hochhauskasten oder einer Volkshochschule mit dem Ambiente eines Krankenhauses, sondern auf einer Almhütte in den Alpen abgehalten wurde, und darauf, dass unser Seminarleiter mit seiner sanften Stimme wunderbare Dinge sagte, die wirklich ins Herz gingen.

Auch wenn wir alle unsere traurige Vorgeschichte hatten, siegte doch bei den meisten von uns letztendlich das gute Gefühl, mit einer positiven Absicht an einem positiven Ort zu sein. Die strahlenden Gesichter nahmen zu, während das Gejammer abnahm. Ich erkannte, dass ich nicht die Einzige war, der es über viele Jahre an Echtheit, vor allem aber an Liebe gemangelt hatte. Und dass es eigentlich kein großes Ding war, verschwenderisch mit der eigenen Liebe umzugehen, sie großzügig unters Volk zu streuen, anstatt sie permanent von anderen zu verlangen. Mit »Liebe« waren ja keine Knutschorgien gemeint, sondern ehrliche, unaufgesetzte Freundlichkeit; Hilfsbereitschaft ohne Hintergedanken oder eigene Vorteile; warme Worte und seelischer Beistand. Dinge, die wir aus reiner Barmherzigkeit tun, ohne irgendeinen Gegenwert dafür zu verlangen.

»Das ist so triefend, ich muss gleich selbst kotzen«, würgte Mia, während Ego sich vor Lachen nicht mehr halten konnte: »Diana macht jetzt einen auf Jesus. Tausch einer ihre Highheels gegen Latschen!«

Von wegen. Bevor ich einen auf Jesus machen konnte, musste ich zuallererst einmal lernen, mich selbst zu lieben. Mich zu akzeptieren, mit allen Macken und Makeln. In den Spiegel zu schauen und mit dem, was mich dort anblickte, zufrieden zu sein.

Ich übte und übte, stellte mich vor den Spiegel und sagte mir nette Dinge; doch sie klangen aufgesetzt und erreichten mich nicht. Stattdessen sprachen Ego und Mia abwechselnd immer wieder davon, wie klein, fett und hässlich ich doch sei. Welch ein Schrott! Ich kannte Mia, und ich kannte auch mein Ego. Ich durchschaute beide. Trotzdem hörte ich mir ihren Mist noch immer an.

Die anderen Seminarteilnehmer versuchten ihr Möglichstes, um mir bei meinem Problem unter die Arme zu greifen, was freilich so rüberkam, als würde ein Rollstuhlfahrer einem Jogger über die Straße helfen. Doch alles Gute wirkte letzten Endes nur kurzzeitig. Überwog meine negative Seite doch zu sehr?

Daheim angekommen, erzählte ich Andy von meinem Problem. Doch auch seine gutgemeinten Du-bist-eine-tolle-Frau-Komplimente stießen bei mir nur auf taube Ohren.

»Moment mal! Da lagen wirklich Plätzchen aus?«, fragte stattdessen Oskar, als ich ihn auch noch am Telefon mit meinem

Selbstliebe-Problem konfrontierte. »Dann ist dein Problem eindeutig die ›süße Belohnung‹.«

Was sollte das jetzt schon wieder bedeuten?

»Diana, du bist nicht allein. Unter diesem Problem leiden heute drei Viertel aller Menschen.«

»Wir alle leiden unter einer ›süßen Belohnung‹?«, fragte ich irritiert.

»Ja. Wir wissen zwar, dass Naschkram ungesund ist. Aber was machen die Eltern, die Großeltern, die Tanten und Onkel, ja, sogar die Nachbarn? Sie belohnen die Kinder mit einem Stück Schokolade: ›Das hast du aber gut gemacht, du liebes Kind! Hier habe ich eine Belohnung für dich!‹ Und was macht das Kind, besser sein Kinderhirn? Es speichert die Süßigkeit nicht nur als Leckerei, sondern auch als Liebesersatz ab, ganz nach dem Motto: ›Ich bin nur dann gut, wenn ich etwas Süßes bekomme!‹ Und all die Worte und Taten liebevoller Menschen verblassen dahinter. Verstehst du?«

Ich verstand. Anstatt mich selbst zu lieben oder mich zumindest als »süß« zu empfinden, stopfte ich lieber süße Belohnungen in meinen Mund, die mir kurzzeitig ein Liebes-Kind-Denken, gepaart mit einem leckeren Geschmack bescherten, doch kurz darauf das pure Gegenteil von Wohlgefühl bewirkten. Auf diese Weise fügte ich mir nämlich gleich einen dreifachen Schaden zu: Mit meiner Zuckersucht unterstützte ich neben der fiesen Zuckerindustrie auch die in mir tobenden machtvollen Gedanken ans Erbrechen, indem Zucker als »böse Kalorien« augenblicklich die Bulimie auf den Plan rief. Gleichzeitig schadete ich meinem geplagten Körper, der den Zucker mit seinen eigenen Vitamin-B-Reserven verarbeiten musste (was mir allerdings erst klargeworden war, nachdem ich ohne Ende Ernährungsfachliteratur gewälzt hatte). Und zu guter Letzt verarschte ich mich selbst, indem ich mir vermeintlich Selbstliebe übers Essen, insbesondere über Süßigkeiten verpasste, was natürlich nicht klappen konnte.

»Selbst wenn es Biosüßigkeiten sind: Denk daran, wie stark die Bulimie bisher immer gewesen ist«, mahnte Oskar. Er hatte recht. Schließlich war es mir bereits einmal passiert, dass ich meine Öko-Nahrung erbrach. Allein schon deshalb war Mia noch immer stärker als mein guter, ökologisch korrekter Wille. »Wusstest du, dass die Bulimie, so wie jede andere Suchtkrankheit, nichts anderes als ein seelischer Schrei nach Liebe ist?«, fragte Oskar.

Nein, auch das wusste ich nicht.

»Durchbrich endlich den Teufelskreis«, mahnte er daraufhin.

»Welchen Teufelskreis?«, wollte ich wissen.

»Du kannst ihn auch ›bulimischer Zuckerkreis‹ nennen. Wenn bei dir weiter der Zucker als Liebesersatz herhält, wirst du früher oder später der Bulimie wieder nachgeben. Ganz egal, ob du Mama bist, und ebenso egal, wie groß dein Wissen und deine Aha-Effekte und das Ökosiegel auf der Kekspackung auch sein mögen. Du wirst den Zucker erbrechen, weil seine Kalorien nun einmal schlecht für dich sind. Und genau dann gerätst du in den Teufelskreis: Zucker als Liebesersatz rein – Zucker wegen seiner bösen Kalorien wieder raus. Und das in einem endlosen Wechsel, während die wahre Liebe auf der Strecke bleibt. Verstehst du?«

Ich verstand.

»Lass dich mal von Bernhard durchchecken«, mischte sich nun auch noch Andy mit ein, der während meines Telefonats die ganze Zeit neben mir gestanden hatte.

Bernhard war Andys Heilpraktiker – oder Energetiker (so genau konnte ich mir das nicht merken), mit einer eigenen Praxis in der Nähe von München. Er war die stundenlange Anfahrt wert, denn sogar Menschen aus fernen Ländern reisten mehrmals monatlich zu ihm, bloß um in den Genuss einer halbstündigen Bernhard-Behandlung zu kommen. Auch Andrea war Stammgast bei ihm.

»Ja, Bernhard wäre super für dich«, meinte Oskar am anderen

Ende der Leitung, der Bernhard ebenfalls zu kennen schien – die Welt der Gesundheit war wohl kleiner, als man gemeinhin denkt. »Der kann feststellen, ob dein Körper unter der Bulimie und den Zuckermassen keine weiteren Schäden davongetragen hat, die sich bis jetzt vielleicht noch nicht bemerkbar gemacht haben.«

Das uralte, mehrfach verdrängte Thema: mein Körper – und Schäden? Mein armer Körper funktionierte trotz Geburt und allem Brech-Theater noch immer einwandfrei. Oder etwa nicht? Sicher, da waren damals unerklärliche Blutungen, Krämpfe im Bauch, Stiche im Herzen – aber war das nicht lange her? Hatten sich nicht zumindest diese Symptome in Wohlgefallen aufgelöst? An langfristige Schäden hatte ich nie ernsthaft gedacht. Der neue Gedanke daran machte mir allerdings Angst – mal wieder.

»Ich schick dir jetzt erst einmal ein Zucker-Aufklärungsbuch«, beschloss Oskar.

Zwei Tage später lag es bei mir in der Post. Ich warf einen Blick hinein und geriet sofort in Rage über unsere schlechte Ernährung, die Zuckerindustrie, ja, die ganze »böse Welt«, die uns umgab. Daraufhin regte sich Andy auf und schrie: »Reg dich nicht auf!«

Stimmt! Das Böse zu verfluchen gehörte nicht gerade der positiven Seite an. Nein, es war Zeit für etwas Positives – und in diesem Falle sogar für eine positive Position.

Wir entschieden uns zu einem Umzug nach Oberbayern. Schließlich verbrachte Andy den Großteil seiner Zeit in München, hatte dort einen Freundes- und Kollegenkreis, und auch bei mir hatten die Alpen bereits ihren Teil zum positiven Denken beigetragen. Das einzig Negative war neben neuen Fernfreundschaften der Verlust meines Jobs. In den zwei Jahren waren mir das Team und meine Arbeit sehr ans Herz gewachsen. Auf der anderen Seite hatten sich die Zeiten geändert, nicht nur durch die Finanzkrise, sondern auch durch mein neues Leben als Mutter. Ich hätte ohnehin nicht wieder Vollzeit durchstarten können.

Also warf ich meinem Arbeitgeber die Kündigung in den Briefkasten und freute mich auf mein zukünftiges Familienleben an einem neuen Ort.

Wir zogen in eine schöne Wohnung auf einem Pferdehof am Rande der Alpen. »Und jetzt gibt es auch keine Ausreden mehr – mach endlich einen Termin bei Bernhard!«, schimpfte mein Ehemann.

Und so begab ich mich im Herbst 2010 erstmals in dessen Praxis. Ich hatte mir seine Räumlichkeiten wesentlich pompöser ausgemalt, immerhin war Bernhard weit über die Landesgrenzen bekannt. Stattdessen erwartete mich eine Praxis in der Größe einer kleinen Zweizimmerwohnung, ohne jeglichen Schnickschnack. Bernhard war offenbar bescheiden, das machte ihn durchaus sympathisch.

Dafür war seine Behandlungsmethode äußerst gewöhnungsbedürftig. Er fuhr mit Werkzeugen, die eine gewisse Ähnlichkeit mit Stricknadeln aufwiesen, über meinen kompletten Körper, kniff mir ins Ohrläppchen und bohrte zu guter Letzt seinen Finger in meinen Rücken, bis ich vor Schmerzen quiekte. Doch so komisch das alles auch anmutete, ich fühlte mich anschließend wie neugeboren.

Gerade wollte ich glücklich von dannen gehen, als Bernhard unverwandt fragte: »Leidet in der Familie eigentlich jemand unter Diabetes?«

Nicht dass ich wusste. Ich schüttelte den Kopf. Und ich hatte auch keine Lust, mich gedanklich mit Insulinspritzen auseinanderzusetzen – schließlich litt ich neben Drogen- und Medikamentenpanik auch unter einer Spritzenphobie.

»Tut mir leid, aber bei dir könnte es in naher Zeit so weit sein.«
O nein!

»Wirklich? Verdammt, dieser dämliche Süßkram!«, wetterte ich. Mir fiel ein, dass unser Lehrer uns *Die schwarze Spinne* lesen und eingehend analysieren ließ, was lediglich dazu beitrug, dass sich zu meiner Spritzenphobie auch noch eine Spinnenphobie gesellte. Wir hätten wohl besser ein Zucker-Aufklärungsbuch gelesen …

»Nicht nur der Süßkram! Das hat auch mit der Bulimie zu tun. Die hat deine Bauchspeicheldrüse stark beansprucht«, erklärte Bernhard.

»Ach, wirklich?«, fragten Mia und ich gleichzeitig. Am liebsten hätte ich der Bulimie auf der Stelle den Kopf abgerissen.

»Leider ja! Aber es gibt noch eine Chance. Lass ab heute alle Zucker- und Weißmehlprodukte weg! Vielleicht kann sich dein Körper dann noch regenerieren.«

Klang das nicht wieder zu extrem? War das nicht erneut die altbekannte Angstschiene? Jetzt gleich von hundert auf null?

Bernhard lachte: »Na gut, dann erst einmal nur für ein paar Wochen, vielleicht schaffst du es ja auch einen ganzen Monat. Außerdem gibt es noch genügend Zucker-Alternativen. Frag mal Andrea, die kennt sich damit aus.«

Das klang zum Glück nicht mehr ganz so extrem. Gut, dass ich vorher schon im Zucker-Buch gelesen und so bereits eine geistige Süßkristall-Distanz hatte aufbauen können. Nun also testete ich den körperlichen Verzicht – für eine Woche. Mia schrie wie am Spieß, und auch ich litt zeitweise unter extremen Entzugserscheinungen (Zucker-Heißhunger-Attacken). Ja, plötzlich hatte ich das Gefühl, alle um mich herum lebten geradezu von Zucker. Eigentlich war es noch schlimmer: Wo ich auch hinging, überall lag Zucker aus, überall servierte man mir Zucker geradezu auf einem Silbertablett – der Kuchen beim spontanen Kaffeetreff, die Tafel Schokolade als Dank für eine Hilfeleistung … Und meine Mitmenschen bedienten sich daran wie ausgehungerte Straßenhunde. Nur ich musste komplett auf den süßen Geschmack verzichten. Aber der Gedanke, dass es sich nur um eine popelige

Woche handelte, machte mich stark, und so zog ich es durch – am Ende nicht nur eine Woche lang, sondern sogar drei.

»Und auf den süßen Geschmack musst du noch nicht mal verzichten«, sagte Andrea, als sie uns in unserem neuen bayerischen Zuhause besuchte und mir aus ihrer Thermosflasche etwas Kukicha-Tee einschenkte. »Ersetz den Zucker einfach durch süßen Reissirup.«

»Reissirup?«, fragte ich skeptisch.

»Ja. Der ist besser für deinen Körper. Selbst Diabetiker können ihn zu sich nehmen.«

Sprach's und reichte mir aus ihren mitgebrachten Utensilien ein kleines Glas mit goldener Flüssigkeit. Ich probierte davon. Das Zeug war gar nicht so schlecht, nein, es war sogar richtig gut – und richtig süß. So näherte ich mich problemlos der vierten Zucker-Verzicht-Woche – mit Reissirup als Zucker-Methadon. Ich trank meinen Tee mit Reissirup und beschmierte auch mein Vollkornbrot damit. So gelang mir das Wunder des Zuckerverzichts, als sei es gar kein Wunder.

Und der Aufwand samt Kosten lohnten sich mehr als jeder Spa: Meine Haut und Haare erstrahlten, und ich bekam eine Kraft, von der ich zuvor nie geträumt hätte. Meine positiven Gedanken wuchsen ins Unermessliche, und die Kotzsucht – tja, die schien ohne offensichtlichen Kotzgrund mehr und mehr zu verblassen.

Und das alles nur wegen Zucker? Hm, zumindest zum Großteil. Schließlich hatte ich jahrelang Süßkram mit Vorliebe und in rauen Mengen vertilgt – und in mindestens achtzig Prozent aller Fälle wieder erbrochen.

Ich drückte meinem Sohn, der gerade das Laufen lernte, einen dicken Kuss auf den Kopf und meinen alten Steiff-Teddy in die Hand. Mein »süßes Leben« war vorbei – jetzt begann mein gutes Leben.

Magic Moment

Ein paar Wochen später holte mein Ego dann zum Rundumschlag aus. Ich saß zufrieden mit meinem Kind auf der Couch und genoss die vollkommene Ruhe, als ein paar Milchtropfen ihren Weg auf den Kinderpullover fanden. Kein großes Dilemma, das war schon öfter passiert. Nur schrie Ego diesmal:

»Bakterienverseuchter, dreckiger Kinderpulli! Schlimmer als die schlimmsten Kalorien! Wegputzen! Abwaschen! Sofort!«

Ego klang, als stecke ihm ein Messer im Rücken. Ich aber tat … nichts. Es war gerade so gemütlich, so schön. Ich wollte diesen kostbaren Moment nicht einfach wegwischen wie verschütteten Kaffee. Ego explodierte fast, ich aber blieb ruhig.

Ob ich das meinem Bauchgefühl, meiner Intuition oder einer späten Lernerkenntnis zu verdanken hatte, wusste ich nicht. Trotzdem hatte ich an diesem Tag geschnallt, dass ein sofortiges Befolgen der offensichtlichen Fernsteuerung, aber auch ein Wehren in Form von Beschimpfungen des »Scheiß-Egos« negativ gewesen wäre. Stattdessen tat ich etwas Positives – ganz einfach, indem ich mich nicht aus der Ruhe bringen ließ. Es war so schön, keinem Zwang nachzugeben, sondern den Moment bewusst zu genießen.

Natürlich war sie auch in jenem Moment präsent, die Angst. Eine Welle überkam mich: »Ich muss den Pulli waschen! Sofort! Sonst werden aus dem Milchfleck Bakterien kriechen und mein Kind verseuchen!«

»Vielen Dank für diese Information, lieber Kopf«, sagte ich

leise, »aber diesen schönen Moment möchte ich nicht mit zwanghaftem Putzen verderben. Meinem Kind passiert schon nichts.«

Und da passierte es. Die Angst wich, und Ego verstummte. Eine Welle der Erleichterung, des Glücks und der guten Gefühle überkam mich – und ich genoss sie. Ja, das Ganze erinnerte verdächtig an mein damaliges Erlebnis mit Ellas Sohn. Nun sah ich auf meinen Sohn, spürte das sanfte Schlagen unserer Herzen, atmete tief ein und fühlte, wie bei jedem Ausatmen schlechte Gedanken und Ängste wichen.

»Endlich!«, signalisierte mir mein Bauchgefühl, »du hast endlich gelernt, dich zu lieben, dir selbst zu vertrauen und das Negative und die Ängste in Ruhe und Frieden liebevoll zu verabschieden.«

Tatsache: Früher umging ich die Angst. Schon bevor mich eine Angst vor schlechten Kalorien befallen konnte, erbrach ich sie. Schon bevor sich eine Angst vor Bakterien oder schlechte Gefühle wie Wut und Enttäuschung in mir breitmachen konnten, ging ich ihnen kotzend aus dem Weg, putzte die ganze Wohnung oder lenkte mich anderweitig ab.

Und jetzt? Ich hatte mich der Angst gestellt, sie mit all ihren negativen Gefühlen zugelassen – aber nur für eine kurze Zeit, um sie dann mit lieben Worten und felsenfestem Vertrauen aus meinem Innern zu verabschieden. Ohne dass ich es vom Kopf her bewusst wahrnahm, tat ich das Beste und einzig Richtige zur Angstauflösung: Kein Stress. Kein Druck. Kein Kämpfen. Nichts Negatives. Stattdessen Liebe und Vertrauen. Damit hatte ich aus minus plus gemacht und näherte mich meiner goldenen Mitte.

Und so war es auch kein Wunder, dass Mias Stimme fast verstummte. Fast.

Denn ich wusste, dass die Bulimie trotz allem nicht weg war. Auch deshalb entschied ich mich schließlich und endlich für eine Gesprächstherapie bei einem Facharzt für psychotherapeutische

Medizin mit Schwerpunkt auf Essstörungen. Diese leistete (und leistet bis heute) einen weiteren wertvollen Beitrag zu meiner Genesung. Im Rahmen seiner Therapie erhielt ich noch mehr Antworten auf meine Fragen, unzählige Aha-Erlebnisse und weitreichende Erkenntnisse, und oftmals lieferte er mir – in Momenten, in denen wieder einmal das Negative überwog – erstklassige Soforthilfe. Schade, dass ich erst dreißig Jahre alt werden musste, bis ich mich zu diesem Schritt durchringen konnte.

Heute weiß ich, dass Verhaltensstörungen, zu denen auch Bulimie oder Magersucht zählen, nicht nur ein Schrei nach Liebe sind, sondern auch aus dem Gefühl des Eingesperrtseins resultieren. Es ist, als sitze man in einem Käfig – so golden er auch sein mag – und könne nicht das tun, was man eigentlich tun will: ein selbstbestimmtes Leben führen. Als würde man von anderen Menschen, von bestimmten Umständen oder gar Gedanken zu einem Leben genötigt, das einem selbst nicht entspricht. Die Essstörung war meine einzige Möglichkeit zu rebellieren, gegen meinen Käfig zu treten (oder hineinzukotzen), während ich gleichzeitig ein freundliches Liebdingli-Lächeln in die Welt schickte. Ja, so widersinnig rebellierte ich gegen all die Gestörtheit um mich herum, die mich zur Erfüllung vermeintlicher Normen trieb, wie etwa Schlankheit als Voraussetzung für Salonfähigkeit, oder zu anderweitig affektierten Anpassungen – durch Klamotten, Kunsthaare, Kunstbräune, aber auch durch Klatsch-TV, Klatschzeitschriften oder oberflächliche Konversationen – an eine vermeintlich normensetzende Gesellschaft.

So ist es am Ende nicht nur der Schlankheitswahn, der viele Menschen zum Kotzen bringt, sondern vielleicht auch der Beruf, das Umfeld, ein aufgezwungenes Hobby oder familiärer Ballast. All das, was uns daran hindert, zu dem Menschen zu werden, der wir wirklich sind. Durch die Suchtkrankheit wehren wir uns, wenn auch zu unserem eigenen Schaden.

Letztendlich geht es immer ums Verstehen, ums Lernen und schließlich um die Veränderung. Wenn uns die Essstörung etwas zeigen will, dann, dass wir anfangen sollten, unser wahres Leben zu leben.

Epilog

Sommer 2013. Heute ist unser Sohn vier Jahre alt. Wir leben noch immer in Oberbayern – mit familientypischen Höhen und Tiefen. An dieser Stelle kommt mir oft und gerne ein Zitat von Anne Morrow Lindbergh in den Sinn, dem das Prinzip der goldenen Mitte zugrunde liegt:

Wenn man jemanden liebt, so liebt man ihn nicht die ganze Zeit, nicht Stunde um Stunde auf die ganz gleiche Weise. Das ist unmöglich. Es wäre sogar eine Lüge, wollte man diesen Eindruck erwecken. Und doch ist es genau das, was die meisten von uns fordern. Wir haben so wenig Vertrauen in die Gezeiten des Lebens, der Liebe, Beziehungen. Wir jubeln der steigenden Flut entgegen und wehren uns erschrocken gegen die Ebbe. Wir haben Angst, sie würde nie zurückkehren. Wir verlangen Beständigkeit, Haltbarkeit und Fortdauer; und die einzig mögliche Fortdauer des Lebens wie der Liebe liegt im Wachstum, im alltäglichen Auf und Ab – in der Freiheit; einer Freiheit im Sinne von Tänzern, die sich kaum berühren und doch Partner in der gleichen Bewegung sind.

So meistern wir auch extremere – sprich: negative – Situationen. Und von denen gibt es bekanntermaßen mehr als genug. Andy arbeitet an seiner schroffen Art – mal gelingt es ihm, mal nicht. Ich arbeite an meiner oberflächlichen Art – mal gelingt es mir, mal nicht. Aber hey, zumindest habe ich mich weiterentwickelt, und um es in Madonnas gesungene Worte zu fassen, von einem »Who's that girl?« über ein »Material girl« zu jemandem, der kapiert hat, worauf es im Leben ankommt: »Open your heart.« Das ist ja auch schon mal was.

Und was ist mit Mia? Nun, ab und zu höre ich sie noch, und zwar in Momenten, in denen ich wieder nicht das tue, was mir wirklich entspricht. Dann macht es jedoch »klick«, und ich erkenne die Nachricht dahinter. Und so verstehe ich, warum sich die Bulimie in bestimmten (gefühlsverdrängenden) Situationen bei mir meldet. Auch deshalb habe ich die Gesprächstherapie seit mittlerweile zwei Jahren fest in meinen Alltag integriert. Schließlich lerne ich nie aus.

Und auch aus der Zuckersache habe ich vieles mitgenommen. Heute greife ich lieber zu »gesünderen« Alternativen als zu Süßigkeiten alias »süßen Belohnungen«. Ich mache Yoga, meditiere oder genieße die Natur. Und auch das Joggen gehört dazu – aus reiner Freude daran.

Die Veränderung war notwendig. Und sie brachte sehr viel mit sich, so dass ich heute auch über mein Ego mehr lachen kann als je zuvor. Dank Humor, dank neuen Wissens und dank wachsender Selbstliebe habe ich das gelernt, was ich viele Jahre für unmöglich gehalten habe.

»Verändere dich, und die Welt verändert sich«, lautet ein weises Sprichwort. Dem stimme ich zu. So, wie ich mich veränderte, veränderten sich auch viele meiner Mitmenschen.

Die bigamistische Cleo lebt heute noch immer in einer Doppelbeziehung zu zwei Männern, allerdings in einer anderen Konstellation. Sie ist Mutter und teilt ihre Liebe zwischen Ehemann und Sohn auf. Ihre Bigamie ist Geschichte.

Oskar ist inzwischen Papa geworden. Und er ist leidenschaftlicher Verteiler von elektronischen Gesundheitsnachrichten. Danke, Oskar!

Adam distanzierte sich nicht nur von mir und Deutschland, sondern auch von der amerikanischen Armee. Heute arbeitet er als Manager in einem großen Konzern. Seine Frau fürs Leben hat er kürzlich geheiratet.

Aus dem guten Karl ist mittlerweile ein Marathon-Mann geworden. Natürlich läuft er ausschließlich für den guten Zweck.

Ella und ich führen heute eine bayerisch-hessische Fernbeziehung mit seltenen Telefonaten – wie eh und je. Auch bei Ella wurde die Bulimie zum Nebenthema. Vielleicht, weil ihre Familie neben Sohn, Mann, Schwiegermutter und Hund neuerdings auch noch aus Hasen, Hamstern, Meerschweinchen und Silberfischchen besteht.

Andrea ist noch immer die Co-Autorin meines Ehemannes. Die beiden blicken mittlerweile auf eine große Anzahl von Filmen zurück. Dank Andrea haben wir vieles verändert. Nicht nur unsere Essgewohnheiten.

Mein kleiner Bruder machte sich selbst zu Super-Billy. Er ist Rettungsschwimmer, Bergwächter und Blutspender in einem.

Früher hielt ich meine Familie und einen Großteil meiner Mitmenschen für gestört. Tja, wer im Glashaus sitzt … Ich musste erkennen, dass ich selbst nicht nur gestört, sondern sogar die Hauptdarstellerin, die Obergestörte, in diesem verrückten Film war.

Heute bin ich sehr dankbar, dass all diese Menschen mit ihren besonderen Charakterzügen in mein Leben gekommen sind und meine Veränderung unterstützt haben.

Allen voran danke ich meinen Eltern, die doch nur das versuchen, was wir alle versuchen: Zu (über-)leben – und zwar so normal wie möglich.

Wenn wir nur wüssten, was normal ist …

Nachwort aus therapeutischer Sicht

Die Geschichte von Diana Fey, ihre Kotzgeschichte, ist nicht normal – was natürlich heißt, dass Frau Fey … Aber herrje, wer oder was ist überhaupt normal? Am Ende dieses Buches hat man vielleicht etwas mehr Gewissheit und Entspanntheit hinsichtlich der Illusion des Normalen.

Nein, normal würde diese Geschichte gar nicht erzählt werden. Sie würde im Bemühen um Normalität untergehen und uns nicht zu dem führen, was sie ist: die Geschichte einer lebendigen, wahren, echten Bulimikerin.

Bulimie? Wer hat das überhaupt? Die Nachbarin, die Kollegin, die freundliche Verkäuferin im Modeladen um die Ecke oder gar die eigene Ehefrau, die so erstaunlich viel essen kann und doch ihr Gewicht auf wundersame Weise hält …? Wissen wir, dass sie ES tut? Nein, die doch nicht, gerade die nicht, die is(s)t doch so »normal«, mehr noch, sie ist immer gut drauf, so freundlich, so engagiert, so stark – einfach perfekt. Nein, sie doch bestimmt nicht …

Das könnte ein schwerer Irrtum sein. Sicher, wir reden von statistisch gesehen drei Prozent der Bevölkerung. Das ist auf dem Papier nicht viel. Aber was ist mit der Dunkelziffer? Warum sollte die Statistik erfahren, was noch nicht mal Angehörige und enge Freunde erfahren? Warum sollte dieser Mensch seine heimliche Freude mitteilen – die nämlich vor allem eines ist: heimlich – und zunehmend freudloser? Und warum sollte dieser Mensch gerade dann, wenn die Freude endgültig verschwunden ist und die Scham ihn gänzlich überzogen hat, die Heimlichkeit aufgeben und sich solch eine Blöße geben?

Nein, normal ist das nicht, dass diese Geschichte so erzählt wird wie in diesem Buch. Weil sie eben nicht verheimlicht, sondern unheimlich frech, frisch, offen und direkt erzählt wird, mit Freude am Erzählen wie auch am Grotesken und am Entlarven des »Normalen«. Humor ist das Therapeutikum, und deswegen ist dieses Buch so entstanden, deswegen nimmt es die Leser mit auf eine unterhaltsame, leichte und doch heilsame Reise. Denn es ist eine echte, eine lebendige, eine spürbar gelebte Geschichte, wie sie so nur von einer Betroffenen geschrieben werden konnte. Und es ist eine komische, stellenweise absurde Geschichte, die es so wahrscheinlich noch nie gegeben hat. Aber was ist schon komischer und absurder als das echte, das normale Leben? Damit ist dieses Buch nicht nur unterhaltsame Lektüre, es könnte aus meiner Sicht auch eine therapeutische Wirkung erzielen.

Joachim Boßler
Facharzt für Psychotherapeutische Medizin

Natascha Kampusch
3096 TAGE

»Ich fühle mich nun stark genug, die ganze Geschichte zu erzählen.«

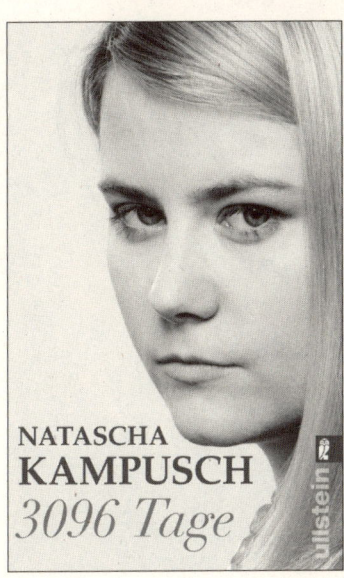

NATASCHA
KAMPUSCH
3096 Tage

ISBN 978-3-548-37426-0

Natascha Kampusch erlitt das schrecklichste Schicksal, das einem Kind zustoßen kann: Am 2. März 1998 wurde sie im Alter von zehn Jahren auf dem Schulweg entführt. Ihr Peiniger, der Nachrichtentechniker Wolfgang Priklopil, hielt sie in einem Kellerverlies gefangen – 3096 Tage lang. Am 23. August 2006 gelang ihr aus eigener Kraft die Flucht. Priklopil nahm sich am selben Tag das Leben.

»Das Dokument einer Selbstermächtigung und die Zurückweisung der banalen Psychologisierungsmuster des Boulevards ... Ein gutes Buch. *Der Tagesspiegel, Denis Scheck*

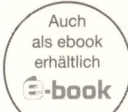

Auch als ebook erhältlich
e-book

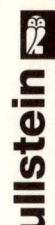

ullstein

www.ullstein-buchverlage.de

US415

Sebastian Schlösser

LIEBER MATZ, DEIN PAPA HAT 'NE MEISE

Ein Vater schreibt Briefe über seine Zeit in der Psychiatrie

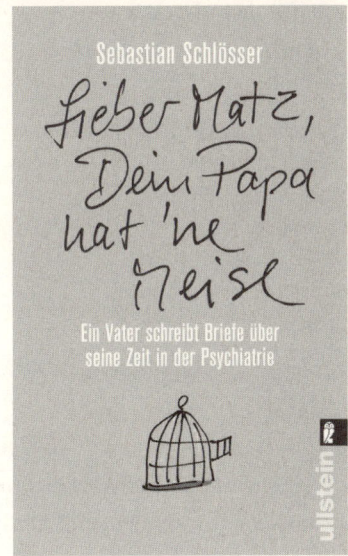

»Schonungslos

und ehrlich.«

Hörzu

ISBN 978-3-548-37471-0

Er gilt als Shootingstar, wird mit 27 Jahren Regisseur am Hamburger Schauspielhaus. Doch der Höhenflug endet abrupt: Sebastian Schlösser leidet an einer bipolaren Störung. In den manischen Phasen ist er größenwahnsinnig, in den depressiven Phasen denkt er an Selbstmord. Schließlich bricht er zusammen. Was mit einem passiert, der in die »Irrenanstalt« eingeliefert wird; was es bedeutet, psychisch krank zu sein; und wie schwierig es ist, seine »Meise« zu bezwingen – das alles beschreibt Schlösser auf wunderbare Weise seinem kleinen Sohn.

Auch als ebook erhältlich
e-book

www.ullstein-buchverlage.de

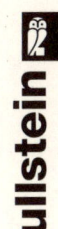

ullstein

US409

Abdel Sellou

Einfach Freunde

Die wahre Geschichte
des Pflegers Driss aus
Ziemlich beste Freunde

Aus dem Französischen von
Patricia Klobusiczky und Lis Künzli.
Mit einem Nachwort von
Philippe Pozzo di Borgo.
Taschenbuch.
Auch als E-Book erhältlich.
www.ullstein-buchverlage.de

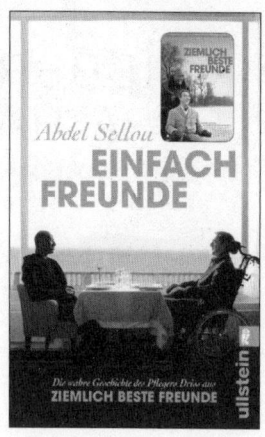

Eine ziemlich unglaubliche Geschichte

»Philippe und ich sind die Helden eines fabelhaften
Films geworden: *Ziemlich beste Freunde*. Plötzlich will
jeder mit uns befreundet sein! Alles, was die beiden im
Film machen – Verfolgungsjagden im Luxusschlitten,
Gleitschirmfliegen, Nachtspaziergänge durch Paris –,
haben wir wirklich erlebt. Aber da ist noch viel mehr …«

In *Ziemlich beste Freunde* hat er die Zuschauer verzaubert – jetzt erzählt Abdel Sellou, das reale Vorbild für
den Pfleger Driss, zum ersten Mal seine eigene Geschichte.

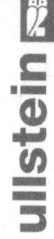

ullstein